Mit Yoga entspannen

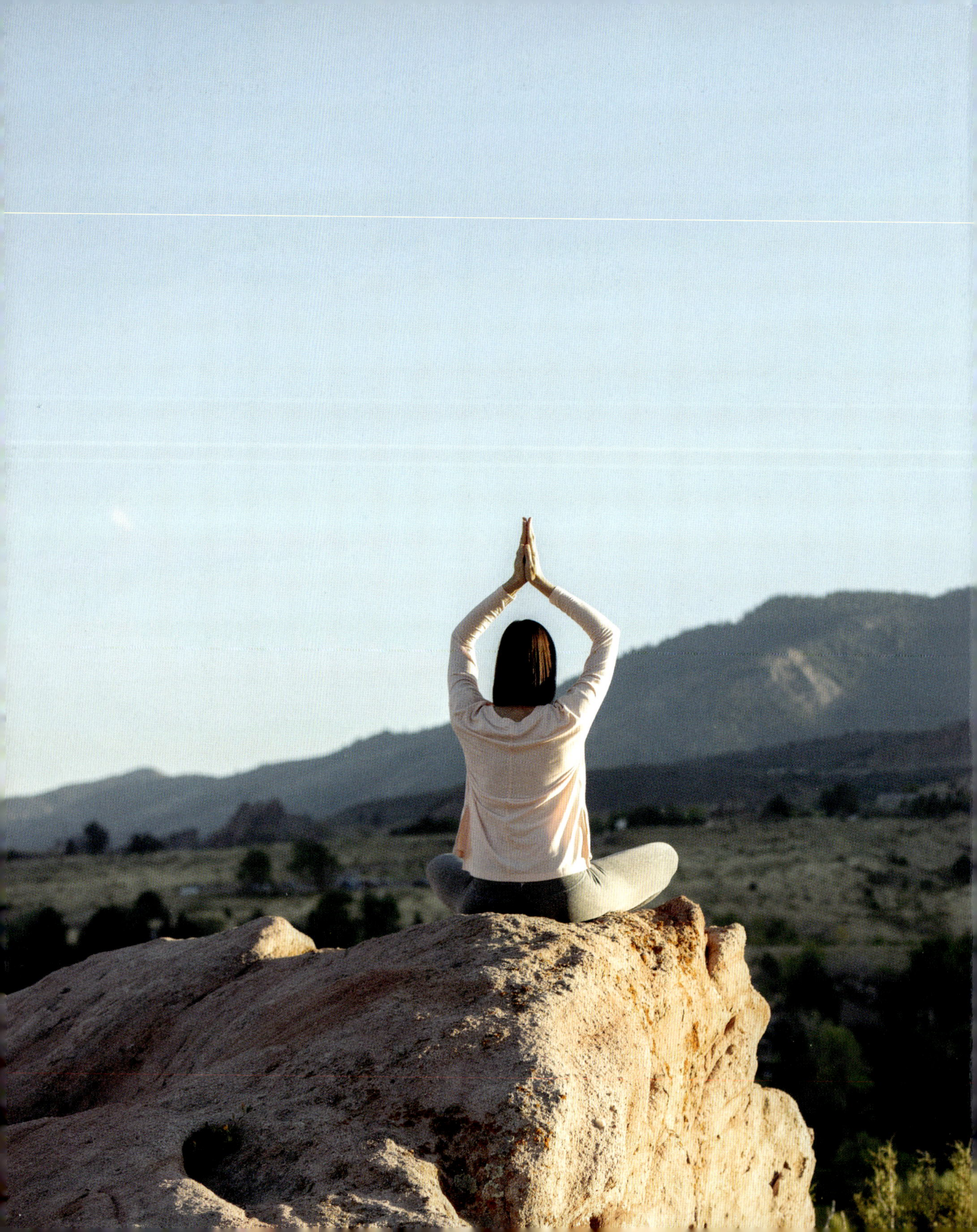

CAREN BAGINSKI

Mit Yoga entspannen

Restorative Yoga
Mühelos Ruhe & neue Energie finden

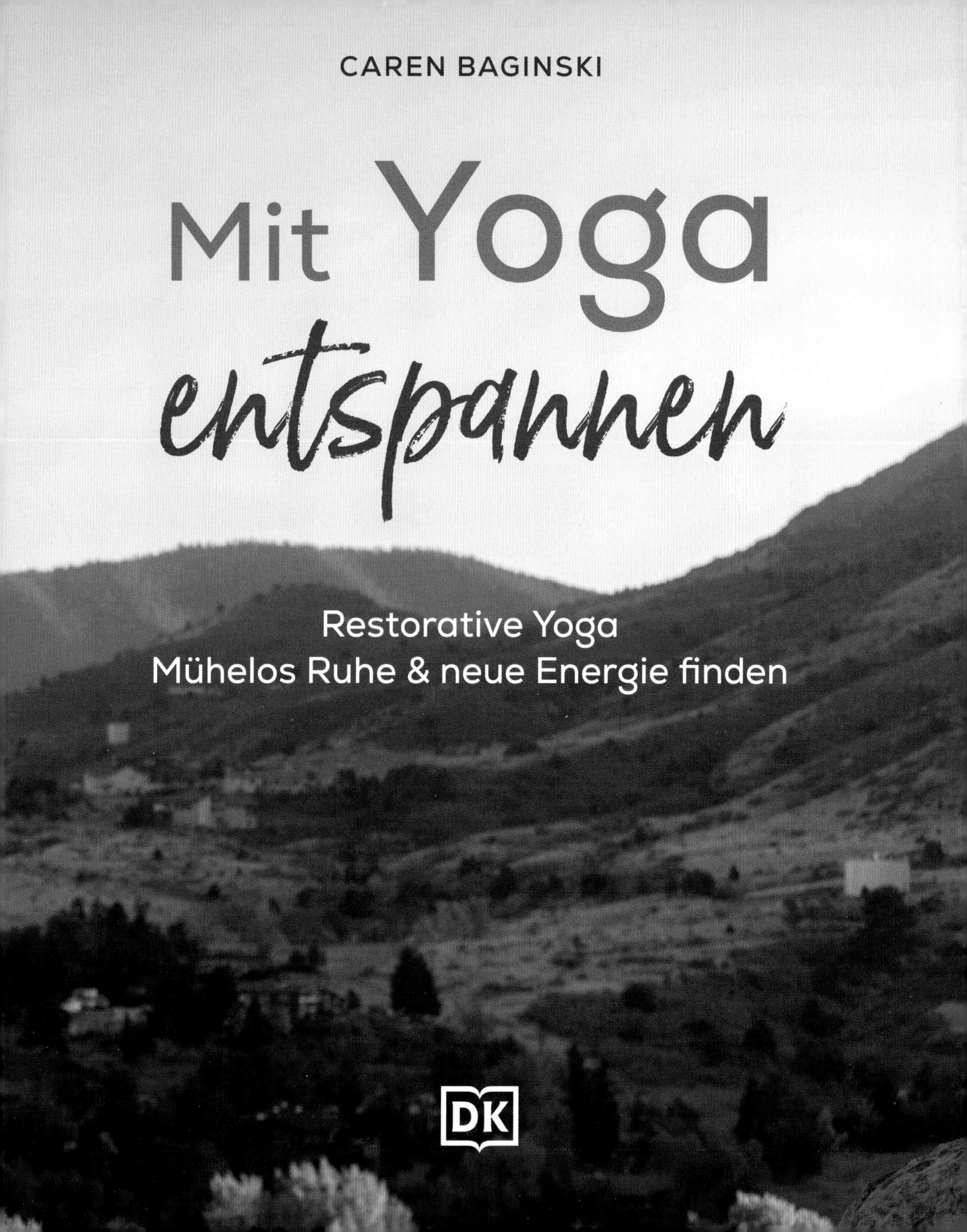

DK

DK Indianapolis

Lektorat Mike Sanders, Brook Farling
Gestaltung und Bildredaktion William Thomas, Jessica Lee
Fotos Jimena Peck

Für die deutsche Ausgabe:
Programmleitung Monika Schlitzer
Redaktionsleitung Anne Heinel
Projektbetreuung Doreen Wolff
Herstellungsleitung Dorothee Whittaker
Herstellungskoordination Claudia Rode
Herstellung Stefanie Staat

Titel der englischen Originalausgabe:
Restorative Yoga. Relax, Restore, Re-Energize.

Übersetzung Carmen Achter
Lektorat Elke Sagenschneider

ISBN 978-3-8310-4163-3

Repro Farbsatz, Neuried
Druck und Bindung Livonia, Lettland

MIX
Papier aus verantwortungsvollen Quellen
FSC® C002795
www.fsc.org

www.dk-verlag.de

Bildnachweis: Alle Illustrationen von Dreamstime.com: Agnieszka Murphy / Redkoala

Hinweis
Die Informationen und Ratschläge in diesem Buch sind von der Autorin und vom Verlag sorgfältig erwogen und geprüft, dennoch kann eine Garantie nicht übernommen werden. Eine Haftung der Autorin bzw. des Verlags und seiner Beauftragten für Personen-, Sach- und Vermögensschäden ist ausgeschlossen.
Wer gesundheitliche Beschwerden hat, an einer Erkrankung leidet oder schwanger ist, sollte vor Ausführung der Übungen in diesem Buch unbedingt Rücksprache mit seinem Arzt halten. Die in diesem Buch enthaltenen Informationen können eine qualifizierte Untersuchung und Diagnose nicht ersetzen. Die Verantwortung liegt allein beim Leser.
Grundsätzlich ist bei ernsthaften oder anhaltenden Beschwerden von einer Selbstdiagnose und Selbstbehandlung abzuraten. Auch wenn Beschwerden länger anhalten, sollten Sie einen Arzt aufsuchen. Dasselbe gilt für Personen, die verschreibungspflichtige Medikamente einnehmen.

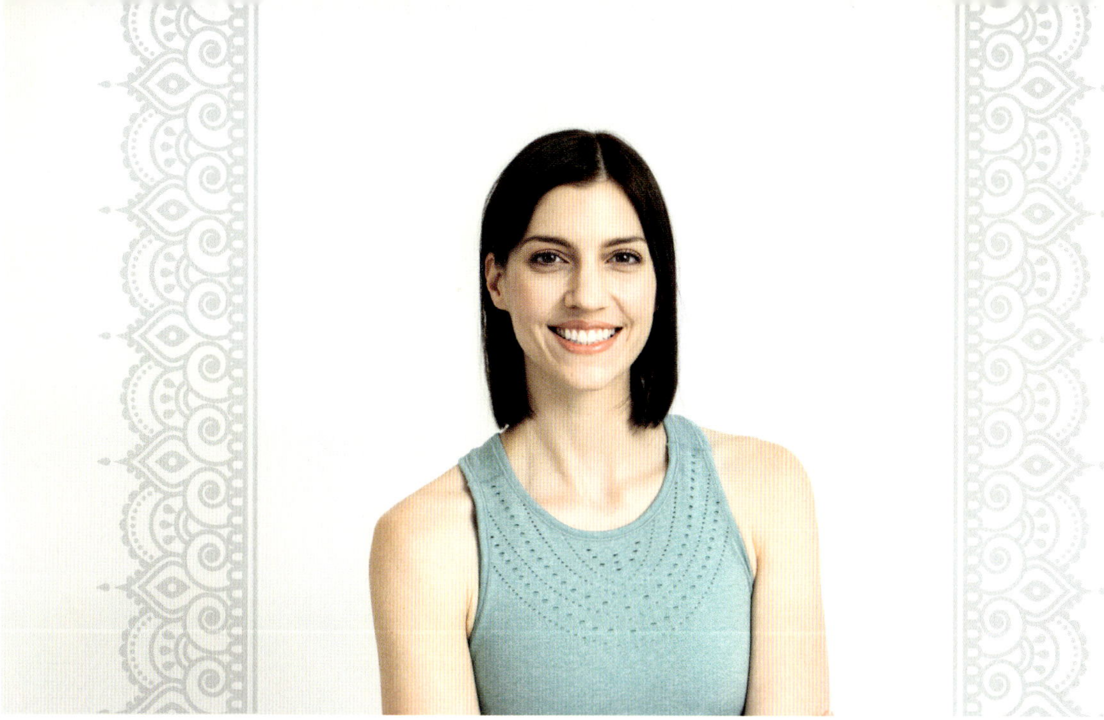

DANK

Seit ich zehn war, wollte ich Autorin werden. Mit diesem Buch geht mein Traum in Erfüllung. Ohne meine »Stammesangehörigen« wäre das nicht möglich gewesen. Ihnen möchte ich danken: Meinem Mann Evan, der unerschütterlich an mich und meine Aufgabe in der Welt glaubt und mich unterstützt. Meinem Vater John, der mich gelehrt hat, wie wichtig es ist, den Dingen um mich herum einen Ort zu geben – das hilft mir beim Unterrichten sehr. Meiner Mutter Paula, meiner ersten Leserin, deren Begeisterung für meine Arbeit mir ein großer Antrieb ist. Meinem Hund Willow, der mich mit seiner Beharrlichkeit und Lebenslust dazu anspornt, nie aufzugeben. Dem Pantheon der Yogalehrer und verwirklichten Wesen, den lebenden wie den verstorbenen: Sie haben eine ewige Spur auf meiner Seele, in meiner Yogapraxis und meinem Unterricht hinterlassen. Den Schülern und Klienten aus aller Welt, die sich meiner Führung anvertrauen und mich inspirieren. Und nicht zuletzt dem Redaktions- und Fototeam, die dieses Buch gemeinsam mit mir realisiert haben, insbesondere Brook, Jessica, William, Jimena, Tom, Nilesh und Cindy. Ein besonderer Dank geht an Halfmoon Yoga (shophalfmoon.com) für die großzügige Bereitstellung der Hilfmittel, die auf den Fotos zu sehen sind.

ÜBER DIE AUTORIN

Caren Baginski unterrichtet seit 2009 Yoga und Meditation und hat das Online-Programm *Being Enough* ins Leben gerufen. Es führt die Teilnehmer durch einen Transformationsprozess, in dessen Verlauf sie sich von ihrem inneren Kritiker befreien und zu tiefer Ruhe und Selbstakzeptanz gelangen. Carens YouTube-Kanal hat über eine Million Besucher und ermöglicht Menschen auf der ganzen Welt Entschleunigung, Konzentration auf das Wesentliche und Heilung. Neben dem Restorative Yoga ist Caren Baginski in Yoga Nidra und Vinyasa Yoga ausgebildet und hat kürzlich ihre Ausbildung zur zertifizierten Yogatherapeutin (Inner Peace Yoga Therapy) abgeschlossen. Außerdem hat sie hat einen Bachelor in Journalistik. Ihre Beiträge sind u. a. im *Yoga Journal* und *Mantra Wellness Magazine* erschienen. Caren Baginski lebt in Denver, Colorado (USA). www.carenbaginski.com.

Inhalt

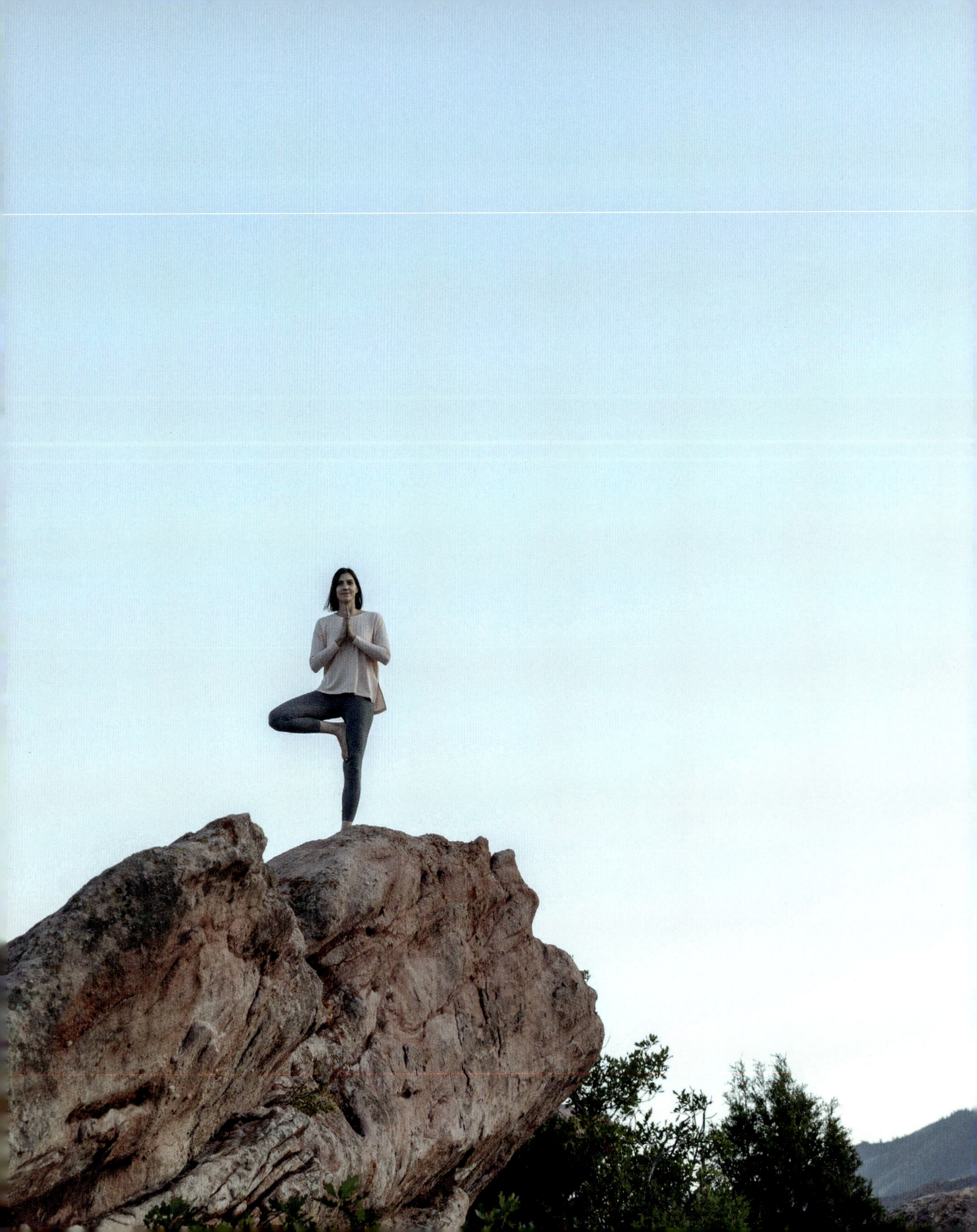

Vorwort

Wie wäre wohl Ihr Leben, wenn Sie sich mehr Zeit nehmen würden?

Den meisten von uns kommt es vor, als könnten wir uns ein langsameres Leben mit mehr Pausen gar nicht leisten. Wir stehen ständig unter Druck: Wir sollen produktiver werden, mehr Geld verdienen, bessere Noten haben. Wir sehnen uns nach Sinn, und auch wenn wir ihn finden, streben wir unablässig weiter nach Selbstoptimierung und Wachstum, getrieben von dem Gefühl, nicht gut genug zu sein.

Diese Rastlosigkeit hat Auswirkungen auf unsere Gesundheit und unser Wohlbefinden. In einer Welt, die sich nie verlangsamt, können wir uns entweder dafür entscheiden, das Tempo jetzt zu drosseln, oder wir warten, bis uns Beschwerden und Krankheiten dazu zwingen. Unabhängig davon, ob das bei Ihnen bereits der Fall ist oder ob Sie einen Weg suchen, dem vorzubeugen: Ich freue mich, Sie in der Praxis des Restorative Yoga willkommen zu heißen!

Restorative Yoga zu praktizieren ist ein radikaler Akt der Selbstfürsorge. Damit erklären Sie, dass Ihre Gesundheit wichtiger ist als das Abhaken Ihrer To-Do-Liste. Durch die Praxis erfahren Sie Ruhe als einen produktiven und notwendigen Teil des Alltags. Mir selbst hat es geholfen, mich von einer Depression zu erholen und von einer Kniescheibenfraktur (die ich mir durch meine Hektik zugezogen hatte), und ich lindere so meine Rückenschmerzen.

Die Ausgeglichenheit, Präsenz und tiefgreifende Heilung, nach der wir uns sehnen, wurzeln in aktiver Entspannung. Diese machtvolle Praxis gibt unserem Körper Zugriff auf seine natürliche Regenerationsfähigkeit. Schon fünf Minuten reduzieren Schmerzen und Muskelspannungen, hellen die Stimmung auf, regen das Immunsystem und die Verdauung an, verbessern die Schlafqualität und erhöhen die Lern- und Merkfähigkeit.

Restorative Yoga zu üben ist ein Bekenntnis zum gegenwärtigen Moment, eine Entscheidung dafür, sich nicht abzulenken, wenn unangenehme Gedanken oder Empfindungen auftreten. Es ist einfach, den eigenen Körper oder Geist zu ignorieren. Aber nur durch die Bereitschaft, präsent zu sein, wird Veränderung möglich. Dadurch entwickeln Sie die nötige Kraft und Widerstandsfähigkeit, um sich allem zu stellen, was das Leben für Sie bereithält.

Im Yoga sind Körper und Geist eng miteinander verbunden: Jede geistige Handlung wirkt auf den Körper, und alles, was wir über die Sinne aufnehmen, beeinflusst den Geist. Restorative Yoga ist ein ganzheitlicher Ansatz zur Entspannung, der uns die Zeit und den Raum gibt, uns mit einem zutiefst friedvollen inneren Ort zu verbinden, abseits der Last unserer Verpflichtungen, Verantworlichkeiten, Aufgaben und Beziehungen. Indem wir bewusst entspannen, kehren wir immer wieder aufs Neue zurück zu unserem natürlichen Zustand, der Stressfreiheit.

Möge dieses Buch Licht in Ihr Leben bringen und Sie durch die Dunkelheit tragen. Namasté.

Caren

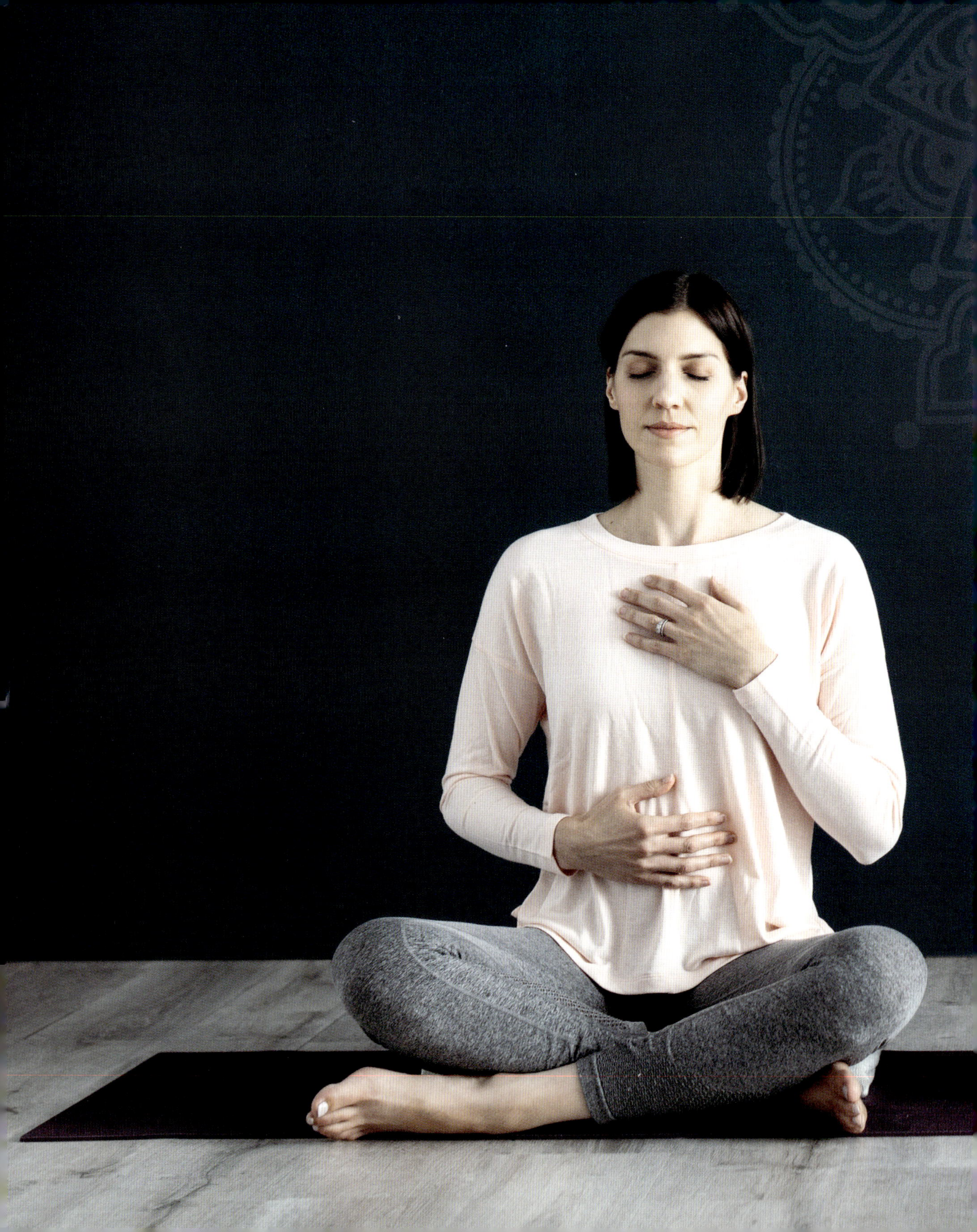

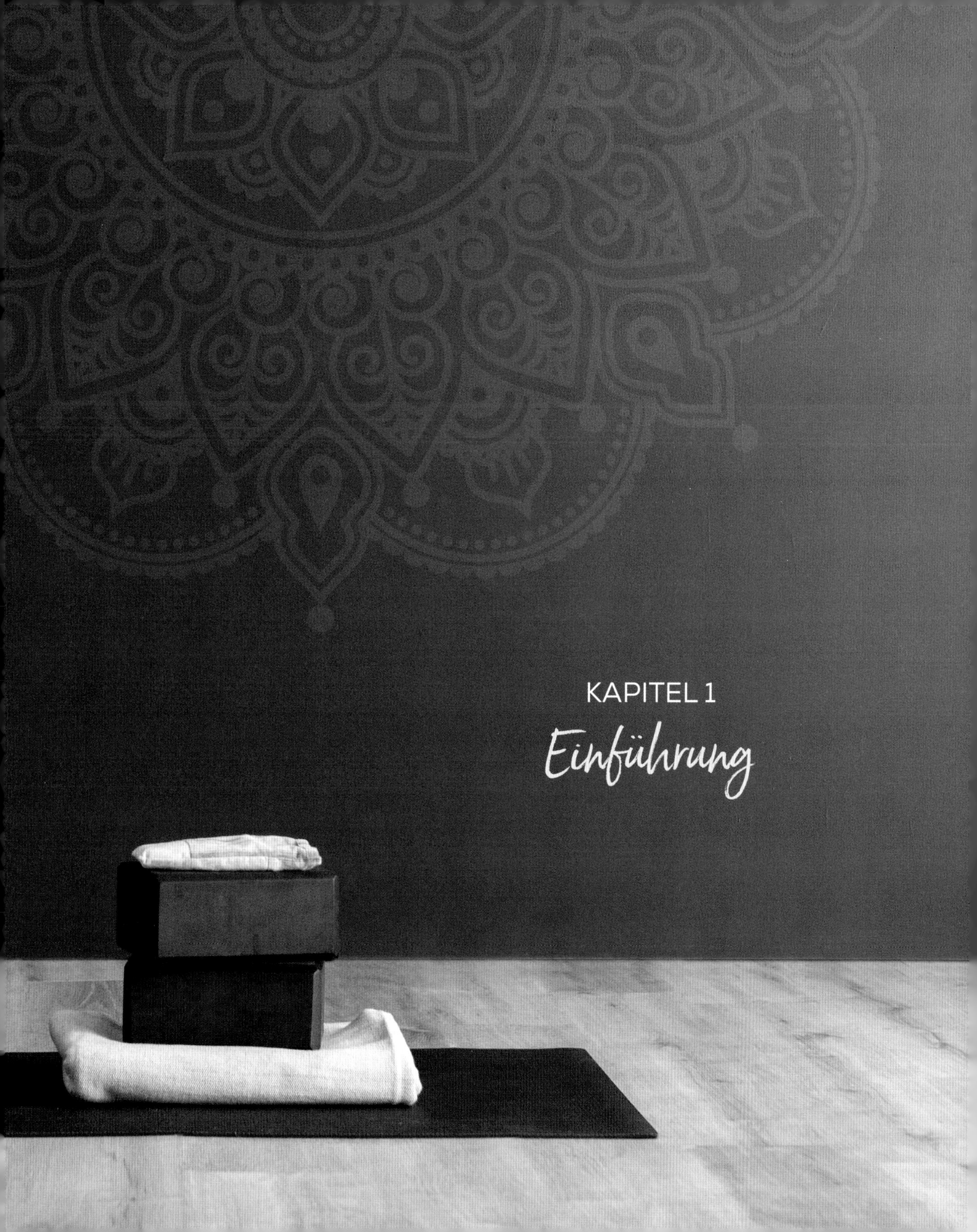

KAPITEL 1

Einführung

Was ist Restorative Yoga?

Wer Restorative Yoga für sich entdeckt, steht vor einem Paradox: Durch schlichtes Nichtstun erfahren wir einen tiefgreifenden Wandel unseres geistigen und emotionalen Wohlbefindens, eine Zunahme an Vitalität, harmonischere Beziehungen und eine Steigerung unserer Kreativität und Schaffenskraft.

Die Praxis des Restorative Yoga umfasst das Halten bestimmter Positionen über einen längeren Zeitraum. Dabei wird der Körper mit verschiedenen Hilfsmitteln so gestützt, dass Sie alle muskuläre Spannung loslassen und vollständig entspannen können. Sie bleiben ganz aufmerksam und sind sich sowohl Ihres Atems als auch jeder noch so feinen Wahrnehmung bewusst, sei sie körperlicher, mentaler, emotionaler oder spiritueller Natur.

Im Restorative Yoga ist weniger mehr. Aber wie sind wir zu dieser Erkenntnis gekommen?

EINE KURZE GESCHICHTE

Restorative Yoga geht zurück auf die innovativen Lehren von B. K. S. Iyengar (1918–2014), dem Begründer des Iyengar-Yoga. Iyengar war ein kränkliches Kind, das in seinen frühen Jahren sowohl körperlich als auch geistig zu kämpfen hatte. Als Teenager zog er zu seiner Schwester und deren Mann, T. Krishnamacharya (1888–1989). Iyengar bekam Unterricht von Krishnamacharya, einem sehr einflussreichen Yogalehrer und Gelehrten, der das Hatha-Yoga zu dem gemacht hat, was es heute ist. Ashtanga und Vinyasa Yoga, die populärsten Yogastile im Westen, gehen auf Krishnamacharya und seine Schüler zurück, die seine Lehre in der ganzen Welt verbreitet haben.

Iyengar allerdings verfolgte einen anderen Ansatz: Nachdem sich seine Gesundheit durch die Yogapraxis verbessert hatte, entwickelte der Autor von *Licht fürs Leben* eine Methode zur therapeutischen Körperausrichtung und zur Förderung des Körperbewusstseins, bei der er Hilfsmittel wie Seile, Wände, Blöcke und Tücher einsetzte, um die auf den Körper wirkende Belastung zu reduzieren und Verletzungen vorzubeugen. Seine Schüler teilten seine Hingabe an Yoga als Weg der persönlichen Transformation, und einer von ihnen verhalf dem heutigen Restorative Yoga zu seiner Popularität.

Auch die renommierte Physiotherapeutin Judith Hanson Lasater spielt eine wichtige Rolle in der Geschichte des Restorative Yoga. Lasater definiert es als einen Yogaweg, der durch Hilfsmittel bequeme Positionen ermöglicht und so Entspannung und Gesundheit fördert. Judith Hanson Lasater lernte Iyengar 1974 kennen und war 25 Jahre lang seine

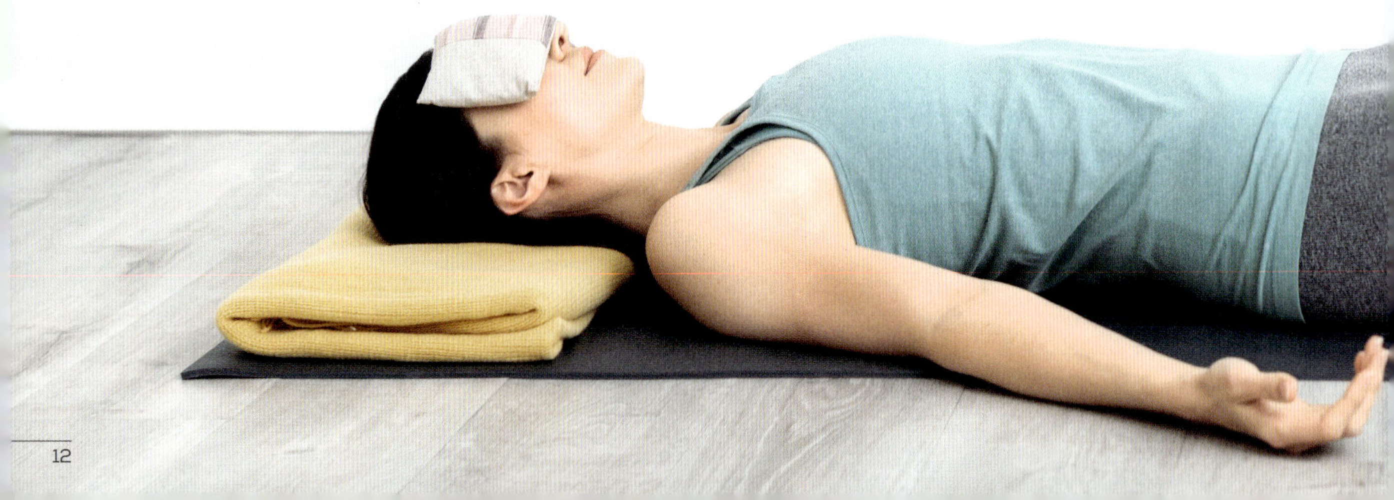

MODERNER STIL MIT WEIT ZURÜCKREICHENDEN WURZELN

Restorative Yoga ist relativ jung, doch Wissenschaft und Philosophie des Yoga sind weit älter. Exakt lässt sich sein Ursprung nicht datieren, aber um 1000 v. Chr. wird es in vielen indischen spirituellen Texten erwähnt, insbesondere im *Yogasutra* von Patanjali. Das Sanskrit-Wort *Yoga* bedeutet »ins Joch spannen« oder »vereinen«. Auch wenn heute die meisten Menschen mit Yoga Haltungs- und Atemübungen verbinden: Ursprünglich war es ein System, mit dem man die Freiheit von Leid erlangen und zu unserer wahren Natur zurückkehren kann. Es geht um Ganzheit, Präsenz und tiefen Frieden, und Yoga ist gleichzeitig das Ziel und der Weg dorthin.

Schülerin. Von ihm inspiriert, unterweisen sie und ihre Tochter Lizzie Yogalehrer aus aller Welt in dieser wirkungsvollen Methode. Trotz seiner vergleichsweise jungen Geschichte ist Restorative Yoga heute sowohl bei Yoganeulingen als auch bei erfahrenen Übenden ausgesprochen populär.

DIE PRINZIPIEN DES RESTORATIVE YOGA

Es gibt vier wesentliche Prinzipien, die echtes Restorative Yoga von anderen Stilen unterscheiden. Folgen Sie diesen Leitlinien.

- **Ihr Körper ist unbewegt.** Sobald Ihr Körper vollständig gestützt ist, lassen Sie alle Anstrengung los und werden vollkommen ruhig. Es geht nicht darum, sich zu dehnen oder irgendetwas zu erreichen, sondern darum, einfach zu sein. Im Allgemeinen bleiben Sie zwischen 3 und 20 Minuten in einer Haltung.
- **Das Licht im Übungsraum ist gedämpft oder Ihre Augen sind bedeckt.** Unser Biorhythmus sieht vor, dass wir mit der Morgendämmerung aufwachen und bei Sonnenuntergang ruhiger werden. Doch wegen der vielen Zeit, die wir vor Displays verbringen, und aufgrund der Lichtverschmutzung leben wir nicht mehr im Einklang mit der Natur. In einem dämmrigen Raum oder mit bedeckten Augen zu üben, kann uns helfen, zu entspannen und das natürliche Gleichgewicht wiederherzustellen.
- **Im Übungsraum ist es ruhig.** Konstant lauten Umgebungen ausgesetzt zu sein (zum Beispiel aufgrund von Verkehrslärm oder an Arbeitsplätzen, an denen dauernd Musik läuft) kann unsere Stresshormonwerte chronisch erhöhen. Gönnen Sie sich das Geschenk der Stille, von dem man weiß, dass es entspannender auf das Gehirn wirkt als jede »Entspannungs«-Musik.
- **Ihr Körper ist angenehm warm.** Ein heißes Bad kann verspannte Muskeln lösen und Schmerzen lindern. So lässt sich auch die Entspannungsreaktion vertiefen, wenn Sie ihren Körper warmhalten – sei es durch Kleidung, Decken oder die Heizung. Bei vielen Haltungen können Sie die Strümpfe anbehalten.

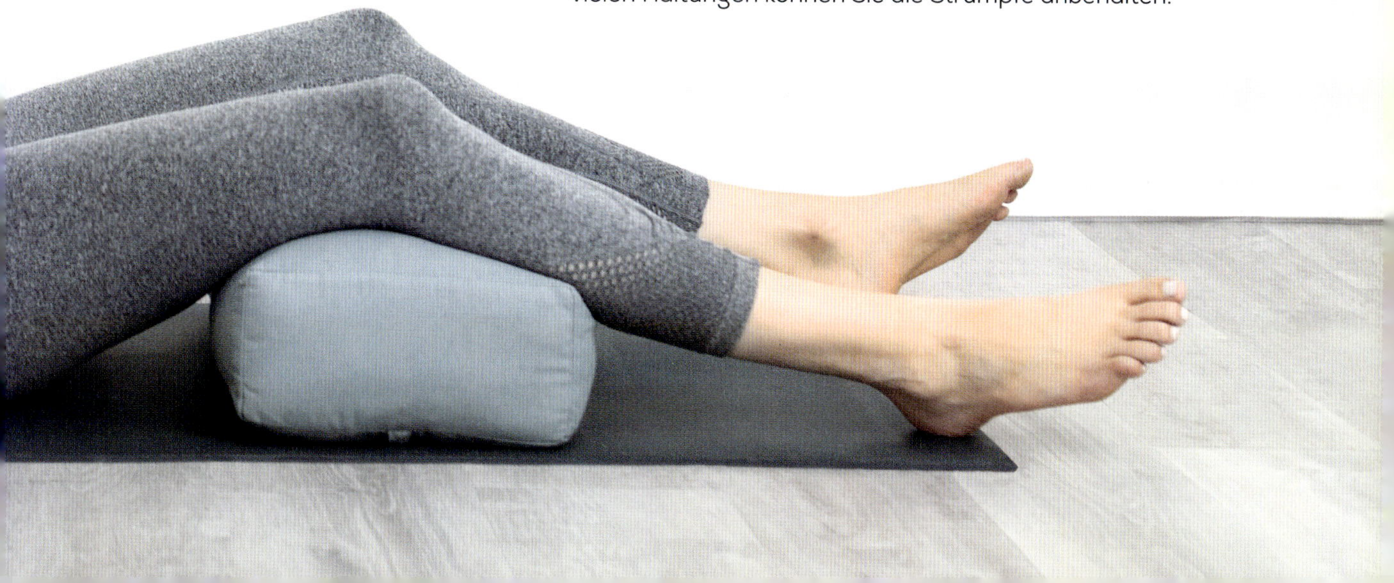

Die Wirkung von Restorative Yoga

Wenn Sie für Selbstreflexion offen sind, wenn Entspannung Ihnen wichtig ist und Sie bereit sind, sich dem zu überlassen, was geschieht, werden Sie von der Wirkung des Restorative Yoga begeistert sein. Es ist auf mehreren Ebenen heilsam.

›› STRESSBEWÄLTIGUNG

Auf Dauer können die Stresshormone Cortisol, Adrenalin und Noradrenalin das Immunsystem schwächen sowie Verdauungs- und Ausscheidungsprozesse und die im Schlaf ablaufenden Vorgänge beeinträchtigen. Das kann eine große Bandbreite von Problemen nach sich ziehen, von Stimmungsschwankungen bis zu Einschränkungen der Fortpflanzungsfähgkeit. Restorative Yoga hilft dem Körper, sich zu entspannen, sodass die Nebennieren richtig arbeiten. Das Gleichgewicht im vegetativen Nervensystem wird wiederhergestellt, es schaltet vom Modus »Kampf, Flucht oder Erstarrung« wieder auf »Ruhe und Verdauung« um.

›› KÖRPERLICHES UND GEISTIGES WOHLBEFINDEN

Restorative Yoga wirkt den Folgen von Stress entgegen: Es stärkt Ihr Immunsystem, verbessert Ihre Stimmung, gibt Ihnen mehr Energie und lässt gleichzeitig Ihren Geist ruhiger werden und Sie Ihren Lebensweg vertrauensvoller und mit einem Gefühl von Sinnhaftigkeit beschreiten. Der Parasympathikus ist der für Ruhe und Erholung zuständige Bereich unseres Nervensystems. Restorative Yoga aktiviert ihn. In der Folge verlangsamen sich Atmung und Herzschlag, die Muskelspannung geht zurück und der Blutdruck sinkt. Aus der Forschung wissen

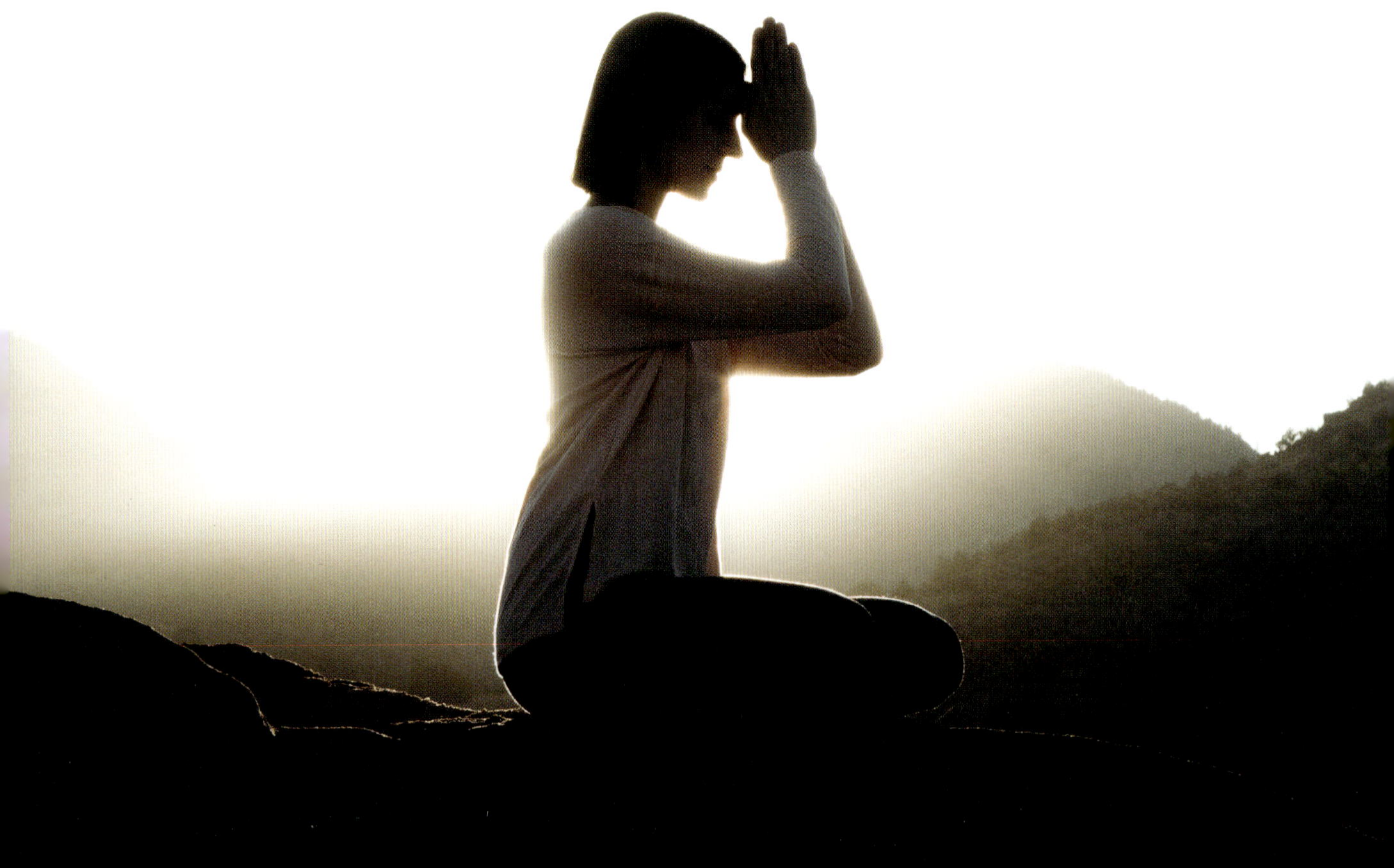

wir, dass man so stressbedingten Krankheiten vorbeugen, Angstsymptome und Depressionen lindern und zur Besserung von Fibromyalgie, Bluthochdruck und Magen-Darm-Problemen beitragen kann.

›› HILFE BEI CHRONISCHEN SCHMERZEN

Anhaltende Schmerzen spielen sich weder »nur im Kopf« ab, noch beschränken sie sich auf den Körper. Es handelt sich vielmehr um eine Erfahrung, die Körper, Geist und Psyche umfasst. Wenn Sie Schmerzen haben, senden Nervenbahnen Signale zu verschiedenen Arealen des Gehirns: zum limbischen System, in dem Emotionen verarbeitet werden, und zum Thalamus, wo der Schmerz bewertet wird. Dadurch sind alle körperlichen Schmerzempfindungen mit Gedanken und Emotionen verbunden. Unfälle, Traumata, Krankheiten und Stress beeinträchtigen die Schutzreaktionen Ihres Körpers und verursachen Muskelspannungen, die zu Haltungsveränderungen führen. Das verändert Ihr Atemmuster (flachere oder stockende Atmung). In der Folge wird das Nervensystem empfindlicher für Schmerzen und erzeugt andauernde Schmerzempfindungen, z. B. im Nacken oder unteren Rücken. Restorative Yoga mildert diese Reaktionen, indem es das Nervensystem beruhigt, eine korrekte Körperausrichtung unterstützt und die Atmung verbessert. Auf diese Weise lernt Ihr Körper von Neuem, dass ihm keine Gefahr droht.

›› LINDERUNG BEI KOPFSCHMERZEN

Restorative Yogahaltungen, vor allem Rückbeugen, richten die Halswirbelsäule wieder aus, sodass sich die Haltung bessert und Muskelspannungen abnehmen. Das beugt Kopfschmerzen vor oder lindert sie. Indem Sie beim Üben ein Augenkissen verwenden, schirmen Sie nicht nur das Licht ab: Druck auf den Lidern veranlasst den Vagusnerv, der sich vom Hirnstamm bis zum Magen zieht, eine Entspannungsreaktion einzuleiten. Auch leichter Druck auf die Stirnmitte ist hilfreich. Dort befindet sich das Stirnchakra (»drittes Auge«), ein feinstoffliches Energiezentrum, das es uns ermöglicht, hinter die Dinge zu blicken. Aus energetischer Sicht hat hier die Beziehung zu unserem inneren Lehrer ihren Sitz. Spannungskopfschmerzen treten häufig um diesen Bereich auf. Am besten ziehen Sie sich dann an einen dunklen, ruhigen Ort zurück, an dem Sie entspannen können.

›› BESSERE SCHLAFQUALITÄT

Bei Schlafstörungen, Einschlafproblemen oder wenn Sie morgens nicht erholt aufwachen, kann regelmäßiges Restorative Yoga sehr hilfreich sein. Chronischer Schlafmangel kann das Risiko für Schlaganfälle, Herzkrankheiten, Gewichtszunahme und Diabetes erhöhen. Schlaflosigkeit schwächt die Lern- und Merkfähigkeit und verschlimmert die Symptome von Depressionen und Angsterkrankungen. Viele meiner Schüler berichten von einem tieferen, besseren Schlaf als einem der ersten spürbaren Effekte nach einer Übungseinheit.

›› PSYCHISCHE WIDERSTANDSFÄHIGKEIT

Die Haltungen des Restorative Yoga fördern den Fluss der Emotionen. Emotionen überbringen uns Botschaften und sind notwendig und berechtigt. Wenn sie nicht fließen dürfen, übertragen wir sie oft in unangemessener Weise auf andere oder unterdrücken sie und schaden uns damit selbst. Wenn Sie mithilfe des Restorative Yoga zur Ruhe kommen, gewinnen Sie einen klaren Blick auf Ihren Geist und spüren die emotionalen Entsprechungen in Ihrem Körper. Trauer, Angst, Ärger, Freude, Inspiration, Mitgefühl – heißen Sie sie alle willkommen und atmen Sie mit ihnen. Geben Sie ihnen den nötigen Raum, um voll und ganz zum Ausdruck zu kommen.

›› LINDERUNG BEI FRAUENBESCHWERDEN

Restorative Yoga hilft bei PMS, bei der Geburtsvorbereitung und bei der Bewältigung der Umstellung in der Menopause – es schenkt Ihnen auf jeder Station Ihres Lebens als Frau Gelassenheit. Studien belegen, dass Frauen mit Eierstock- oder Brustkrebs nach einer zehnwöchigen Übungspraxis weniger unter Depressionen oder Angstsymptomen litten und abends leichter einschliefen.

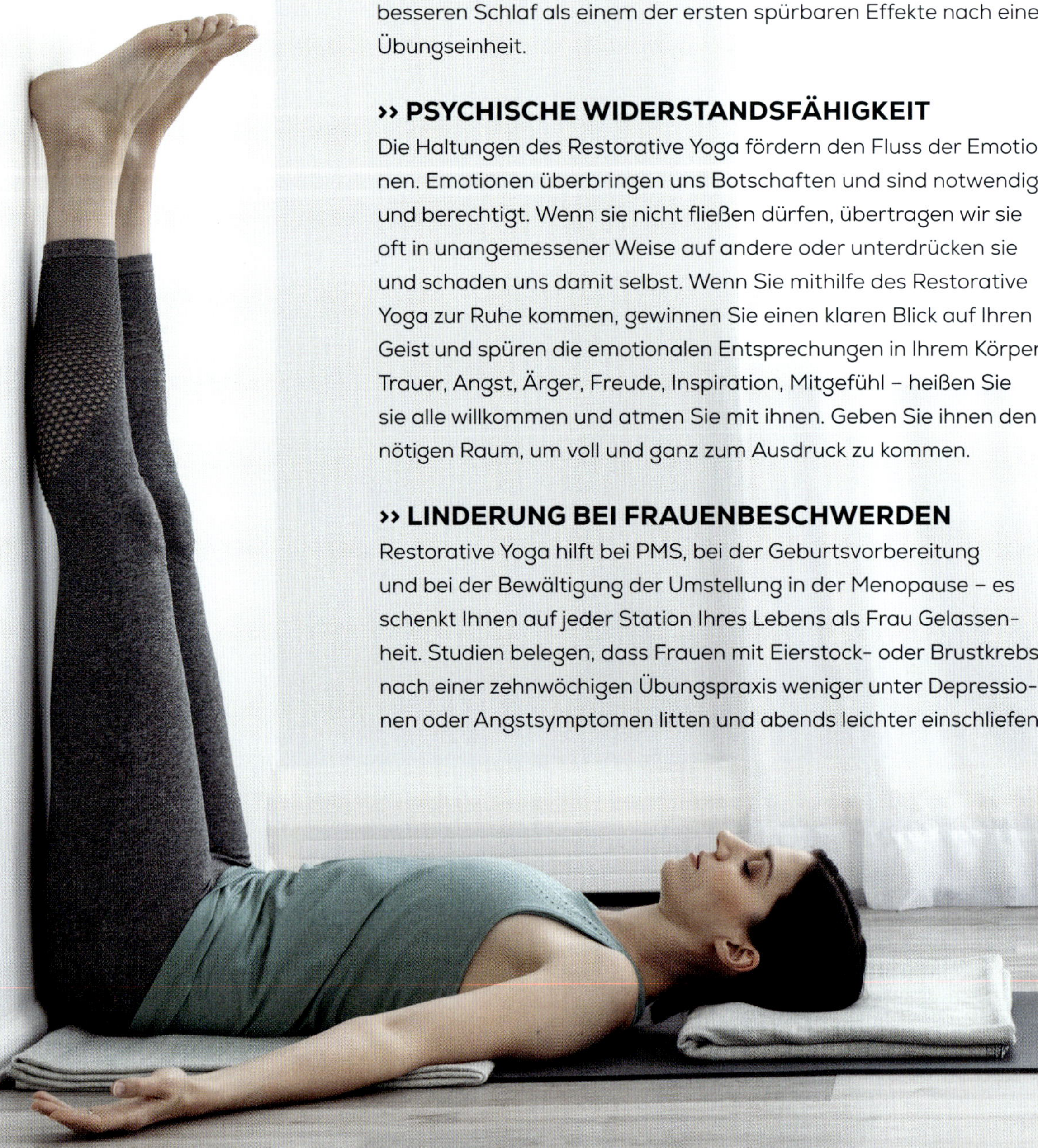

Vom Haben zum Sein

Haben Sie auf die Frage, wie es Ihnen geht, schon einmal geantwortet: »Ich bin so beschäftigt«? Diese rastlose Geschäftigkeit ist eine Epidemie, die uns das Gefühl gibt, unserem Terminplan, unseren Beziehungen und unserem Job vollkommen ausgeliefert zu sein. Der Zwang zur Geschäftigkeit vermittelt uns, das wir mehr Dinge *besitzen* müssen, um *tun* zu dürfen, was wir wirklich wollen, weil wir nur dann Glück und Erfüllung finden werden. Doch der Drang, außerhalb von uns selbst nach Erfüllung zu suchen, wird unseren Hunger nie stillen, weil es immer noch etwas zu erreichen und zu besitzen gilt.

Restorative Yoga dreht diese Reihenfolge um: Durch die Übungspraxis stellen Sie das *Sein* an die erste Stelle. Indem Sie sich erlauben, so zu sein, wie Sie sind – und genau das tun Sie, wenn Sie Ihren Körper mit Hilfsmitteln unterstützen – führen Sie Ihre Sinne zurück in einen Zustand, der Ihnen Klarheit im Handeln ermöglicht. Indem Sie konsequent weniger tun, nähren Sie sich selbst körperlich, geistig, emotional und spirituell und eröffnen sich den Weg zu einem erfüllterem, gesünderen Leben, in dem das *Haben* hinter die Freuden des *Seins* zurücktritt.

Mit einer einfachen Methode aus den *Yogasutras* von Patanjali (Sutra 2,1) geben Sie dem Sein Raum und lassen mehr Wohlbefinden in Ihren Alltag einkehren. Sie besteht aus 3 Schritten:

1. *Machen Sie Selbstreflexion zu Ihrer Gewohnheit.* Achten Sie beim Üben aufmerksam auf Ihre Bedürfnisse und passen Sie jede Haltung so an, dass Sie sich damit wohlfühlen.

2. *Seien Sie konsequent.* Schaffen Sie feste Rituale. Mit konsequent durchgeführten kurzen Einheiten erzielen Sie schneller Resultate, als wenn Sie auf den perfekten Moment für eine längere Einheit warten.

3. *Halten Sie nicht an Erwartungen fest.* Vielleicht fühlen Sie sich nicht bei jeder Übungseinheit entspannt. Das ist vollkommen in Ordnung. Irgendwann beruhigen sich Geist, Atem und Körper. Mit jedem Üben stärken Sie die Nervenbahnen, die Ihnen helfen, schneller Entspannung zu finden.

RESTORATIVE YOGA WÄHREND DER MENSTRUATION

Während der Menstruation sollten Sie Beine und Becken auf Höhe des Herzens positionieren oder darunter. Meiden Sie also Umkehrhaltungen. In der Umkehrhaltung kann das nach unten ziehende Gewicht der Gebärmutter den natürlichen Menstruationsfluss stören. Aus yogischer Sicht bezeichnet man dieses Abfließen von Energie nach unten als *Apana*. Seine Funktion ist, loszulassen und freizusetzen, was nicht länger gebraucht wird.

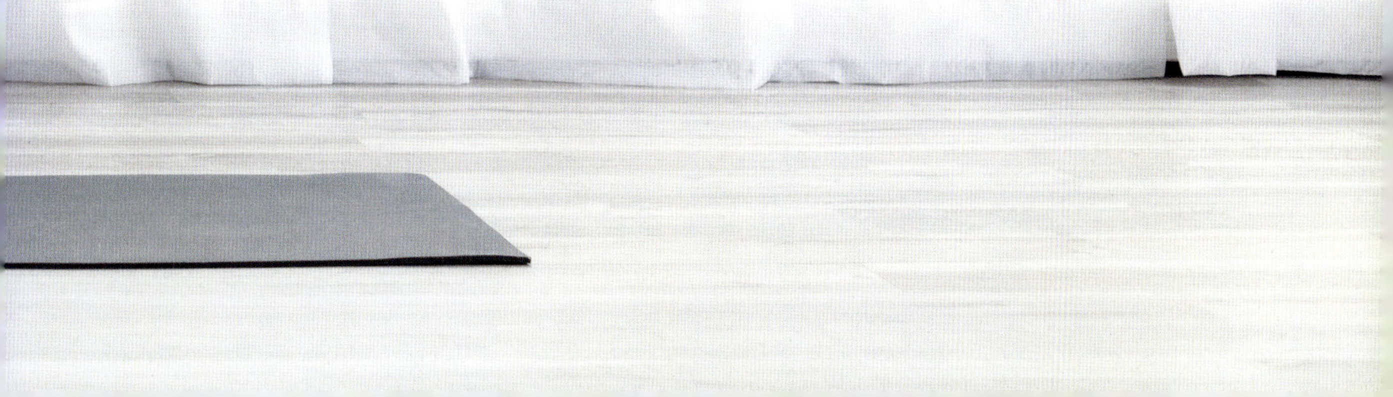

Den Körper auf Restorative Yoga vorbereiten

Da der Fokus beim Restorative Yoga nicht darauf liegt, sich zu dehnen, kann es hilfreich sein, vorher einige einfache, aktive Yogahaltungen einzunehmen, um den Körper auf die Ruhe vorzubereiten. Die folgenden vorbereitenden Haltungen steigern das körperliche Wohlbefinden, verbessern die Beweglichkeit und vertiefen die Atmung. Wenn es Ihnen schwerfällt, zur Ruhe zu kommen, helfen sanfte Bewegungen dabei, überschüssige Energien zu entladen, und ermöglichen es Ihnen, die Übungspraxis mehr zu genießen. Sie können die Übungen in der hier vorgestellten Reihenfolge machen oder sich an Ihren körperlichen Spannungen orientieren und einzelne Übungen auswählen.

KATZE-KUH

Ziel: Die Wirbelsäule aufwärmen
Dauer: 10 Atemzüge

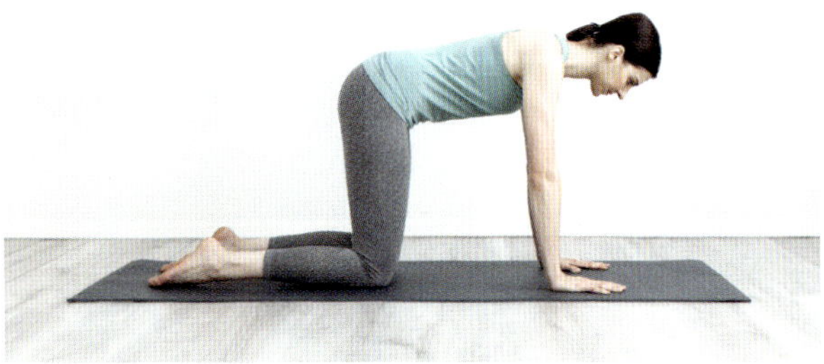

1. Beginnen Sie im Vierfüßlerstand. Platzieren Sie die Hände mit zum Boden gerichteten Handflächen unter den Schultern und die Knie unter den Hüften. *(Wenn das für Ihre Knie unangenehm ist, legen Sie eine Decke unter.)*

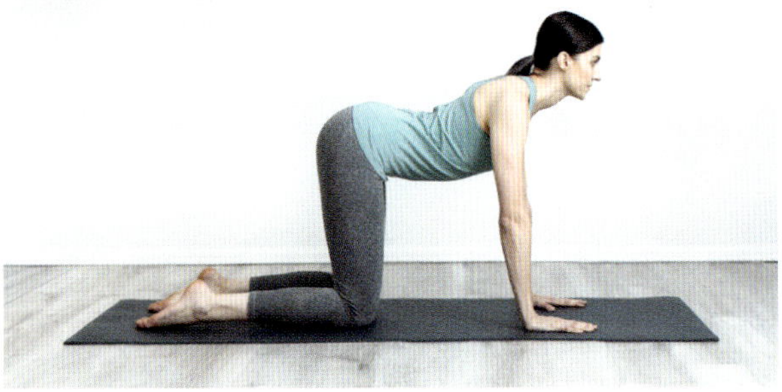

2. Kommen Sie in die **Kuh-Stellung.** Kippen Sie beim Einatmen das Becken nach vorn und senken Sie die untere, mittlere und obere Wirbelsäule in einer Wellenbewegung Richtung Boden. Am Höhepunkt der Einatmung bewegen sich die Schulterblätter leicht zueinander, während Sie den Brustkorb öffnen und den Blick nach vorn richten. *(Bei Nackenbeschwerden bleibt der Blick nach unten gerichtet und der Hals in einer Linie mit der Wirbelsäule.)*

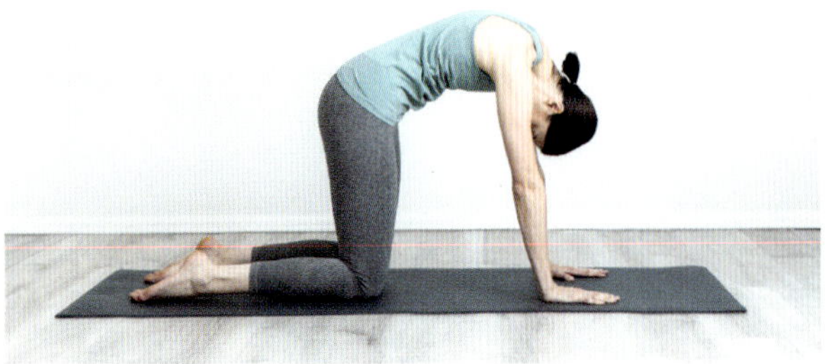

3. Wechsel in die **Haltung der Katze.** Beim Ausatmen bewegen Sie Kinn und Hals nach unten in die Entspannung. Runden Sie dann die obere, mittlere und untere Wirbelsäule zur Decke. Spüren Sie, wie Ihr Bauchnabel sich hebt, wenn das Steißbein in Richtung Boden kippt.

Wechseln Sie für 10 tiefe, lange Atemzüge sanft zwischen **Kuh und Katze.** Dann bringen Sie die Wirbelsäule in eine neutrale Haltung und nehmen einen weichen Atemzug lang wahr, wie sich Ihr Körper anfühlt.

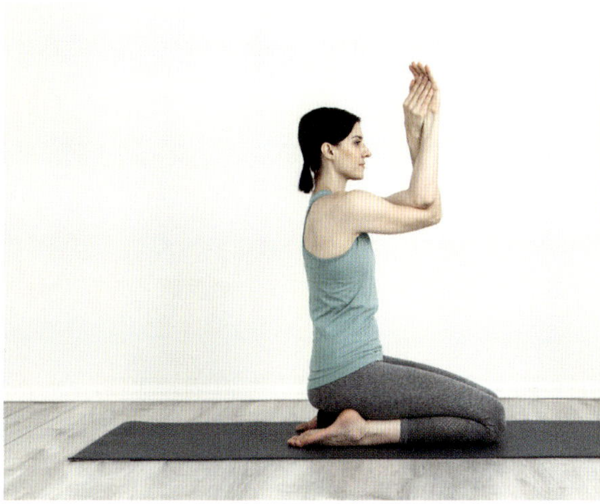

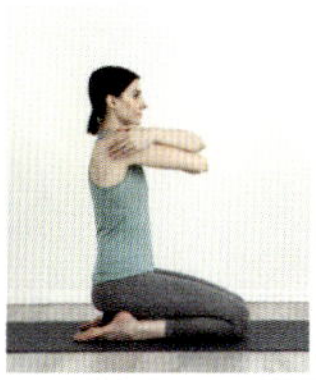

ADLER-ARM-FLOW

Ziel: Spannung in den Schultern und im oberen Rücken lösen
Dauer: 5 Atemzüge pro Seite

1. Sie sitzen auf einem Yogablock, die Arme nach vorn gestreckt, die Handflächen weisen nach unten. Beim Ausatmen kreuzen Sie den rechten Arm am Ellbogen unter dem linken. Legen Sie die Hände auf die Schulter (s. kl. Abb.), oder schlingen Sie die Unterarme senkrecht umeinander. Legen Sie wenn möglich die Handflächen aneinander. Die Oberarme sind waagerecht, die Schulterblätter leicht zueinander gezogen.

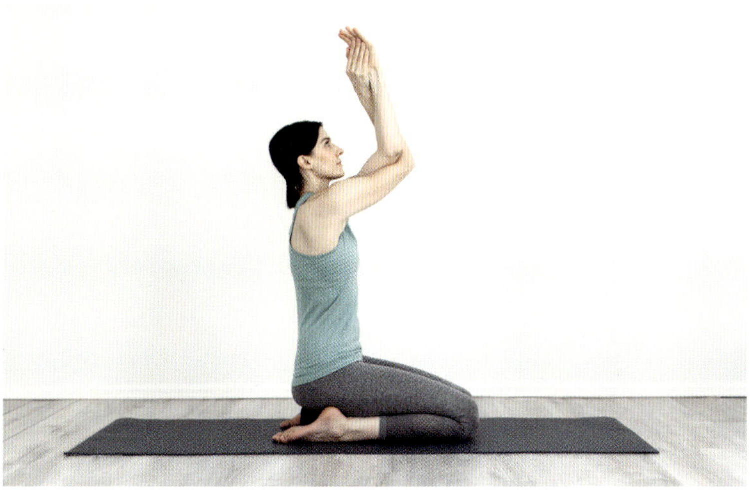

2. Atmen Sie ein und heben Sie die Schulterblätter und Ellbogen so weit zur Decke, wie es für Sie angenehm ist. Das Kinn hebt sich dabei leicht, der Blick geht nach oben.

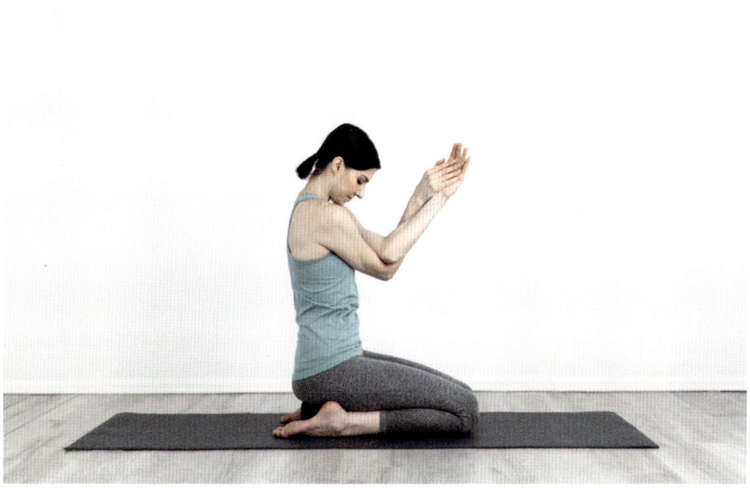

3. Senken Sie die Ellbogen beim Ausatmen in Richtung Brustkorb. Auch das Kinn senkt sich zur Brust. Wiederholen Sie Schritt 2 und 3 noch 4-mal, langsam und im Rhythmus Ihres Atems.

Schließlich führen Sie die Ellbogen zurück zur Mitte, atmen aus, lösen die Arme voneinander und lassen sie an den Seiten herabsinken. Kreisen Sie einige Male in beide Richtungen mit den Schultern. Dann wiederholen Sie die Übung mit dem linken Ellbogen über dem rechten.

KNIE-ZUR-BRUST-FLOW

Ziel: Verbesserung der Koordination, Hüften und Schultern aufwärmen
Dauer: 20 Atemzüge

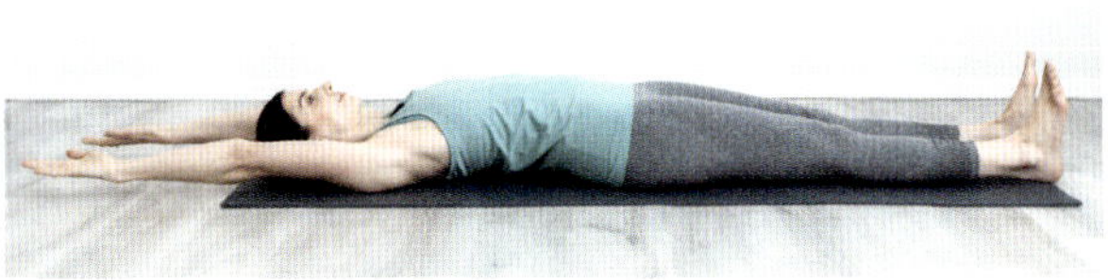

1. Legen Sie sich auf den Rücken, die Arme an den Seiten, die Beine gestreckt. Beim Einatmen heben Sie die Arme über den Kopf, strecken sich aus den Achseln heraus und ziehen die Fußspitzen an, als würden Sie stehen.

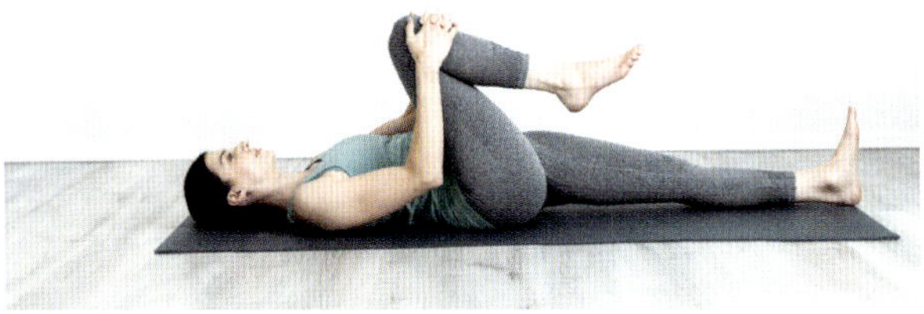

2. Beim Ausatmen senken Sie die Arme und ziehen das rechte Knie zum Körper. Umfassen Sie sanft das Knie oder Schienbein. Beim Einatmen strecken Sie das rechte Bein wieder, heben die Arme über den Kopf und ziehen sich in die Länge. Beim Ausatmen senken Sie die Arme und ziehen Sie das linke Knie mit den Händen zum Körper. Wiederholen Sie diesen Ablauf im Rhythmus Ihrer langsamen, gleichmäßigen Atemzüge 10-mal.

Abschließend legen Sie die Arme locker an den Seiten ab, lassen die Fußgelenke entspannt sinken und spüren einen Atemzug lang nach.

WIRBELSÄULENROTATION IM LIEGEN

Ziel: Regeneration der Wirbelsäule, Dehnung des Brustbereichs
Dauer: 5 Atemzüge je Seite

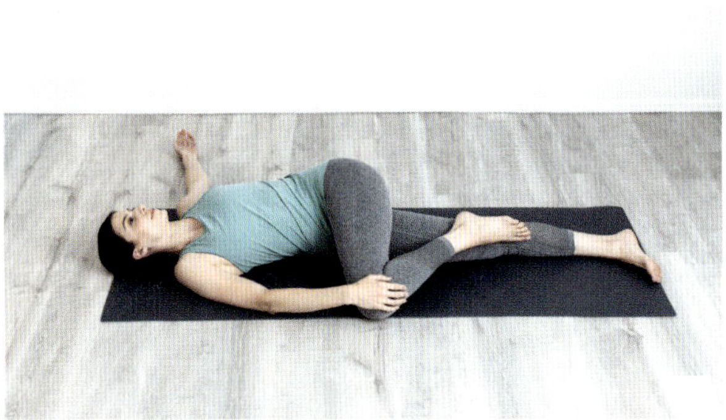

1. Legen Sie sich auf den Rücken. Ziehen Sie das linke Knie in Richtung Brust und senken Sie es dann über den Körper nach rechts. Unterstützen Sie das Knie bei der Bewegung mit der rechten Hand. Die rechte Hüfte rutscht direkt unter die linke. Strecken Sie den linken Arm vom Körper weg zur Seite.

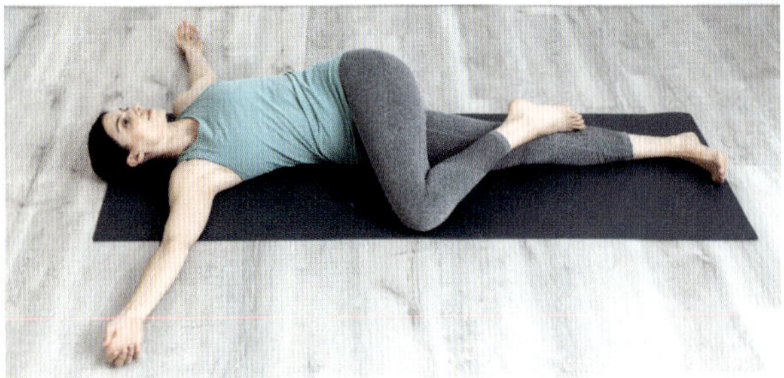

2. Öffnen Sie beide Arme und legen Sie sie mit nach oben gerichteten Handflächen am Boden ab, sodass Arme und Körper ein *T* bilden. Bleiben Sie 5 langsame, tiefe Atemzüge lang in dieser Haltung. Dann atmen Sie aus, rollen sich auf den Rücken und strecken das linke Bein neben dem rechten auf dem Boden aus. Nehmen Sie sich einige Atemzüge lang Zeit nachzuspüren, und wechseln Sie dann zur anderen Seite. *(Wenn während der Dehnung unangenehme Empfindungen im unteren Rücken auftreten, unterlegen Sie das gebeugte Knie mit einem Yogablock.)*

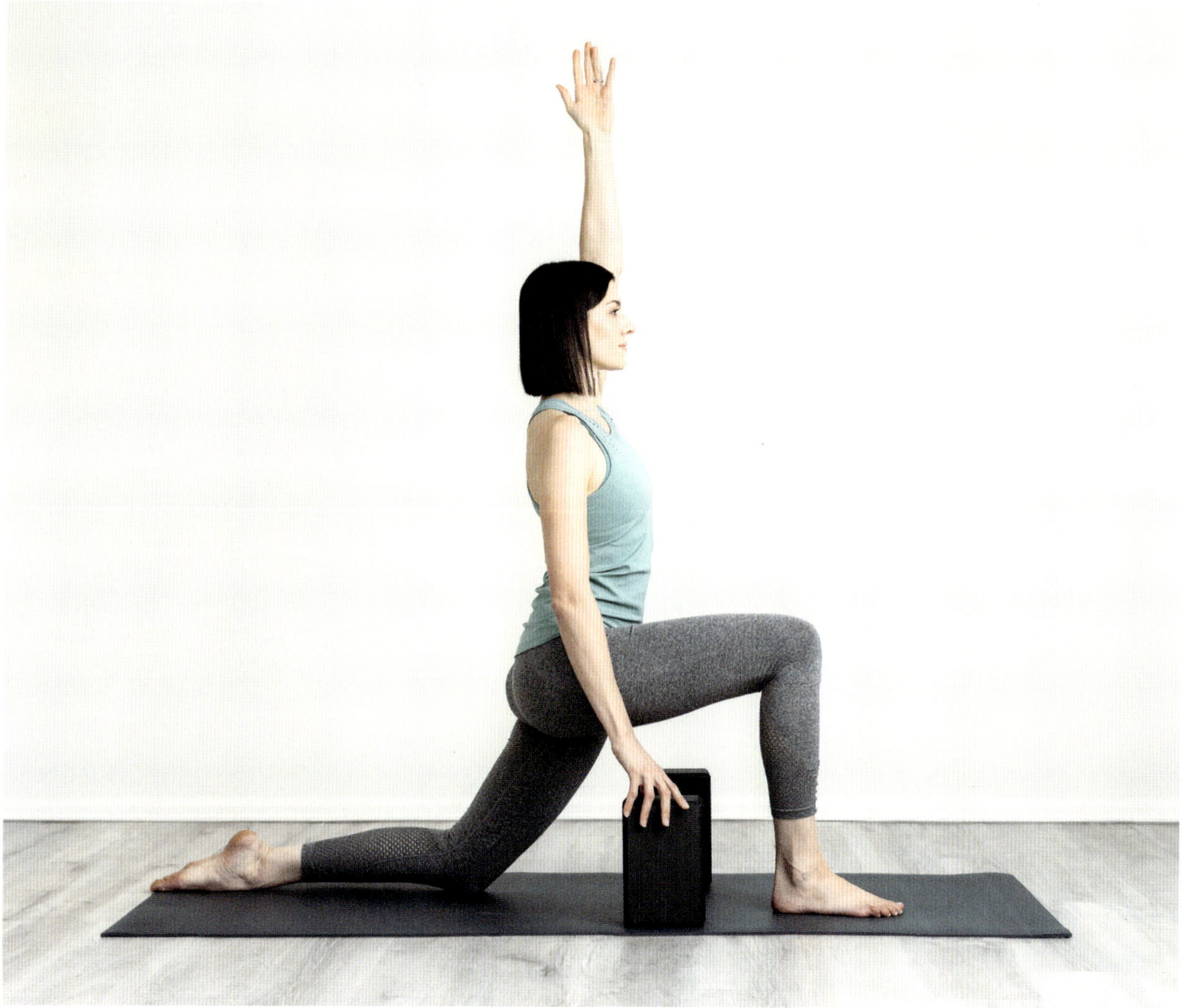

TIEFER AUSFALLSCHRITT MIT BLÖCKEN

Ziel: Dehnung der Hüftbeuger, Brustöffnung für tieferen Atem
Dauer: 5 Atemzüge je Seite

1. Start im Vierfüßlerstand, die Hände sind auf zwei hohe Blöcke gestützt. *(Wenn Ihnen kein tiefer Ausfallschritt möglich oder es für Sie unangenehm ist, am Boden zu knien, führen Sie die Bewegung im Stehen aus und halten sich an einer Stuhllehne fest.)*

2. Kommen Sie in den tiefen Ausfallschritt, indem Sie den rechten Fuß zwischen Ihren Händen nach vorn setzen. Das Sprunggelenk steht exakt unter dem Knie. *(Wenn die Haltung für Ihr linkes Knie unangenehm ist, legen Sie eine Decke unter.)*

3. Spannen Sie die Schenkelinnenseiten an. Richten Sie den Rumpf mit der Einatmung auf. Halten Sie das Becken weiter gerade und parallel, wenn Sie die Dehnung im linken Bein spüren. Stützen Sie sich nun mit den Fingerspitzen der rechten Hand auf dem Block ab, oder halten Sie die Balance, indem Sie die Hand zum rechten Oberschenkel führen. Heben Sie bei der nächsten Einatmung den linken Arm. Halten Sie die Position 5 Atemzüge lang und spüren Sie, wie der Brustkorb sich weitet.

4. Senken Sie die Hände auf die Blöcke. Beugen Sie sich vor und wandern Sie dabei mit den Blöcken nach vorn. Setzen Sie das rechte Bein vorsichtig nach hinten und kehren Sie zurück in den Vierfüßlerstand. Üben Sie 3-mal **Katze-Kuh (s. S. 18),** dann führen Sie die Übung mit der anderen Körperhälfte aus.

Raum für regelmäßige Praxis

Um sich selbst Raum zur Hinwendung nach Innen zu geben, sollten Sie eine Übungsumgebung schaffen, die gute Bedingungen zum Entspannen bietet. Ob Sie dafür ein ganzes Zimmer zur Verfügung haben oder nur eine Ecke Ihrer Wohnung: Ihr Übungsraum wird Ihnen einen geschützten Rahmen zur Selbsterkundung und Entschleunigung bieten. Ein solcher friedvoller Ort erfüllt ein paar einfache Bedingungen:

GESTALTEN SIE IHREN RAUM

Ob Ihr Raum mit Teppich ausgelegt ist oder nicht, hängt davon ab, was Sie brauchen, um stabil zu stehen, und wie weich Sie es haben möchten. Stellen Sie sicher, dass Sie genug Platz haben, um die Matte auszurollen, sich zu bewegen und Ihre Hilfsmittel griffbereit unterzubringen. Für einige Haltungen brauchen Sie ein freies Stück Wand. Alles sollte seinen festen Platz haben, damit es jederzeit zum Üben bereitsteht. Reinigen Sie den Bereich regelmäßig und räumen Sie ihn auf – Ordnung fördert die geistige Klarheit. Grenzen Sie sich freundlich gegenüber Ihrem Umfeld ab, um in Ruhe üben zu können. Sagen Sie den Mitgliedern Ihres Haushalts, wann Sie üben, damit sie Sie nicht stören. Haustiere nehmen unter Umständen weniger Rücksicht. Richten sie ihnen einen Platz in der Nähe her, damit sie nicht auf Ihrer Yogamatte herumspazieren (was sie natürlich trotzdem tun werden – ich spreche aus Erfahrung).

DÄMPFEN SIE DAS LICHT

Schließen Sie Rollläden oder Vorhänge. Schalten Sie grelle Deckenbeleuchtung aus und nutzen Sie Schirmlampen oder diffuses Licht, wenn Sie es beim Üben gern hell haben. Am Tag ist es schwierig, den Raum vollständig zu verdunkeln, legen Sie daher ein Augenkissen oder ein Handtuch bereit, um die Augen zu bedecken. Das ist kein Muss – wichtig ist, dass Sie sich sicher fühlen und entspannen können.

HALTEN SIE IHREN KÖRPER WARM

Im Liegen fällt unsere Körpertemperatur. Daher ist es ratsam, beim Restorative Yoga immer eine Extradecke griffbereit zu haben, um sich ganz oder teilweise (Bauch, Füße oder Hände) zuzudecken. Vermeiden Sie Zugluft und achten Sie darauf, nicht direkt im Luftstrom von Lüftungs- und Heizgeräten zu liegen. Sie können in fast allen Haltungen Socken tragen, außer im Stand.

UMARMEN SIE DIE STILLE

Wir leben in einer lauten Welt, die sich manchmal anfühlt, als würde alles und jeder ständig um unsere Aufmerksamkeit konkurrieren. Vom Moment des Erwachens an strömen Reize auf uns ein. Das Gehör schaltet auch im Schlaf nicht ab. Je lauter unsere Umwelt ist, desto reaktiver und abgelenkter ist unser Geist. Daher möchte ich Sie dazu ermuntern, ohne Musik zu üben. Wenn Sie in einer sehr lauten Umgebung oder an einer belebten Straße leben, kann ein Gerät oder eine App hilfreich sein, die Umgebungsgeräusche mit weißem Rauschen übertönt.

SCHALTEN SIE DIGITALE GERÄTE AUS

Wenn Sie einen einfachen Küchen- oder Trainingstimer verwenden, der nicht mit dem Internet verbunden ist, können Sie während des Trainings komplett offline bleiben. Wenn Sie den Timer Ihres Handys nutzen müssen, stellen Sie es auf Flugmodus, schalten Sie alle Benachrichtigungsfunktionen ab und wählen Sie einen sanften, wohlklingenden Signalton aus, der Sie nicht aus jeder Haltung hochschrecken lässt. Sollten Sie einschlafen, wird Sie der Timer zurückholen.

GÖNNEN SIE SICH SCHÖNHEIT

Es gibt so viele Möglichkeiten, Ihren Übungsbereich zu verschönern und Ihnen damit die Praxis zu versüßen. Welche Farben gefallen Ihnen und lassen Sie zur Ruhe kommen? Gibt es Zitate oder Kunstwerke, die sie berühren und Ihnen Freude bereiten? Statten Sie Ihren Übungsbereich mit ein paar für Sie bedeutsamen Gegenständen aus, die Ihnen helfen, Restorative Yoga zu einem festen Ritual zu machen.

FÜHREN SIE TAGEBUCH

Dokumentieren Sie Ihre Beobachtungen, Einsichten, Empfindungen von Dankbarkeit und Gefühle nach jeder Übungseinheit, um die Wirkung unmittelbar zu verfolgen. Diese Notizen helfen Ihnen auch über Phasen hinweg, in denen Ihnen jede Übungseinheit wie ein Kampf erscheint oder Sie am Sinn Ihrer Übungspraxis zweifeln. Ein Tagebuch mit Selbstreflexionen hilft Ihnen, Kurs zu halten und die Entdeckungen, die Sie machen, wertzuschätzen.

BETRACHTEN SIE IHREN BEREICH ALS GESCHÜTZTEN RAUM

Es wird vielleicht Momente geben, in denen Sie lieber an anderen Orten üben. Erfahrungsgemäß stärkt es unseren Wunsch zu üben jedoch, wenn wir dazu konsequent denselben Raum aufsuchen. Üben Sie, solange Sie gesund sind, auch nicht im Bett. Bewusste, tiefe Ruhe und Schlaf sind zwei unterschiedliche Dinge. Indem Sie sie klar voneinander trennen, schaffen Sie eine gute Schlafhygiene.

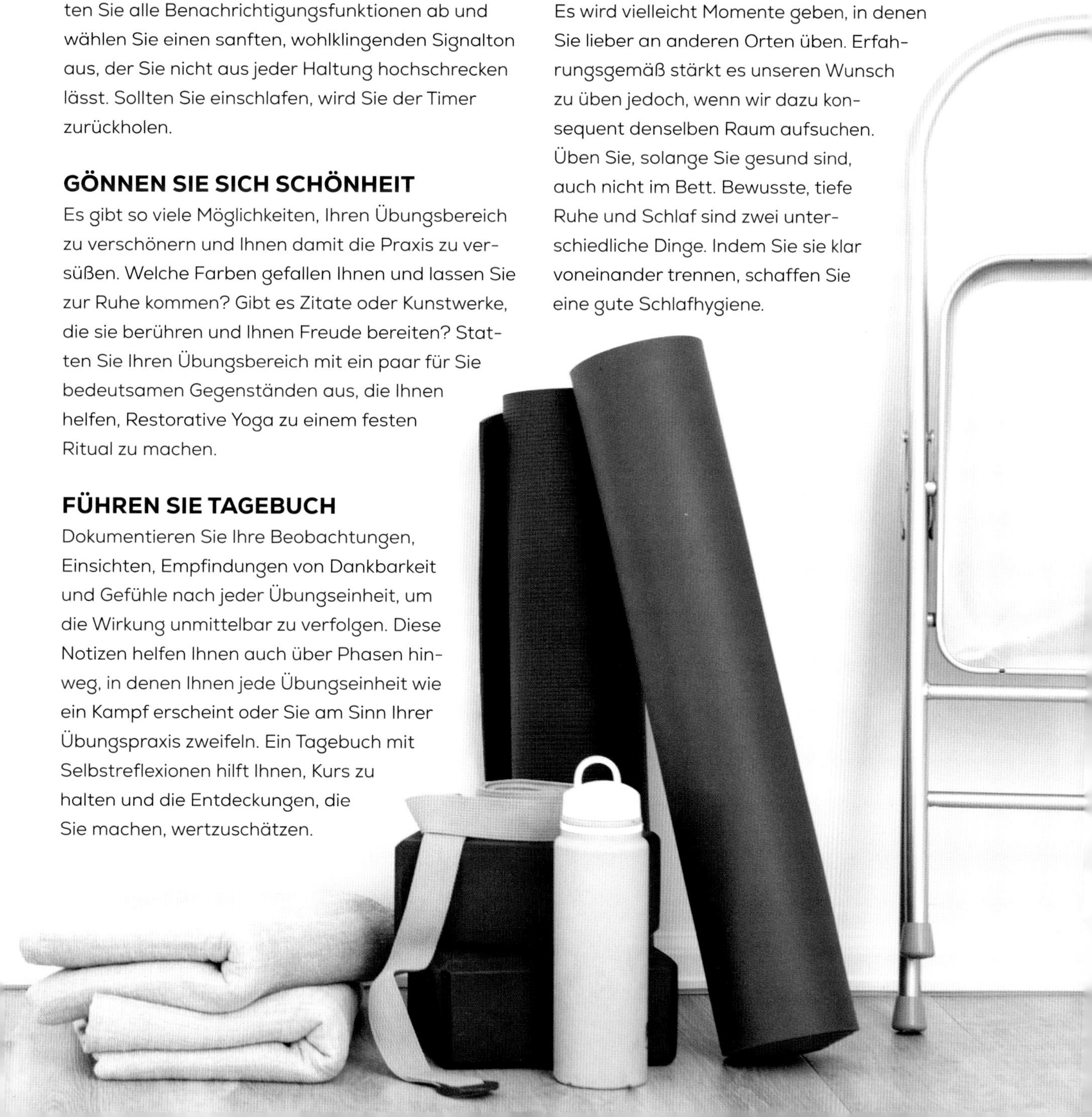

Auswahl und Einsatz von Hilfsmitteln

Hilfmittel sind ein grundlegender Bestandteil der Praxis im Restorative Yoga. Ohne sie ist Ihr Körper nicht genügend abgestützt, um vollständig zur Ruhe zu kommen. Sie können dafür viele Gegenstände nutzen, die in Ihrem Haushalt vorhanden sind. Hier meine Empfehlungen für ein angenehmeres Üben zu Hause (alle Hilfsmittel bekommen Sie online):

POLSTER

Wenn Sie sich nur ein Hilfsmittel zulegen möchten, dann wählen Sie ein Polster. Polster gibt es in unterschiedlicher Form, Größe und Festigkeit, daher kommt es darauf an, eines zu finden, das zu Ihrem Körper passt. Ich rate zu Polstern mit Schaumstoffkern oder einer fest gestopften Baumwollfüllung, die unter dem Körpergewicht etwas nachgibt, aber genug Festigkeit und Stützwirkung mitbringt, damit das Polster auf Blöcke gelegt werden kann, ohne sich durchzubiegen. Es ist praktisch, sowohl flache als auch runde Polster zur Verfügung zu haben, da sie unterschiedlich eingesetzt werden. Aber wenn Sie nur eines kaufen, nehmen Sie ein flaches. *(Ersatzweise falten bzw. rollen Sie aus dicken, festen Decken ein flaches Polster mit den Maßen 13 × 25 × 61 cm oder eine Rolle mit etwa 61 × 20 cm.)*

BLÖCKE

Als Grundausstattung empfehlen sich mindestens zwei Hartschaumblöcke (23 × 15 × 10 cm). Es gibt auch Blöcke aus Kork oder Holz, aber Hartschaum ist leichter, bietet stabile, sanfte Unterstützung und ist angenehmer als

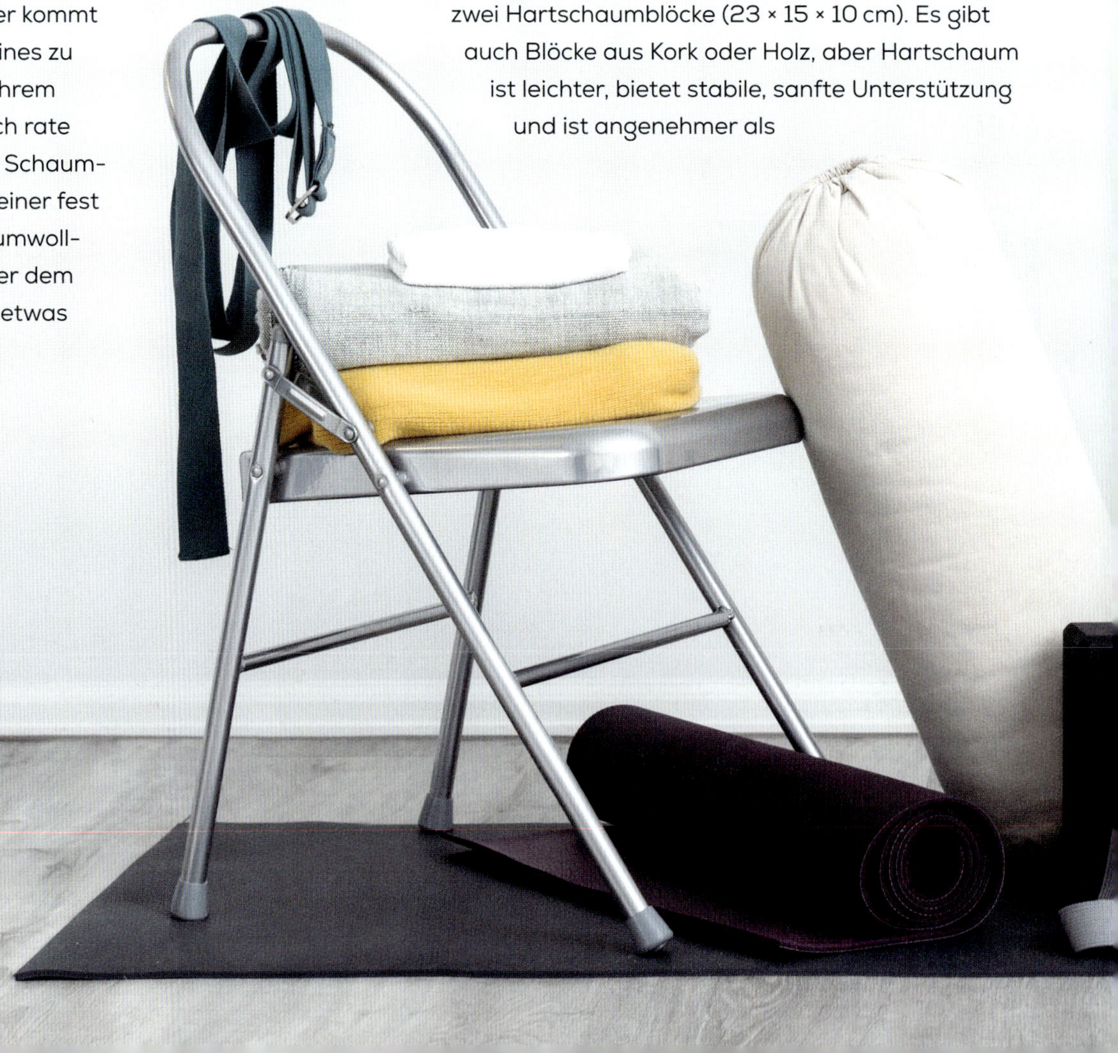

BLOCKHÖHEN

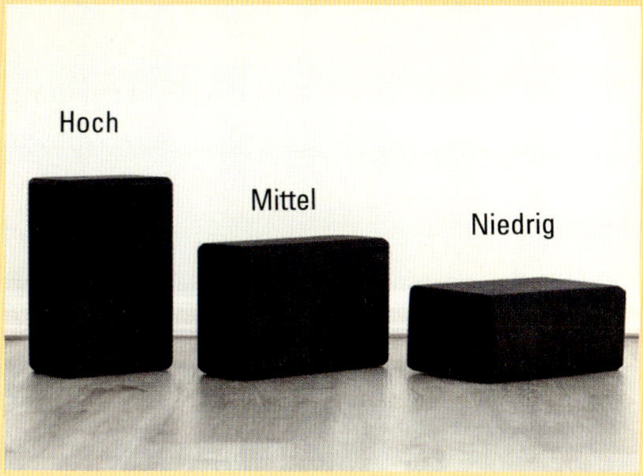

andere Materialien. Sie können die Blöcke auf drei Arten einsetzen: hoch (hochkant), mittel (aufgestellt) oder niedrig (liegend).

GURT

Ein weicher Yogagurt mit Schließe (2,4 bis 3 m) ist ein guter Begleiter für die Praxis. Er kann in vielen Haltungen genutzt werden, um Beine oder Arme komplett entspannt in der richtigen Positition zu halten. *(Statt eines Gurtes können Sie auch eine Krawatte oder einen Gürtel verwenden.)*

STUHL

Am besten funktionieren die Haltungen des Restorative Yoga mit einem klappbaren Yogastuhl ohne Arm- und Rückenlehnen, weil Beine und Füßen so den nötigen Bewegungsfreiraum haben. *(Einige Haltungen lassen sich auch auf dem Sofa oder einem niedrigen Stuhl ausführen. Wichtig ist, dass die die Sitzfläche groß genug ist, um die Unterschenkel ganz darauf abzulegen.)*

AUGENKISSEN

Mit einem Augenkissen reduzieren Sie die Helligkeit und fördern tiefe Entspannung. Am bequemsten sind Augenkissen mit leichter Füllung oder ein gefaltetes Handtuch, so wird nur wenig Druck auf die Augen ausgeübt. Wenn Sie eine Brille tragen, nehmen Sie sie in jedem Fall ab. Es gibt unterschiedlich geformte Augenkissen aus verschiedensten Materialien. Wenn Sie an Allergien leiden oder empfindlich auf Gerüche reagieren, verwenden Sie eine unparfümierte Variante oder eines mit Lavendel oder anderen ätherischen Ölen. Der Stoff sollte weich und angenehm auf der Haut sein. Die meisten Augenkissen sind mit Leinsamen oder Buchweizenschalen gefüllt. *(Alternativ oder wenn Ihnen der Druck zu stark ist, leistet auch ein gefalteter Waschlappen gute Dienste.)*

HANDTUCH

Ein gefaltetes Handtuch (50 × 100 cm) können Sie als Kopfstütze nutzen, oder um Augen und Ohren gegen Sinneseindrücke abzuschirmen.

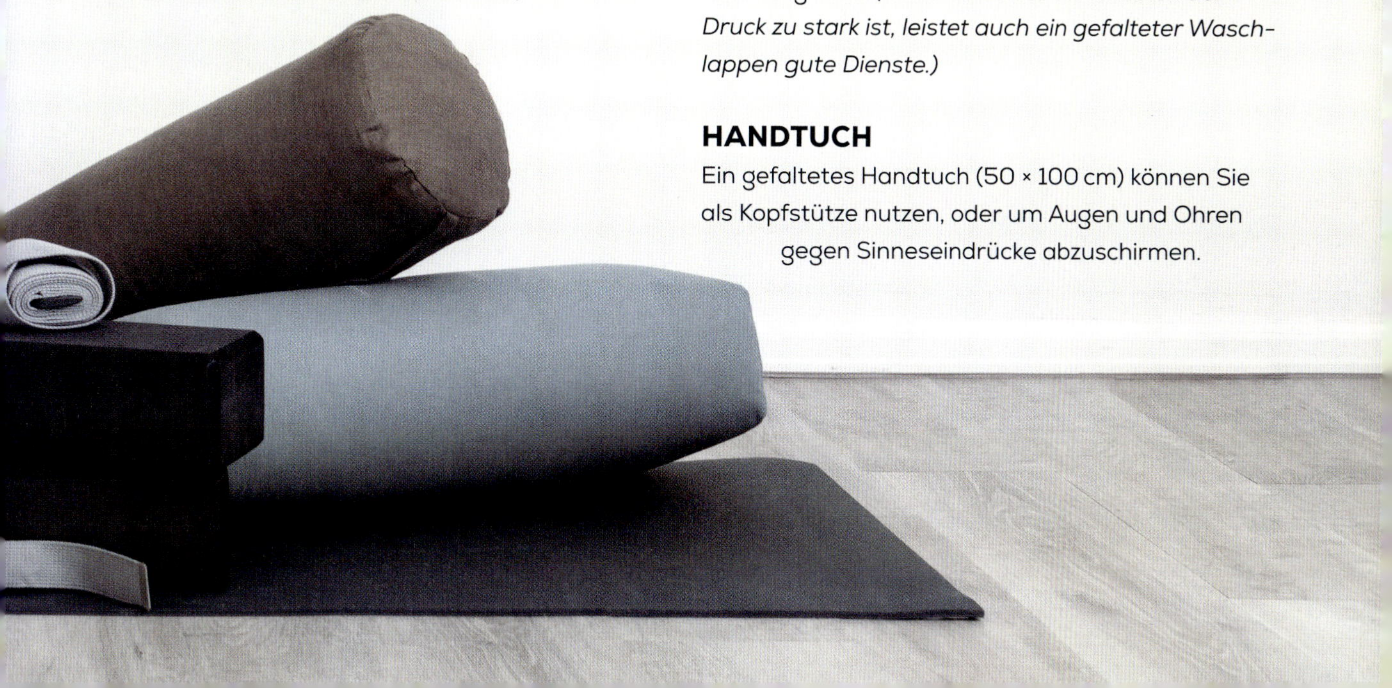

DECKEN

Decken kann man auf viele Arten kreativ nutzen. Hier finden Sie die Falttechniken, auf die ich mich bei der Beschreibung der Haltungen in diesem Buch beziehe. Mit einer Decke in der Größe 200 × 150 cm können Sie sich auch zudecken. Wenn Sie zu Hautirritationen neigen, dann wählen Sie eine Decke aus Baumwolle.

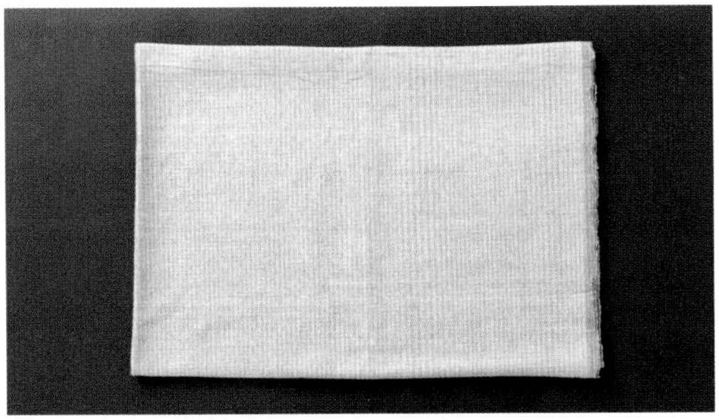

Basisfaltung

75 × 50 cm

Breiten Sie die Decke aus und legen Sie die schmalen Seiten aufeinander. Dann falten Sie noch einmal in die andere und ein drittes Mal in Ursprungsrichtung. *(Auf dieser Grundform beruhen viele andere Falttechniken.)*

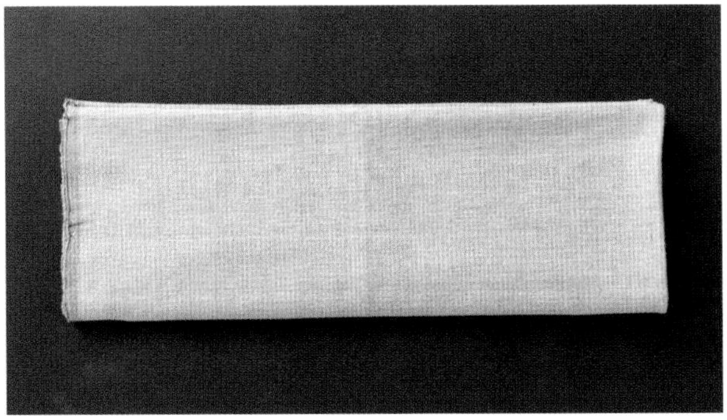

Rechteck

75 × 25 cm

Falten Sie die Basisfaltung noch einmal der Länge nach, sodass ein schmales Rechteck daraus wird.

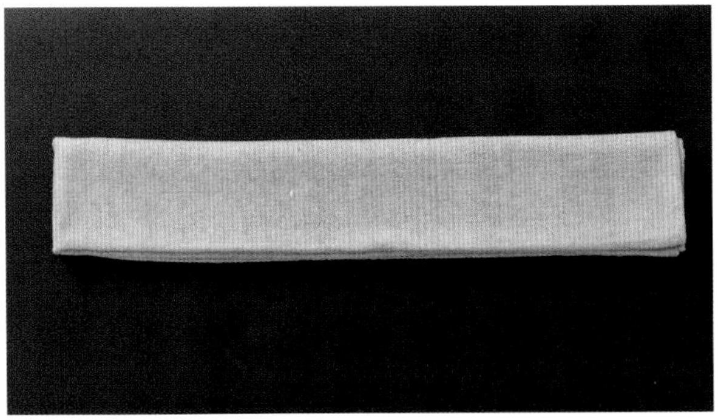

Langes Rechteck

100 × 16 cm

Falten Sie die ausgebreitete Decke zweimal der Länge nach, dann einmal von der neu entstandenen kurzen Seite und ein letztes Mal wieder in der Länge.

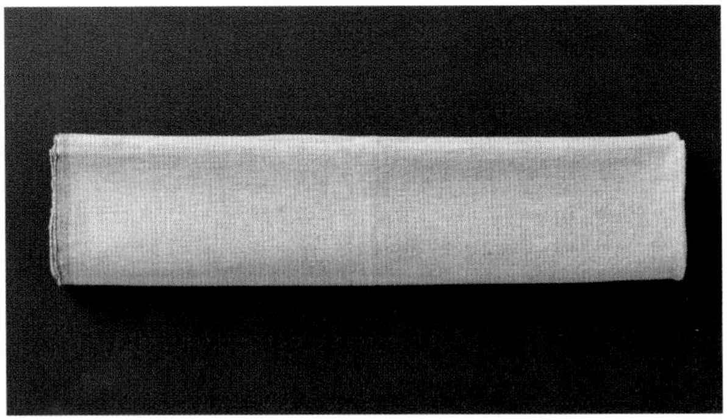

Doppeltes Rechteck

75 × 17 cm

Fassen Sie die Basisfaltung an der langen Kante und falten Sie sie von beiden Seiten so, dass die Decke noch einmal gedrittelt wird.

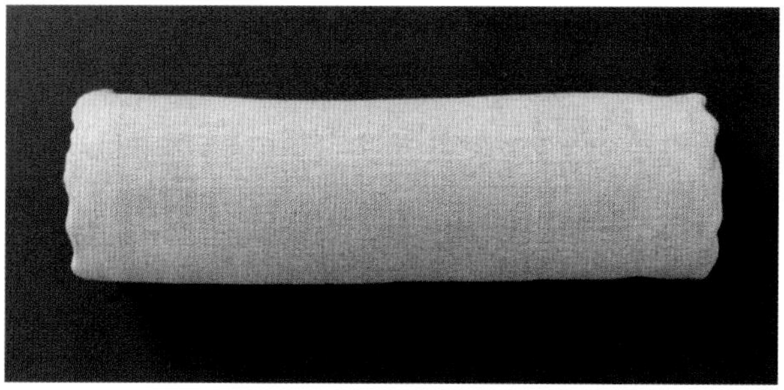

Gerollt

50 × 10 cm

Nehmen Sie die kurze Kante der Basisfaltung und rollen Sie die Decke eng zusammen.

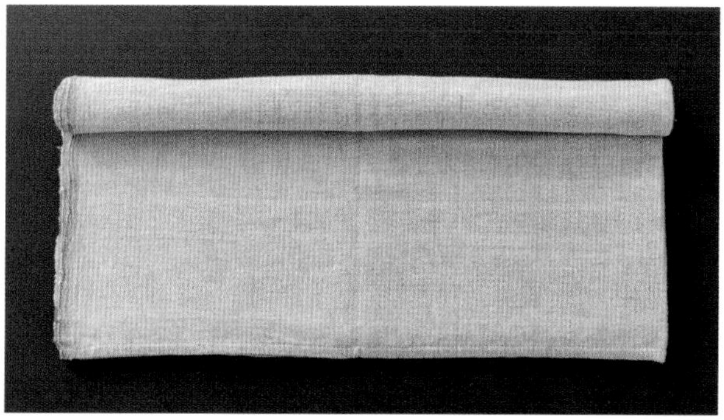

Halb gerollt

75 × 25 cm

Rollen Sie die lange Seite der Basisfaltung eng bis zur Mitte zusammen. Der Rest bleibt ausgebreitet.

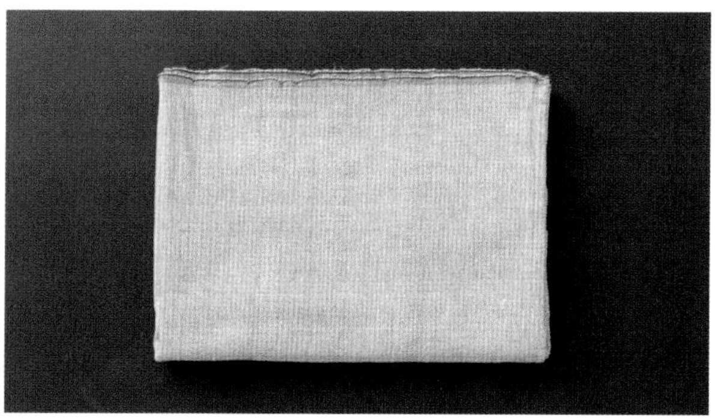

Kleines Rechteck

50 × 38 cm

Falten Sie die Basisfaltung in der Mitte der langen Seite, sodass ein kleines, dickeres Rechteck entsteht.

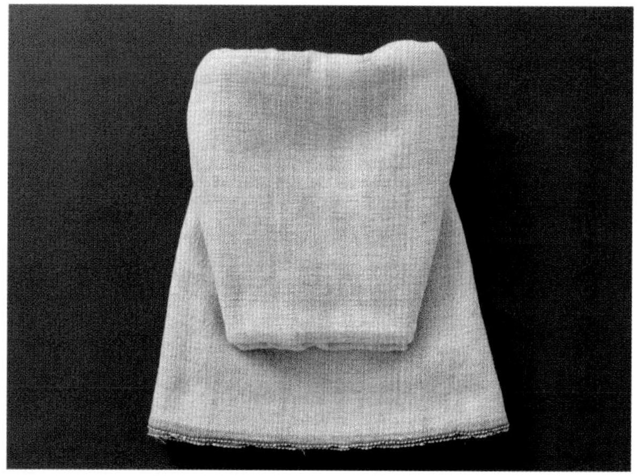

Kopfstütze

43 × 30 cm

Beginnen Sie mit dem kleinen Rechteck und ziehen Sie die obere Stofflage etwas zurück, sodass 5 cm der unteren Lage freigelegt werden. Dann schlagen Sie die Außenkanten der oberen Lage so nach innen um, dass Ihr Kopf wie in einer Wiege liegt. Dasselbe machen Sie mit den Außenkanten der unteren Lage. Legen Sie sich so auf die Decke, dass Ihr Kopf in der Mitte ruht und die Schultern auf dem unteren Bereich: Die Kante der oberen Faltung stützt den knöchernen Vorsprung am Hinterkopf. Zum Schluss stecken Sie die obersten Ecken unter den Kopf, damit die Stirn gegenüber dem Kinn erhöht liegt.

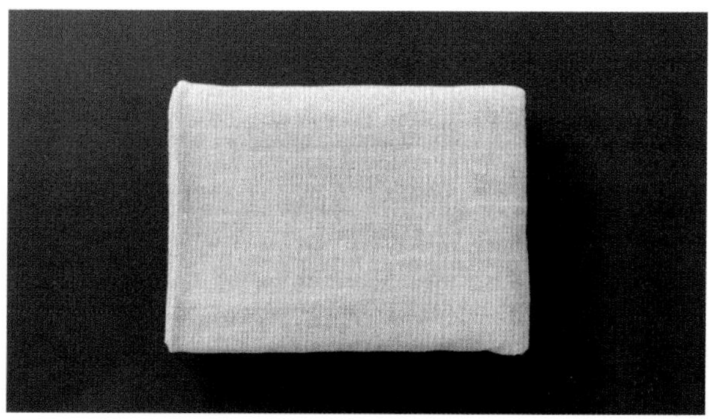

Doppeltes kleines Rechteck

38 × 25 cm

Falten Sie das kleine Rechteck noch einmal in der Mitte der kurzen Seite.

Sichere Yogapraxis

Bevor ich erkläre, wie Sie Restorative Yoga sicher praktizieren, möchte ich Ihnen jemanden vorstellen, dem Sie beim Üben Gehör schenken sollten, denn er kennt Sie besser als jeder andere: Sie selbst. Durch Restorative Yoga bekommen Sie die Chance, sich selbst auf eine neue Art kennenzulernen. Ihr innerer Lehrer oder *Beobachter* ist der Teil von Ihnen, der von Ihrer Praxis und den Ergebnissen unabhängig ist.

Wenn wir die Rolle des Beobachters statt die des Handelnden einnehmen, entsteht ein Raum, in dem wir uns selbst als die Person sehen können, die wir wirklich sind – jenseits von Alter, Einschränkungen, Erfahrungen in der Vergangenheit und Stimmungen. Indem Sie Ihre Selbstwahrnehmung fördern, treten Sie in Kontakt mit dem höheren Selbst, das von allen Kämpfen und Leiden unberührt ist, und erfahren sich als frei, friedvoll und unbegrenzt.

Dazu ist es wichtig, sich beim Üben stärker nach innen als nach außen zu wenden. Die Philosophie des Yoga betrachtet den Menschen als mehrdimensionales Wesen mit fünf Schichten *(Koshas)*. Wenn wir sie miteinander in Einklang bringen, können wir zu unserem wahren Wesen vordringen. Machen Sie diese fünf Aspekte für sich nutzbar, und Sie werden feststellen, dass zum sicheren Üben mehr gehört als ein schlichtes »Wenn mein Knie schmerzt, beende ich die Haltung.«

BEVOR SIE ZU ÜBEN BEGINNEN

Ehe Sie mit Restorative Yoga beginnen und immer, wenn Sie nicht sicher wissen, ob Sie eine bestimmte Haltung einnehmen dürfen, sollten Sie Rücksprache mit Ihrem Arzt halten. Wenn Sie dennoch unsicher sind, wenden Sie sich an erfahrene Lehrer für Restorative Yoga, um ganz sicher zu sein, dass diese Art von Übungen für Sie geeignet ist. Fragen Sie nach entsprechenden Ausbildungen und Zertifikaten, bevor Sie einen Kurs besuchen.

CHECKLISTE FÜR SICHERES PRAKTIZIEREN

Natürlich sind wir alle neben den Ratschlägen unseres inneren Lehrmeisters auch auf die Unterstützung anderer angewiesen! Die folgende Checkliste gibt Ihnen Sicherheit und Freude beim Üben.

- Beachten Sie die bei den Übungen angegebenen Gegenanzeigen, um zu gewährleisten, dass Sie die Position sicher üben und dass sie Ihnen guttut.
- Stützen Sie Kopf und Nacken immer gut.
- Warten Sie nach dem Essen zwei Stunden, bevor Sie üben, um Ihrem Körper Zeit zum Verdauen zu geben und freier atmen zu können.
- Wenn Sie einen Stuhl als Hilfsmittel benutzen, achten Sie darauf, dass er stabil steht und nicht wegrutschen kann.
- Bleiben Sie so lange wie angegeben in den Haltungen, aber hören Sie auf Ihren Körper, wenn Sie das Gefühl haben, Sie sollten die Übung beenden oder länger ausführen.
- Gehen Sie jede Übung mit Anfängergeist an: Probieren Sie bei Schwierigkeiten die vorgeschlagenen Anpassungen oder Varianten. Bei Kribbeln, Taubheitsgefühlen, Atemproblemen, stechenden Schmerzen oder dem Gefühl, dass etwas nicht stimmt, gehen Sie immer aus der Haltung heraus.
- Nehmen Sie sich nach Ihrer Übungseinheit genug Zeit, um sich zu orientieren und die Aufmerksamkeit wieder nach außen zu richten, insbesondere, bevor Sie am Straßenverkehr teilnehmen.
- Tragen Sie lockere, bequeme Kleidung, die Ihre Bewegungsfreiheit und Ihre Atmung nicht einengt. Legen Sie Schmuck an Hals und Handgelenken ab.
- Verzichten Sie auf Brille bzw. Kontaktlinsen, wenn Sie ein Augenkissen verwenden, das Druck auf Ihre Augen ausübt. Nehmen Sie die Brille auch ab, wenn Sie Hilfsmittel im Kopfbereich einsetzen.

IHR INNERER LEHRMEISTER

Stellen Sie sich folgende Fragen für jedes *Kosha*. Nutzen Sie Ihre Antworten als Wegweiser für eine Praxis, bei der Sie Ihr innerer Lehrmeister führt.

PHYSISCHER KÖRPER

- Zwinge ich mich mit Gewalt in eine Haltung und Dehnung hinein, oder unterstütze ich meinen Körper angemessen, sodass ich offen sein kann und mich wohlfühle?
- Bin ich in der Lage, vom Scheitelpunkt bis zu den Fussspitzen Spannungen loszulassen?

ENERGIEKÖRPER

- Atme ich angestrengt, oberflächlich? Oder halte ich die Luft an? Und kann ich mich so ausrichten, das mein Atem Raum hat und leicht und frei fließen kann?
- Bin ich mit meinen fünf Sinnen bei dem, was ich sehe, höre, rieche, schmecke und spüre?

MENTALER/EMOTIONALER KÖRPER

- Unterdrücke ich aufsteigende Emotionen wie Tränen, Seufzer, Ärger, oder lasse ich sie fließen?
- Kann ich mir mit Akzeptanz begegnen, wenn meine Haltung anders aussieht oder sich anders anfühlt, als ich es erwartet habe?

WEISHEITSKÖRPER

- Bin ich in der Haltung von meinen gewohnheitsmäßigen Gedanken abgelenkt? Kann ich mich freundlich in den gegenwärtigen Moment zurückholen?
- Gelingt es mir, aufmerksam und geistig tief entspannt zu sein, ohne einzuschlafen?

GLÜCKSELIGKEITSKÖRPER

- Gebe ich mir in jeder Haltung genug Zeit, um einen Raum entstehen zu lassen, in dem ich mich ruhig und friedvoll fühle?
- Wechsle ich langsam und bleibe in einem Zustand der Leichtigkeit, statt von Haltung zu Haltung zu hasten?

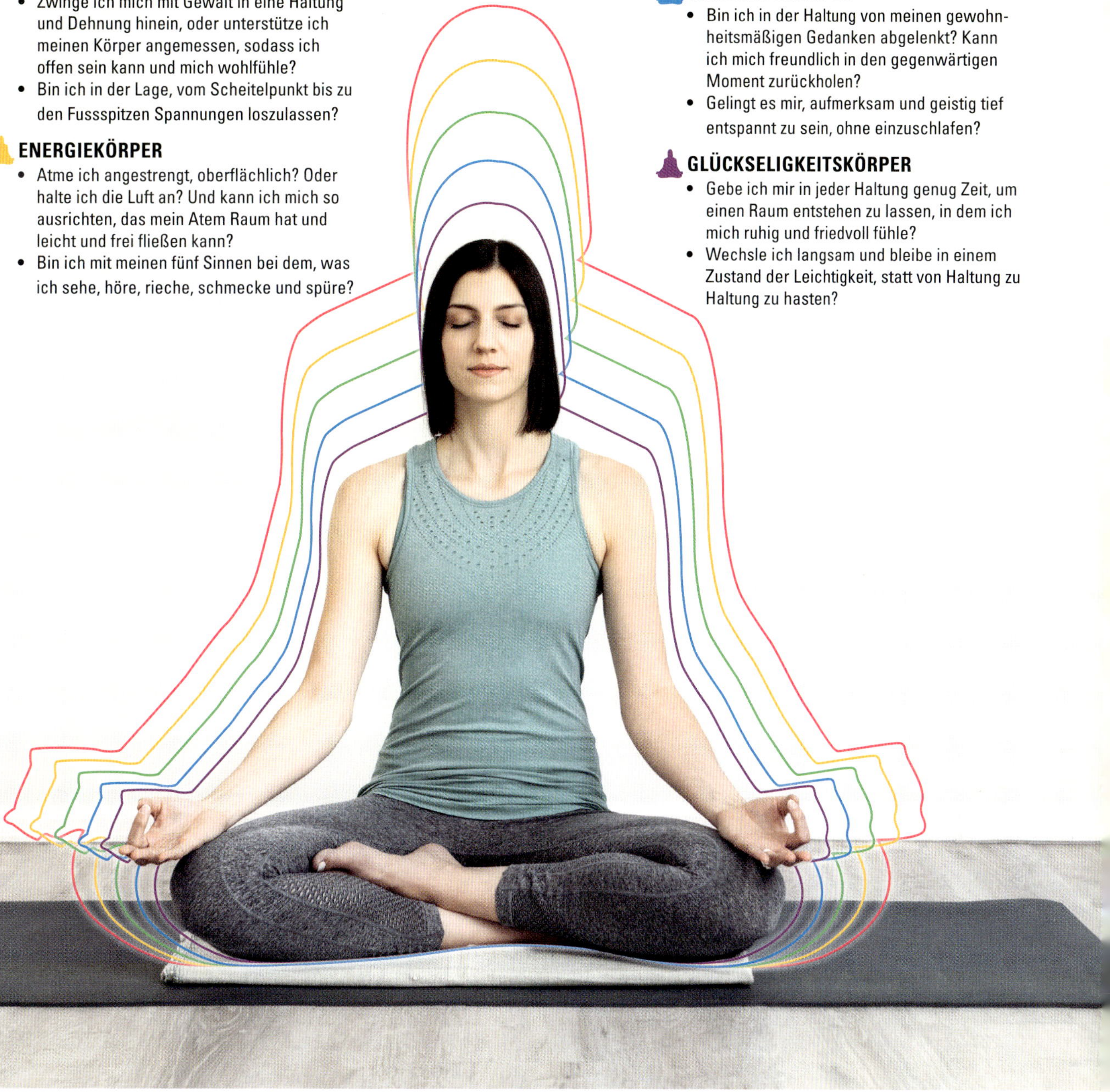

Tipps für einen ruhigen Geist

Nur zu oft beeinträchtigen die Hektik unseres Lebens und ein voller Terminplan unsere Fähigkeit, uns in entschleunigten, entspannten Momenten wohlzufühlen. Dabei ist Zeit zum Entspannen ohne zusätzliche Stimuli genau das, was wir brauchen, um unsere Gesundheit zu erhalten oder zurückzugewinnen, weniger Stress und mehr Freude zu erfahren – auch wenn das Leben sein Tempo nicht verringert.

Vielleicht haben Sie es schon einmal mit Meditation versucht und dachten, das liege Ihnen nicht. Doch wenn Sie das Gefühl haben, Sie könnten Ihren Geist nicht beruhigen, während Sie versuchen, sich zu entspannen, dann ist das völlig normal. Denn es ist schlicht und einfach die Aufgabe unseres Gehirns, zu denken. Selbst erfahrene Übende haben manchmal Mühe damit, ihren Geist zur Ruhe zu bringen.

Ich möchte Sie dazu ermutigen, alle Erwartungen daran, wie Ihr Geist sich beim Üben verhalten sollte, über Bord zu werfen und sich selbst so zu akzeptieren, wie Sie sind. Sie sind kein Versager, wenn Sie es schwierig finden, sich zu entspannen – Sie sind ein menschliches Wesen, das versucht, wieder ins Gleichgewicht zu kommen. Entscheidend ist, die ersten Schritte zu tun. Dem Ziel kommen Sie mit konsequenter Praxis näher.

Die Pforte zu unserem Geist liegt in unseren Sinnen. Sie geben uns unablässig Rückmeldung über unsere Umwelt. Daher hat das, was wir sehen (oder nicht) und hören (oder nicht) einen direkten Einfluss auf unsere Gedankenwelt. Die folgenden Vorschläge helfen Ihnen, Ihre Beziehung zu Ihrem Geist während der Yogapraxis zu verändern.

BEDECKEN SIE AUGEN UND OHREN

In Haltungen in Rückenlage können Sie mit einem Augenkissen oder einem gefalteten Handtuch eine beruhigende Wirkung auf Körper und Geist erzielen.

» Setzen Sie die Brille ab, falls Sie eine tragen, und bedecken Sie die Augen direkt, um sie abzuschirmen. Bei Augenerkrankungen sollten Sie vorher Ihren Arzt fragen, ob Sie sanften Druck auf die Augen ausüben dürfen.

» Platzieren Sie einen mittleren Block so über Ihrem Scheitel, dass er ihren Kopf nicht berührt. Legen Sie das Augenkissen der Länge nach vom Block über die Mitte Ihres Haaransatzes und Ihrer Augenbrauen.

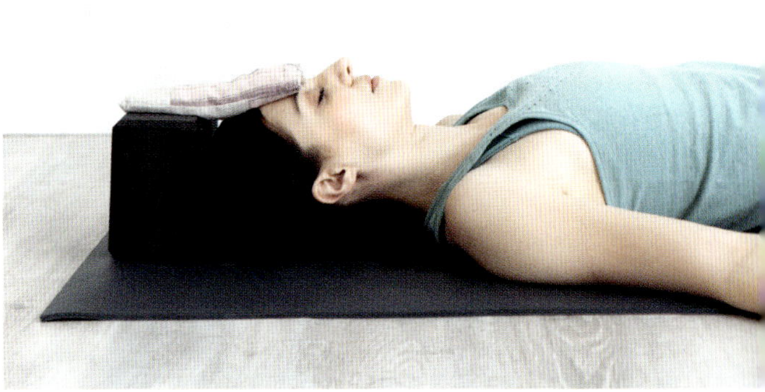

» Platzieren Sie das Augenkissen horizontal auf Ihrer Stirn, sodass es knapp über den Augenbrauen liegt. *(Das ist eine gute Möglichkeit, die Entspannung einzuleiten, falls es für Sie unangenehm ist, die Augen zu schließen oder Druck auf die Lider auszuüben.)*

» Wickeln Sie ein gefaltetes Handtuch um den ganzen Kopf, um nicht nur die Augen, sondern auch die Ohren abzuschirmen: Wenn Sie auf dem Rücken liegen, falten Sie das Tuch einmal der Länge nach und halten es so an den Schmalseiten über Ihre Stirn, dass die gefaltete Kante in Richtung Ihrer Nase weist. Senken Sie die Hände zum Boden, heben Sie den Kopf ein wenig an und stecken Sie das rechte Ende des Handtuchs darunter. Ziehen Sie das Handtuch straff, legen das linke Ende über das rechte und fixieren Sie das Ganze, indem Sie den Kopf ablegen. Wenn Sie nicht auf dem Rücken liegen, drapieren Sie das Handtuch locker um Ihren Kopf, um Ihre Augen zu bedecken. *(Dies ist besonders hilfreich, wenn Sie in Seitlage üben oder wenn ein Augenkissen keine Option ist.)*

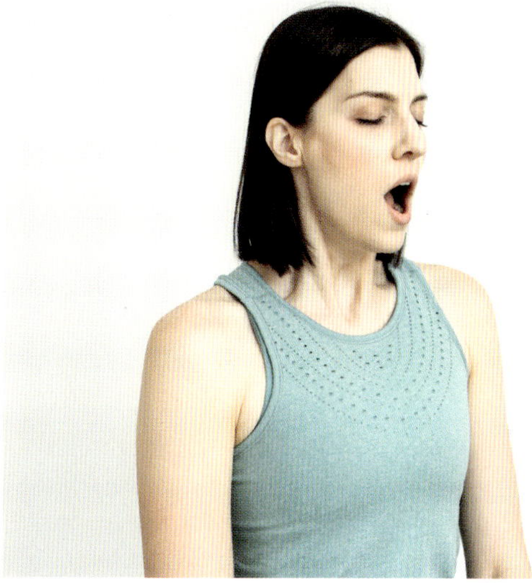

ENTSPANNEN SIE DIE MUSKELN

Ein Bodyscan in der Entspannungs-Grundhaltung hilft, sich tiefer zu entspannen und lindert körperliche wie geistige Unruhe. Legen Sie sich auf den Rücken und gehen Sie den folgenden Ablauf aus der Progressiven Muskelrelaxation durch. Diese einfache Methode, bei der bestimmte Muskelgruppen abwechselnd angespannt und entspannt werden, reduziert nachweislich Schmerzen, Stress und Ängste. Nehmen Sie sich zwischen den Schritten Zeit, um durchzuatmen und nachzuspüren.

1. Einatmen, Zehen und Fußgelenke einrollen und fest anspannen. Ausatmen, Füße entspannen.

2. Einatmen, Beinmuskeln anspannen. Ausatmen, das Gewicht der Beine an den Boden und die Hilfsmittel abgeben.

3. Einatmen, Gesäß und Hüftseiten anspannen. Ausatmen und komplett loslassen.

4. Einatmen, die Hände ohne Anstrengung zu Fäusten ballen, Ausatmen und die Hände komplett entspannen.

5. Einatmen, die Arm- und Schultermuskeln anspannen. Ausatmen, die Muskeln entspannen.

6. Einatmen, die Lippen spitzen, Mund-, Augen- und Nasenpartie zusammenziehen. Ausatmen und die Spannung im Gesicht lösen.

7. Einatmen, spüren, wie sich der gesamte Körper auf dem Boden und den Hilfsmitteln entspannt. Ausatmen und von Kopf bis Fuß loslassen.

8. In der verbleibenden Zeit ruhig liegen bleiben und den Atem fließen lassen.

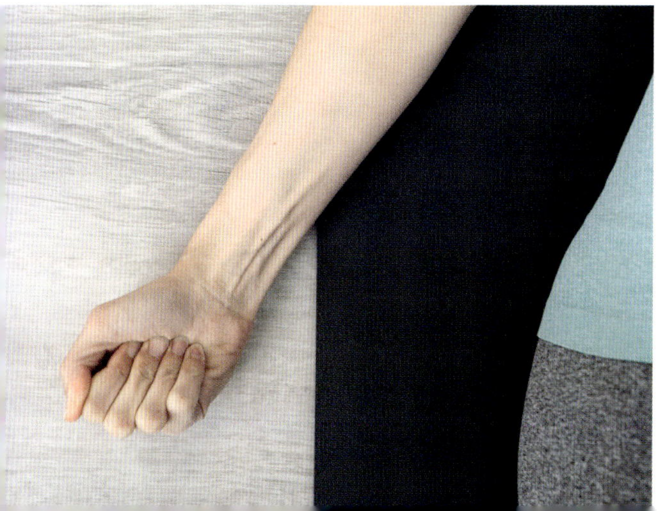

GÄHNEN SIE BEWUSST

Durch Gähnen können Sie binnen weniger Minuten Ihren Geist zur Ruhe bringen. Gähnen aktiviert nicht nur, wenn wir müde sind, dieselben Strukturen im Gehirn wie Yoga-Atmung und einige Meditationstechniken (den Praecuneus mit den Parietallappen). Studien zeigen, dass Gähnen die Selbstwahrnehmung und die kognitiven Funktionen steigert, während gleichzeitig die Muskeln entspannen, Empathiefähigkeit und Freude zunehmen, die Koordination sich verbessert und vieles mehr. Die meisten von uns verbinden Gähnen mit schlechten Manieren oder Langeweile. Werfen Sie dieses Vorurteil über Bord und gähnen Sie beim Restorative Yoga nach Lust und Laune. Gehen Sie folgendermaßen vor:

1. Atmen Sie tief durch die Nase ein und öffnen Sie dabei weit den Kiefer.

2. Atmen Sie lange aus und machen dabei ein seufzendes Geräusch. Wenn nicht gleich ein echtes Gähnen entsteht, dann ahmen Sie es weiter nach und pausieren dazwischen kurz. *(Sich dabei vorzustellen, wie Sie gähnen, kann hilfreich sein.)* Wiederholen Sie die Schritte 1 und 2 mindestens 5-mal.

3. Wenn Ihnen die Tränen in die Augen treten und Sie merken, dass Sie wirklich gähnen müssen, dann überlassen Sie sich diesem Drang mindestens für 10 weitere Gähner. Wenn er nachlässt, achten Sie aufmerksam darauf, wie Sie Ihren Geist, Ihren Atem und Ihren ganzen Körper wahrnehmen.

Atemtechniken für mehr Entspannung

Restorative Yoga ermöglicht es uns, einen treuen Freund besser zu verstehen, der uns unser ganzes Leben lang begleitet: unseren Atem. In der Verlangsamung und Stille wird uns die Atmung bewusst und gibt uns Einblick in unser Sein. Die moderne Wissenschaft belegt, was Yogis schon vor langer Zeit wussten: Wenn wir beim Atmen weniger Enge und Spannung empfinden, ist das gut für die Gesundheit.

Beim Praktizieren von Atemtechniken in Haltungen des Restorative Yoga geht es um weit mehr als den Austausch von Sauerstoff und Kohlendioxid. Indem wir den Atem regulieren und kontrollieren, erweitern und pflegen wir das *Prana*. Prana ist die ursprüngliche, kleinste Einheit unzerstörbarer Energie, die alles durchströmende Lebenskraft. Durch Atemtechniken können Sie Blockaden lösen und den Pranafluss verbessern, um Balance und Leichtigkeit in Körper, Geist und Seele herzustellen.

Dieser Prozess ist unsichtbar, aber Sie werden ihn spüren. Die meisten Körperfunktionen entziehen sich unserer Kontrolle, doch indem Sie Einfluss auf Ihren Atem nehmen, können Sie Ihre Stimmung verändern, Ihren Geist beruhigen, Schmerzen lindern, die Schlafqualität verbessern und vieles mehr.

Die folgenden Techniken kommen in den Übungssequenzen dieses Buchs zur Anwendung. Wenn Sie möchten, dass Ihr Geist zur Ruhe kommt, üben Sie sie und behalten Sie dabei die vier grundlegenden Qualitäten der Atmung im Sinn: ruhig, gleichmäßig, stetig und verlängert.

GLEICHMÄSSIGE ATMUNG

Mit dieser Grundtechnik schaffen Sie einen ruhigen Atemrhythmus, erhöhen Ihre Atemkapazität auf natürliche Weise und vertiefen die Entspannung. Atmen Sie zunächst vollständig aus. Wenn der Impuls zum Einatmen kommt, atmen Sie durch die Nase ein und zählen bis 5. Dann atmen Sie, ebenfalls durch die Nase, aus und zählen auch dabei bis 5. Atmen Sie weich und möglichst anstrengungslos in diesem Rhythmus weiter. Spüren Sie die Beteiligung des Bauches, der Brust und der Nase an der Atmung. Sollte Ihnen diese Atemfrequenz nicht auf Anhieb möglich sein, beginnen Sie mit dem Verhältnis 4 : 4 und arbeiten sich langsam zu 5 : 5 vor.

VERLÄNGERUNG DER AUSATMUNG

Diese Technik ist mein Favorit, um binnen weniger Minuten innerlich ruhig zu werden. Schon nach 2 Minuten führen die Aktivierung des Vagusnervs und der Wechsel in den Modus »Ruhe und Verdauung« dazu, dass unser Stresslevel sinkt und wir leichter Entscheidungen treffen. Beginnen Sie mit einer Ausatmung durch die Nase, dann atmen Sie ein und zählen dabei bis 4. Bei der anschließenden Ausatmung zählen Sie bis 8. Behalten Sie beim Zählen ein gleichmäßiges Tempo bei, und atmen Sie aus Bauch und Lunge ohne Unterbrechung vollständig ein und aus. Üben Sie mindestens 10 Runden.

LANGE, FLIESSENDE, WEICHE ATMUNG

Diese von Neil und Lisa Pearson entwickelte Atemtechnik ist unverzichtbar, um das Verhältnis zum Schmerz zu ändern, selbst in chronischen Fällen.

Richten Sie Ihre Aufmerksamkeit zunächst darauf, wie Ihr Atem in den Körper hinein- und aus ihm herausströmt. Atmen Sie durch die Nase oder den Mund, wie es für Sie angenehmer ist. Fahren Sie einige Atemzüge lang fort, dann verlängern Sie Aus- und Einatmung ohne Anstrengung über 3 Atemwechsel. Fahren Sie fort und gestalten Sie den Übergang zwischen Aus- und Einatmung 3 Atemwechsel lang fließend. Zuletzt verleihen Sie dem Atem Weichheit, indem Sie ihn 3 Atemwechsel lang

Gleichmäßig atmen

Beim Einatmen
bis 5 zählen.

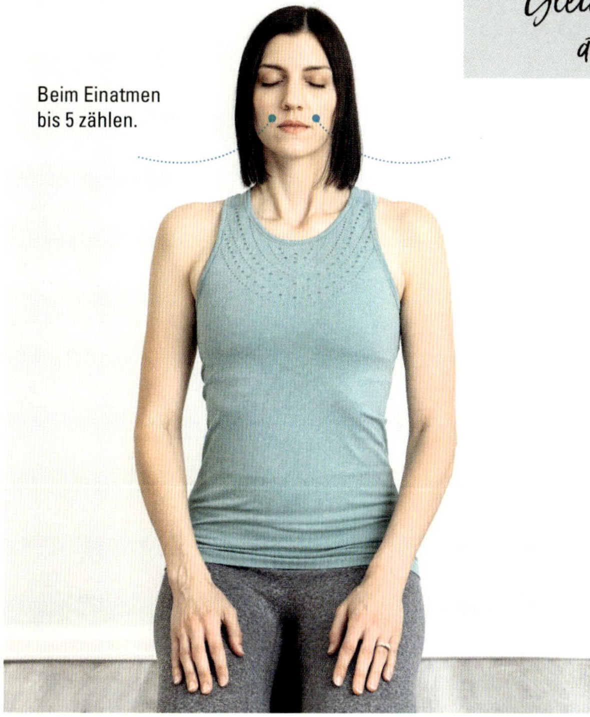

Beim Ausatmen
bis 5 zählen.

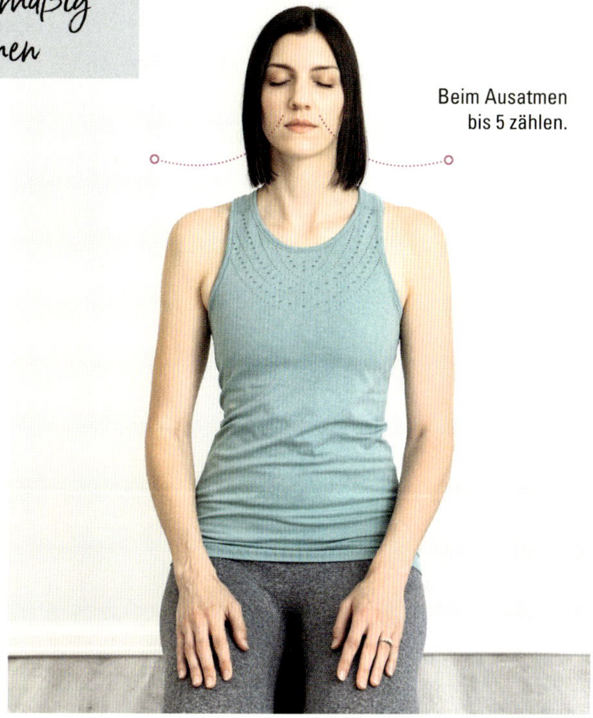

Ausatmung verlängern

Beim Einatmen
bis 4 zählen.

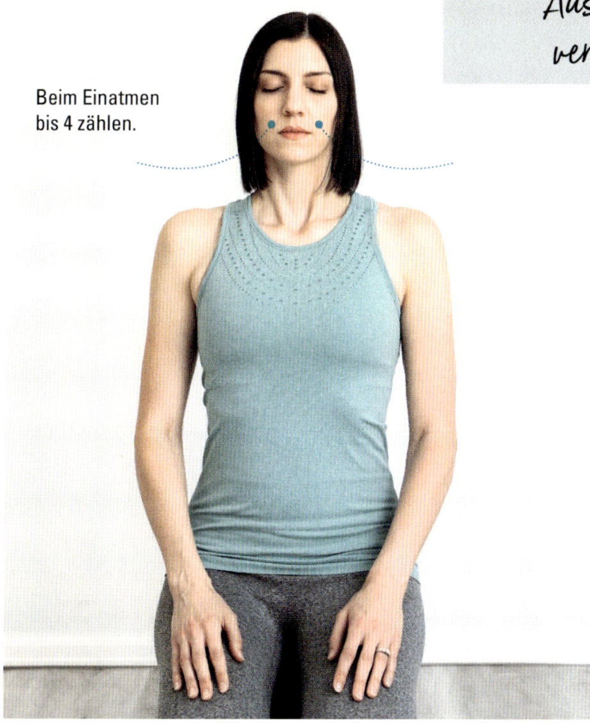

Beim Ausatmen
bis 8 zählen.

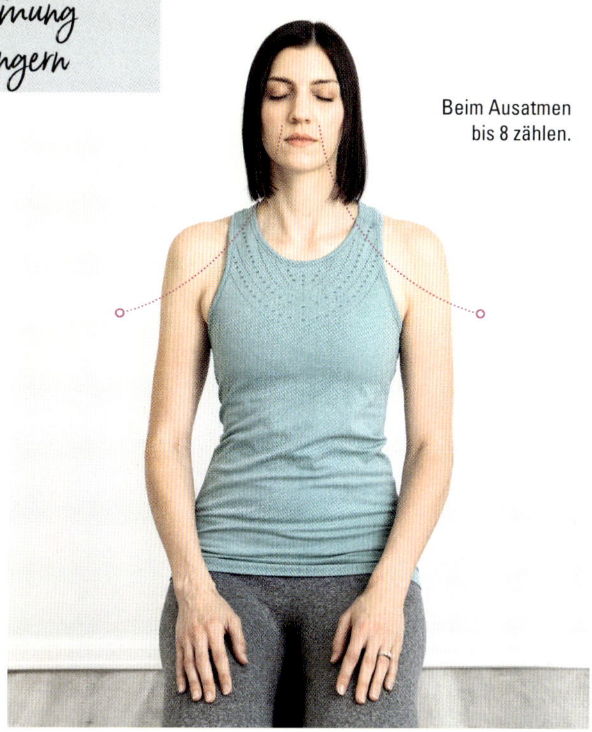

Mantraatmung

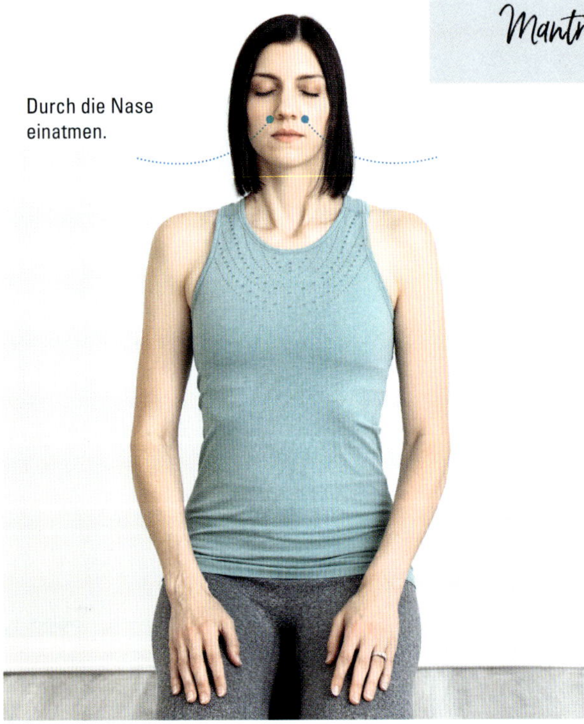
Durch die Nase einatmen.

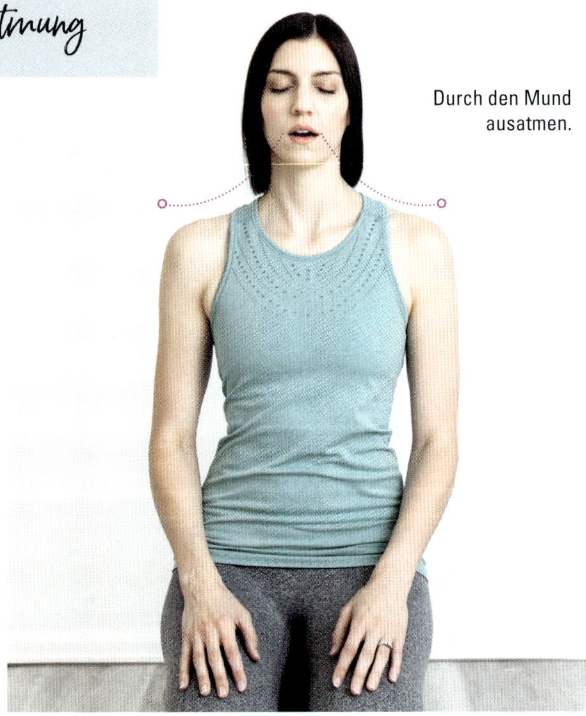
Durch den Mund ausatmen.

Wechselatmung

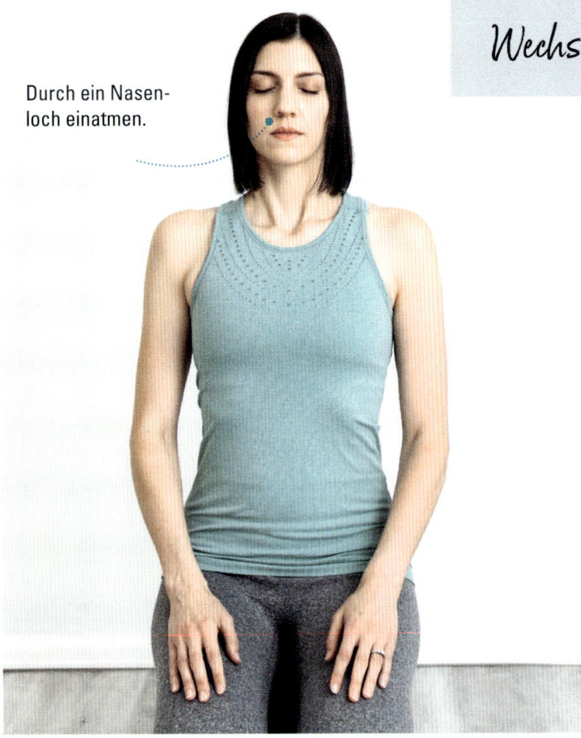
Durch ein Nasen-
loch einatmen.

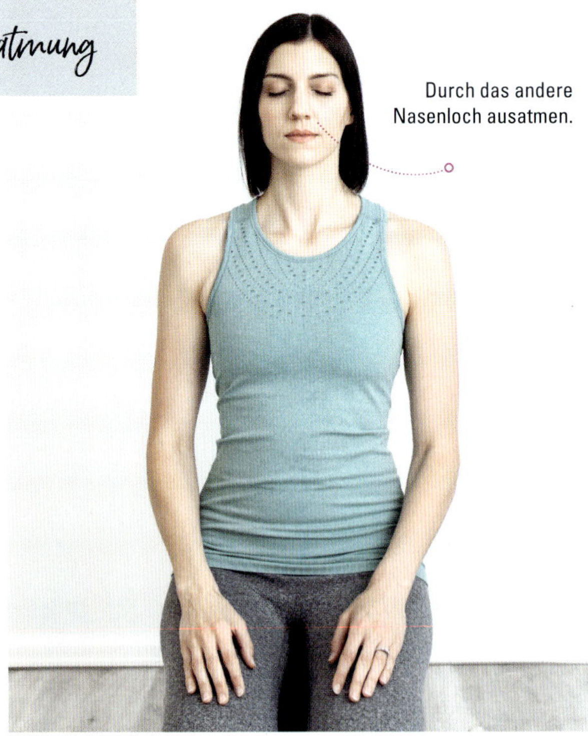
Durch das andere Nasenloch ausatmen.

leicht und spannungsfrei fließen lassen. Sobald Sie ein Gespür für alle drei Qualitäten entwickelt haben, üben Sie sie 10 Atemwechsel lang gleichzeitig. Spüren Sie, wie das Prana sich subtil in Schmerz- und Spannungsregionen hineinbewegt und sie entspannt und löst.

AUSATMUNG DURCH DEN OFFENEN MUND MIT MANTRA

Mantraatmung ist eine wirkungsvolle Methode, um im Augenblick präsent zu sein und zwischen den Gedanken Raum zu schaffen. Ein Mantra ist ein Klang, eine Silbe, ein Wort oder eine Wortgruppe, die laut oder innerlich wiederholt wird, um eine spezifische Form von Energie freizusetzen. Untersuchungen haben gezeigt, dass das gedankliche Wiederholen eines Mantras die Aktivität des Default Mode Network (DMN, dt. Ruhezustandsnetzwerk) abstellt – in diesem Teil des Gehirns grübeln wir über uns selbst, andere, Künftiges und Vergangenes nach.

Beginnen Sie mit leicht geöffneten Lippen und entspannter Zunge. Atmen Sie geräuschlos durch die Nase ein und durch den Mund aus. Stellen Sie sich vor, dass Sie das Wort »entspanne« flüstern, mit Betonung der Vokale (»eeeentspaaaanne«). Lassen Sie die Ausatmung hinten im Rachenraum entspringen und verlängern Sie sie. Das unterstützt die Entspannung, und Sie nutzen die beruhigend schwingenden Keimsilben des Hals- (E) und des Solarplexus-Chakra (A), feinstofflicher Energiezentren, die in unserem Atemraum lebendig werden. Nach 10 Atemwechseln schließen Sie die Lippen und atmen normal weiter.

VISUALISIERTE WECHSELATMUNG

Bei dieser klassischen Atemtechnik wird normalerweise ein Nasenloch mit den Fingern verschlossen. Unsere Variante arbeitet mit einer Visualisierung, sodass Sie die Technik ausführen können, ohne sich zu bewegen. So können Sie in der Haltung bleiben. Die Technik wirkt entspannend und ausgleichend auf die Energieverteilung im Körper, sodass Sie sich zentrierter und präsenter fühlen.

Stellen Sie sich vor, wie Sie durch das linke Nasenloch einatmen, und folgen Sie dem Luftstrom bis zum Punkt zwischen den Brauen. Dann stellen Sie sich vor, fließend von diesem Punkt aus durch das rechte Nasenloch auszuatmen. Nun wechseln Sie: einatmen rechts, ausatmen links. Damit ist eine Runde abgeschlossen. Fahren Sie mit langen, gleichmäßigen, geräuschlosen Atemzügen fort. Nutzen Sie Ihre Vorstellungskraft, um den Luftstrom in den Nasengängen zu spüren. Nach 10 Runden atmen Sie normal weiter und beobachten, wie Sie sich fühlen.

RÜCKENATMUNG

Wir verorten die Atmung überwiegend in der Körpervorderseite – dabei befinden sich 60 Prozent der Lunge in der rückwärtigen Körperhälfte. Versuchen Sie mit dieser Technik, auf Ihre gesamte Lungenkapazität zuzugreifen. Anfangs atmen Sie in drei Stufen, dann kombinieren Sie alle drei zu einem Atemzug, der sich über die gesamte Körperrückseite ausbreitet.

1. Stellen Sie sich beim Einatmen vor, die Luft würde sich horizontal über den oberen Rücken ausbreiten, und die Schulterblätter sanft anheben. Atmen Sie vollständig aus und entspannen Sie dabei den oberen Rücken.

2. Stellen Sie sich beim Einatmen vor, die Luft würde sich horizontal über den mittleren Rücken ausbreiten, zwischen Schulterblättern und Taille. Entspannen Sie beim Ausatmen den Brustkorb.

3. Stellen Sie sich beim Einatmen vor, die Luft würde sich horizontal über den unteren Rücken bis zu den Hüften ausbreiten. Geben Sie beim Ausatmen alle Spannung ab.

4. Entspannen Sie den Bauch vollständig. Stellen Sie sich beim Einatmen vor, die Luft würde sich horizontal über den oberen, mittleren und den unteren Rücken ausbreiten. Nehmen Sie beim Ausatmen wahr, wie die Wirbelsäule sich vom Nacken zum Gesäß länger anfühlt als zuvor. Fahren Sie 10 Atemwechsel lang fort.

Endpositionen

Wenn Sie erfahrene Yogaübende und Lehrer fragen, welche Haltung im Yoga die wichtigste ist, werden sie antworten: *Savasana*. Savasana ist die Ruhehaltung am Ende einer Übungseinheit, bei der Sie auf dem Rücken liegen, ruhig werden und dem Erlebten nachspüren. Auch im Restorative Yoga ist sie die wichtigste Haltung, sie wird *Basis-Entspannungshaltung* genannt und 10–20 Minuten gehalten. Jede in diesem Buch vorgestellte Sequenz endet mit ihr. Und verzweifeln Sie nicht, wenn die Rückenlage für Sie unbequem ist – es gibt zahlreiche Varianten, mit denen Sie experimentieren können.

FÜR NOCH TIEFERE ENTSPANNUNG …

- Decken Sie sich zu und tragen Sie Socken, um sich warm zu halten.
- Schirmen Sie die Augen mit einem Augenkissen oder einem Handtuch gegen Licht ab.
- Legen Sie Decken unter die Handgelenke, um sie leicht erhöht zu lagern, und wärmen Sie die Hände darin.
- Legen Sie Augenkissen auf die Handflächen, ihr Gewicht hilft Ihnen loszulassen.
- Erden Sie sich, indem Sie ein gerolltes Handtuch an der Wand platzieren und Ihre Fußsohlen darauflegen.

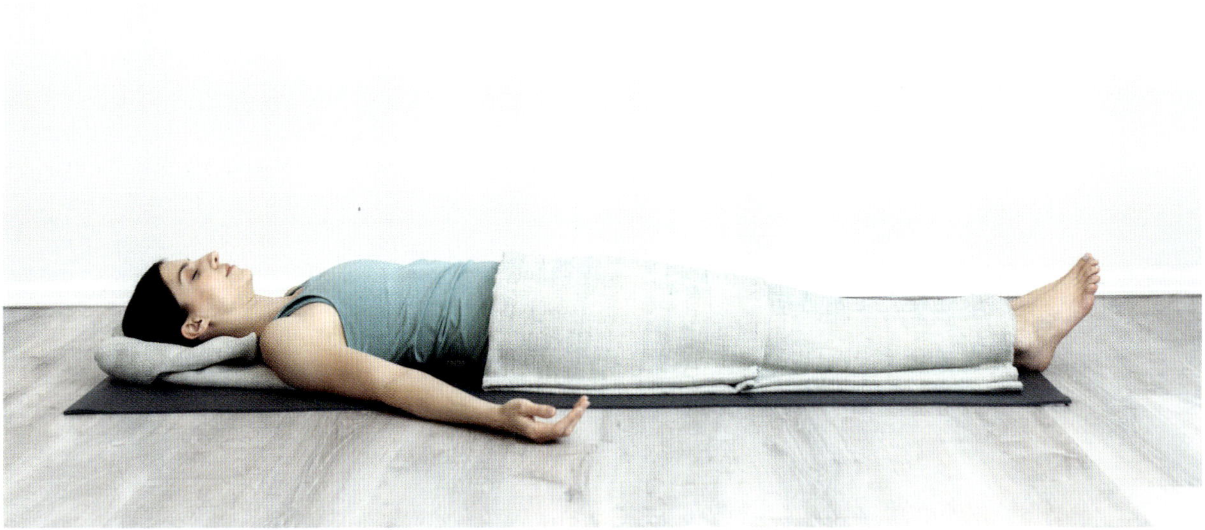

EINGEHÜLLTE ENTSPANNUNGSHALTUNG

SIE BRAUCHEN

- Matte
- Decken (1 × Kopfstütze, 2 × Basisfaltung)
- Augenkissen (optional)

Diese Variante wirkt wohltuend bei Ängsten und hält den Körper warm, wenn Sie dazu neigen, beim Üben auszukühlen. Legen Sie die Kopfstütze ans obere Mattenende. Setzen Sie sich mit Blick zum unteren Ende mittig auf die Matte. Strecken Sie die Beine aus. Legen Sie eine Decke in Basisfaltung der Länge nach über Sprunggelenke und Schienbeine und stecken Sie sie unter den Beinaußenseiten und Kniekehlen fest. Dasselbe machen Sie mit der zweiten Decke, die über den Bauch bis zu den unteren Rippen reicht. Legen Sie sich auf den Rücken und breiten Sie die Arme zu einem *V* neben dem Körper aus. Die Handflächen weisen nach oben.

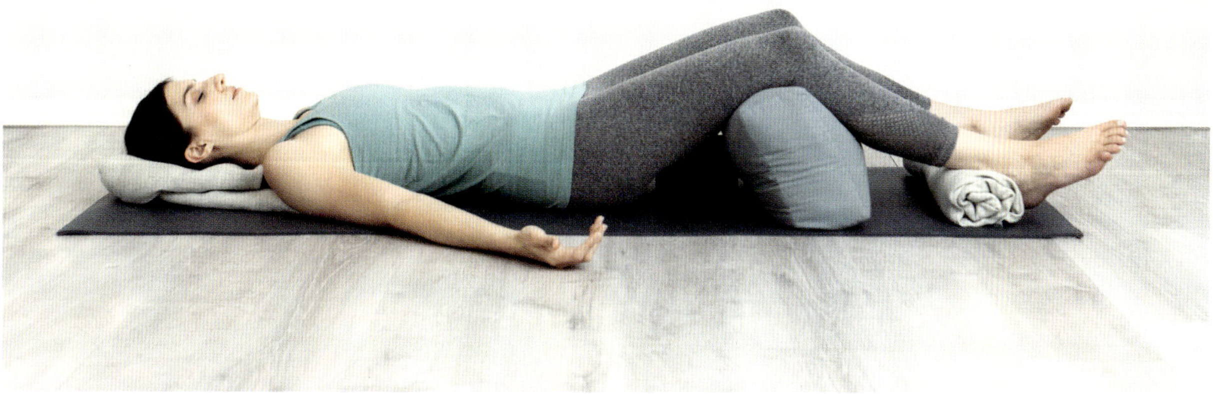

BASIS-ENTSPANNUNGSHALTUNG

SIE BRAUCHEN

- Matte
- Decken (1 × Kopfstütze, 1 × gerollt)
- Rundes oder flaches Polster
- Block (optional)
- Augenkissen (optional)

Wenn Sie diese Haltung jeden Tag 20 Minuten lang einnehmen, ist das eine vollständige Übungseinheit. Bei Zeitmangel ist das Ihre tägliche Sequenz.

Zunächst müssen Sie die Position Ihrer Arme und Beine in der Entspannungshaltung festlegen. Begeben Sie sich dazu ohne Hilfsmittel auf der Matte in Rückenlage. Strecken Sie die Beine aus und legen Sie die Arme neben dem Körper ab. Drehen Sie die Beine in den Hüftgelenken nach innen, sodass die großen Zehen zueinander weisen. Wenn sie sich berühren, dann drehen Sie die Beine nach außen, bis das nicht mehr der Fall ist, dann entspannen Sie die Beine. Legen Sie die Hände so auf den Bauch, dass sich die Fingerspitzen nahe dem Nabel berühren und die gebeugten Ellbogen am Boden sind. Lassen Sie die Ellbogen in dieser Position, öffnen Sie die Arme und legen Sie sie mit den Handflächen nach oben am Boden ab. *(Wenn das für Sie unbequem ist, drehen Sie die Hände und lockern Sie die Ellbogen.)* Merken Sie sich die Position Ihrer Arme und Beine.

Nun positionieren Sie die Kopfstütze am oberen Ende und das Polster im unteren Drittel der Matte. Die gerollte Decke stützt am unteren Mattenende Ihre Fußgelenke. Setzen Sie sich auf die Mattenmitte und lehnen Sie sich auf den Hilfsmitteln nach hinten. Die Fersen ruhen auf der gerollten Decke und die Kniekehlen auf dem Polster. Achten Sie auf einen korrekten Fußabstand. Breiten Sie die Arme zu einem *V* aus. Die Handflächen weisen nach oben oder unten, wie es Ihnen am angenehmsten ist. *(Wenn Ihre Knie nun nicht doppelt so hoch liegen wie Ihre Fußknöchel, dann stellen Sie das Polster auf und stützen Sie es mit einem Block unter den Oberschenkeln.)*

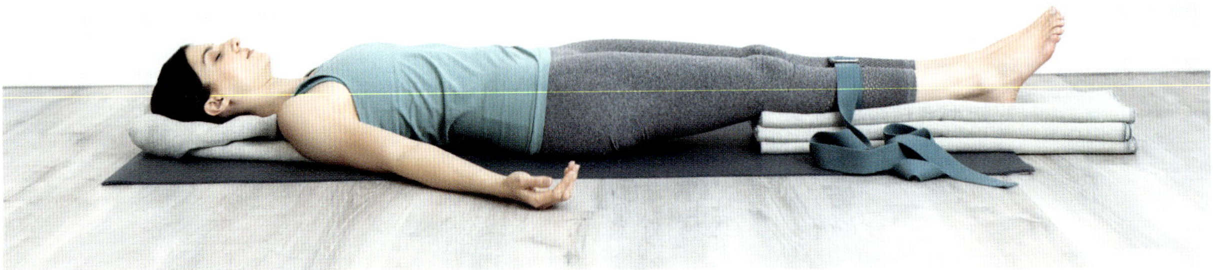

BASIS-ENTSPANNUNGSHALTUNG MIT ERHÖHTEN UNTERSCHENKELN

SIE BRAUCHEN

- Matte
- Decken (1 × Kopfstütze, 3 × Rechteck)
- Gurt (Schlinge)
- Augenkissen (optional)

Diese Variante schafft Erleichterung bei müden Beinen oder Schmerzen im unteren Rücken und lindert Menstruationsbeschwerden.

Platzieren Sie die Kopfstütze am oberen Mattenende. Stapeln Sie die gefalteten Decken der Länge nach so am unteren Mattenende, dass Sie im Liegen von den Kniekehlen bis zu den Füßen gestützt sind. Um die Beine in der Haltung zu fixieren, schlingen Sie den Gurt locker um die Wadenmitte, drehen die Beine zueinander und schließen die Schnalle. Lehnen Sie sich zurück und breiten Sie die Arme mit den Handflächen nach oben zu einem *V* aus.

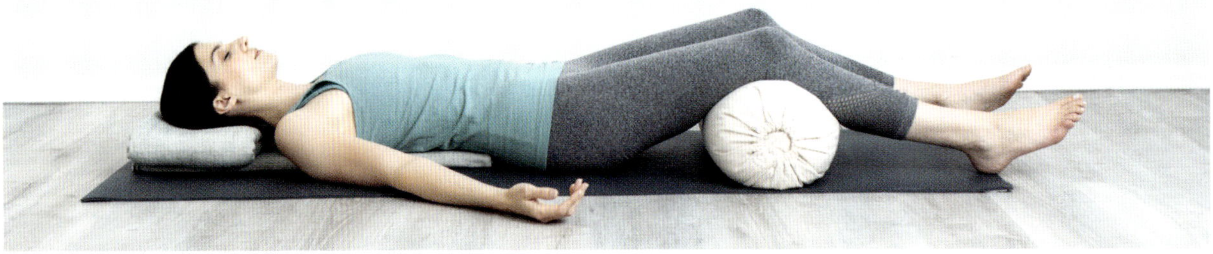

BASIS-ENTSPANNUNGSHALTUNG MIT ERHÖHTEM BRUSTKORB

SIE BRAUCHEN

- Matte
- Decken (2 × Rechteck)
- Rundes Polster
- Augenkissen (optional)

Diese Variante mit einer Decke unter der Wirbelsäule lässt Sie tiefer und müheloser atmen.

Platzieren Sie eine Decke längs auf dem oberen Mattendrittel. Falten Sie die zweite Decke einmal von der kurzen Seite und legen Sie sie am Kopfende quer darüber. Das Polster liegt quer auf dem unteren Drittel der Matte. Setzen Sie sich vor die Unterkante der langen Decke und legen Sie die Kniekehlen auf das Polster. Legen Sie sich so auf den Rücken, dass Ihr Kopf gut gestützt ist und breiten Sie die Arme, Handflächen nach oben, zu einem *V* aus.

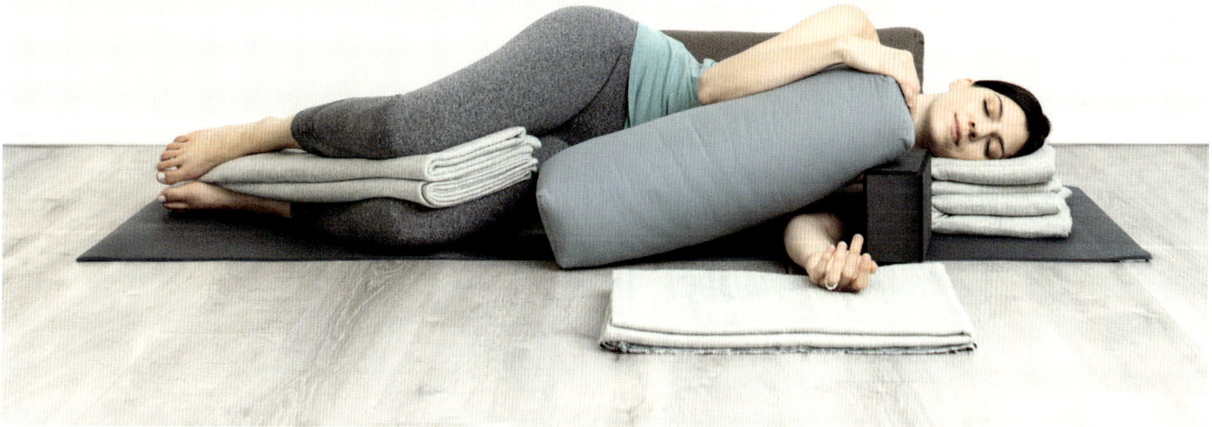

ENTSPANNUNGSHALTUNG IN SEITLAGE

SIE BRAUCHEN

- Matte
- Decken (2 × doppeltes kl. Rechteck, 3 × Basisfaltung, 2 × Rechteck)
- Flache Polster (1–2)
- Block
- Gefaltetes Handtuch (optional)

Wenn Sie sich in der Rückenlage unsicher, erdrückt, unruhig oder müde fühlen, probieren Sie es mit dieser Variante, bei der Sie auf der linken Seite liegen. Sie fördert außerdem die Verdauung. Frauen nach dem dritten Schwangerschaftsmonat sollten sie als Endhaltung wählen: Sie verhindert, dass das Kind auf die untere Hohlvene drückt und gewährleistet eine bessere Durchblutung.

Platzieren Sie die Matte so, dass Sie mit dem Rücken gegen eine Wand liegen, oder stellen Sie ein flaches Polster der Länge nach neben die Matte. Stapeln Sie zwei (bei harten Böden mehr) Decken in Basisfaltung in Längsrichtung bis zur Mattenmitte. Die zwei kleinen doppelt gefalteten Decken legen Sie gestapelt ans obere, die zwei großen rechteckigen ans untere Mattenende. An der langen Mattenkante vor Ihnen bauen Sie aus einem flachen Polster und einem Block eine zum Fußende geneigte Rampe. Direkt davor legen Sie eine Decke in Basisfaltung auf den Boden. Setzen Sie sich auf die linke Hüfte mit dem Gesicht zur Rampe zwischen die Polster. Klemmen Sie die zwei großen Decken zwischen die um 90 Grad gebeugten Knie und die Füße. Legen Sie sich hin. Das Rückenpolster reicht von der Hüfte bis zum oberen Rücken, der Kopf ruht auf dem Deckenstapel. *(Kopf und Nacken sind unterstützt, das Kinn sinkt leicht nach unten in Richtung Herz.)*

Strecken Sie den linken Arm unter der Rampe hindurch und legen Sie den Handrücken auf der Decke ab. Das linke Schulterblatt wird vom Boden gehalten. Wenn Sie möchten, bedecken Sie den Kopf mit dem Handtuch. Legen Sie den rechten Arm so auf die Rampe, dass die Schulter gut gestützt wird.

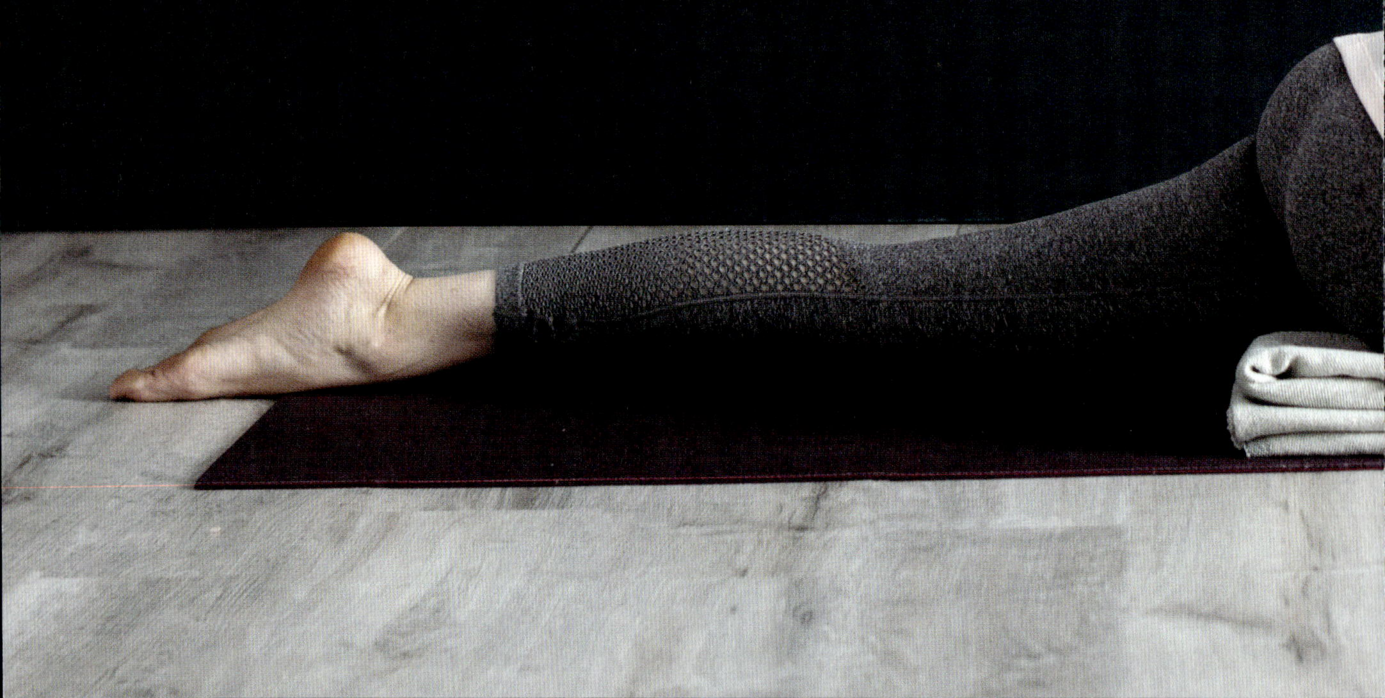

KAPITEL 2

Vorbeugen

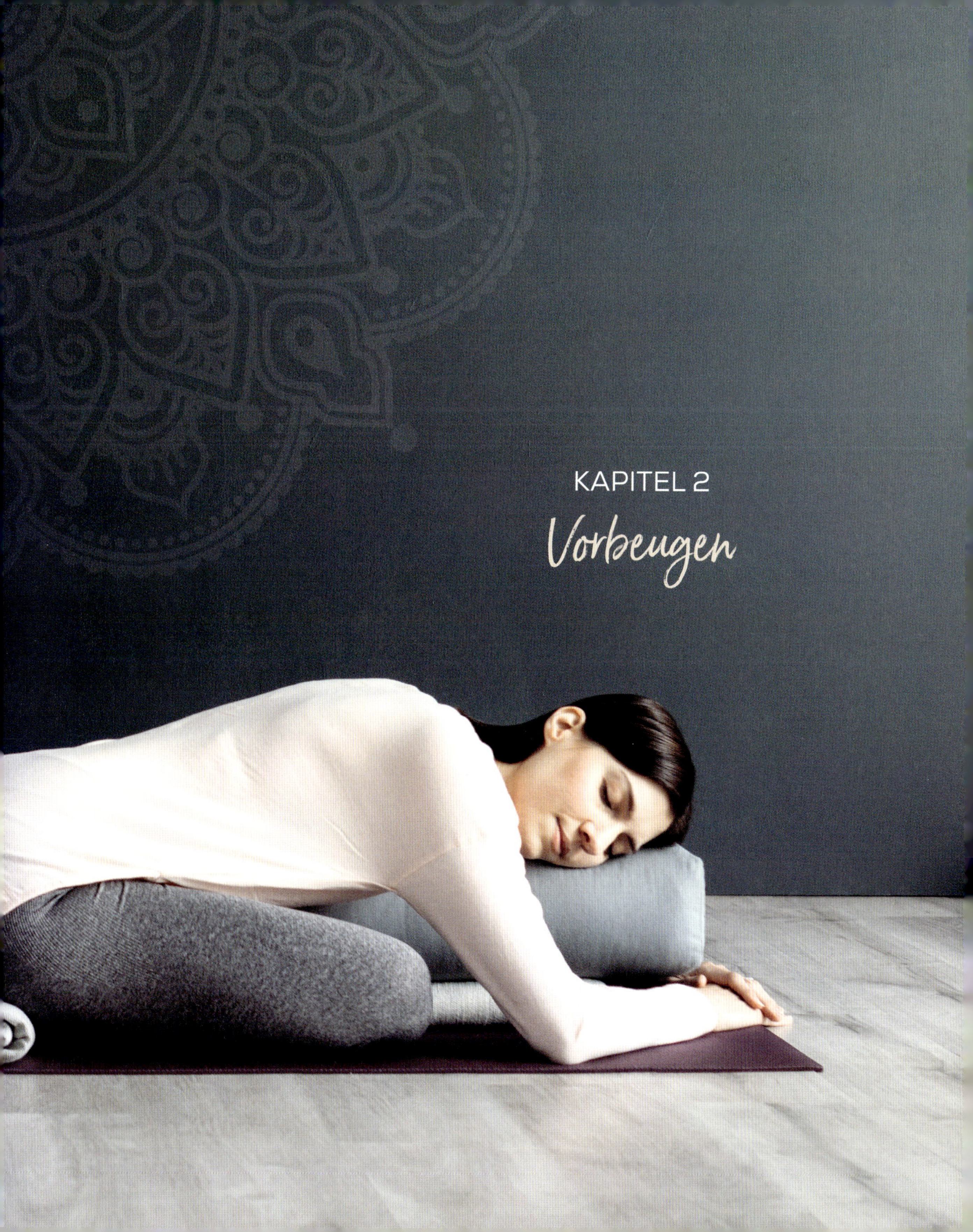

Herabschauender Hund

mit Block

EMPFOHLENE HALTEDAUER // 1 MINUTE

Diese bekannte Haltung erfahren Sie im Restorative Yoga mit einem Yogablock als Kopfstütze ganz neu: Sie spüren eine tiefere Erdung und weniger Spannung in Beinen, oberem Rücken, Kopf und Nacken.

SIE BRAUCHEN

- Matte
- Block

BEACHTEN SIE

Nicht empfehlenswert bei Erkältung, Sinusitis, Bluthochdruck, Augenerkrankungen oder Osteoporose. Befolgen Sie bei Ischiasbeschwerden oder Verletzungen der Oberschenkelmuskeln die Maßnahmen für eine sichere Yogapraxis (s. S. 28).

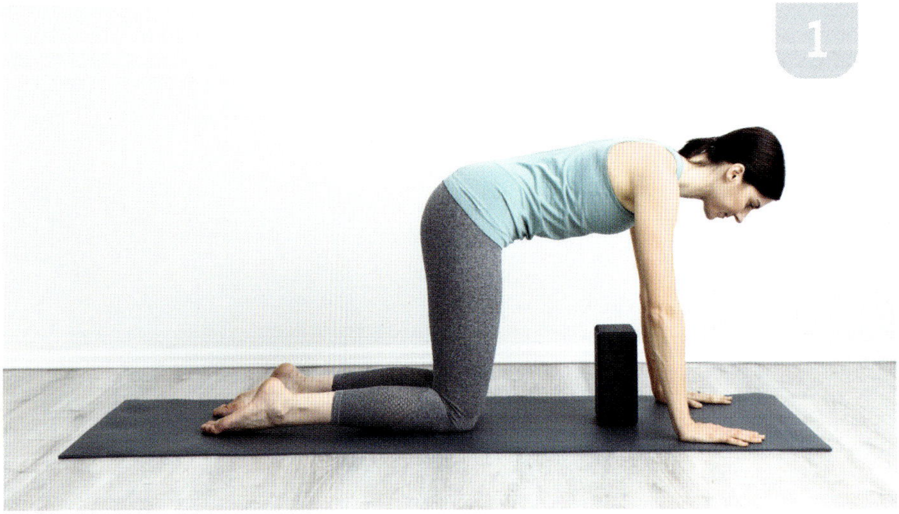

1

Platzieren Sie einen hohen Block mittig im oberen Drittel der Matte. Beginnen Sie im Vierfüßlerstand. Der Block befindet sich auf Brusthöhe. Spreizen Sie die Finger leicht in Richtung der Mattenkanten. Die Mittelfinger bleiben dabei nach vorn ausgerichtet.

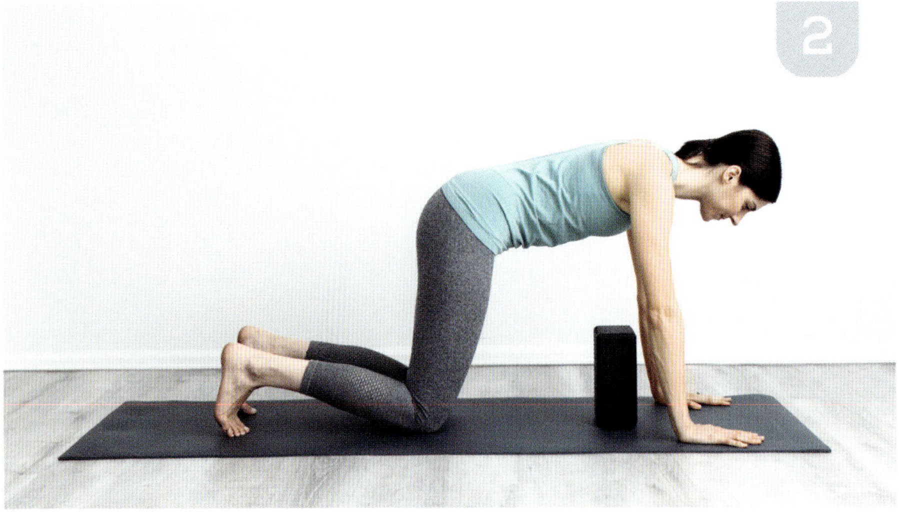

2

Wandern Sie auf den Knien einige Zentimeter nach hinten, ziehen Sie die Füße an und stellen Sie die Zehen auf.

HINEINSPÜREN
Atmen Sie langsam und fließend. Geben Sie dem Atem Raum im gesamten Rumpf. Streben Sie nicht nach mehr Dehnung oder Flexibilität, versuchen Sie die Position mühelos zu halten.

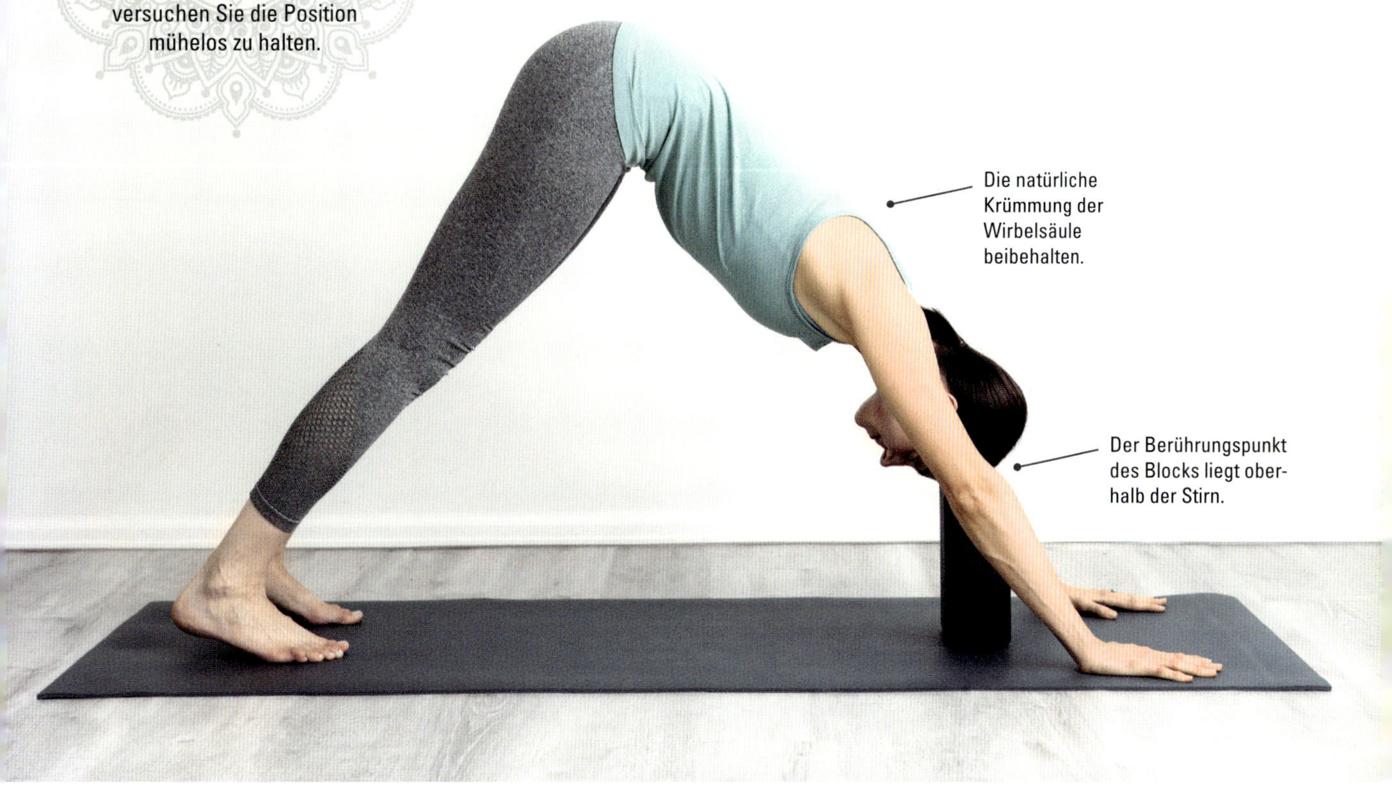
Die natürliche Krümmung der Wirbelsäule beibehalten.
Der Berührungspunkt des Blocks liegt oberhalb der Stirn.

Drücken Sie sich leicht in den Fingergrundgelenken ab und verlagern Sie einen Teil des Gewichts auf Daumen und Zeigefinger. Drehen Sie gleichzeitig die Oberarme nach außen und ziehen Sie die Schultergelenke nach hinten unten zueinander. Schieben Sie die Hüften beim Ausatmen aus dem Nabel und Unterbauch nach oben, während Sie das Kinn anziehen und die Stirn sanft auf dem Block ablegen. Strecken Sie die Beine und lassen Sie die Fersen Richtung Boden sinken. Passen Sie die Blockhöhe so an, dass Ihr Kopf mit mäßigem Druck auf dem Block ruht. *(Bei Beschwerden in Beinen oder Rücken beugen Sie die Knie etwas oder stellen Sie die Beine breiter auf.)*

HALTUNG AUFLÖSEN: Beim Ausatmen die Knie beugen und auf den Boden absenken. Die Zehen strecken, in den Fersen- oder Schneidersitz kommen. Nachspüren, wie die Haltung auf Atmung und Körper wirkt.

Halber Hund an der Wand

EMPFOHLENE HALTEDAUER // 1 MINUTE

Aktivieren Sie ohne viele Hilfsmittel Standfestigkeit und Gleichgewicht. Diese Übung kurbelt die Atmung an und ist ein guter Muntermacher, wenn das Mittagstief kommt.

SIE BRAUCHEN
- Matte
- Wand zum Abstützen

BEACHTEN SIE
Nicht empfehlenswert bei Erkältung, Sinusitis, Ischiasbeschwerden, Verletzungen der Oberschenkelmuskeln oder Bandscheibenbeschwerden.

1

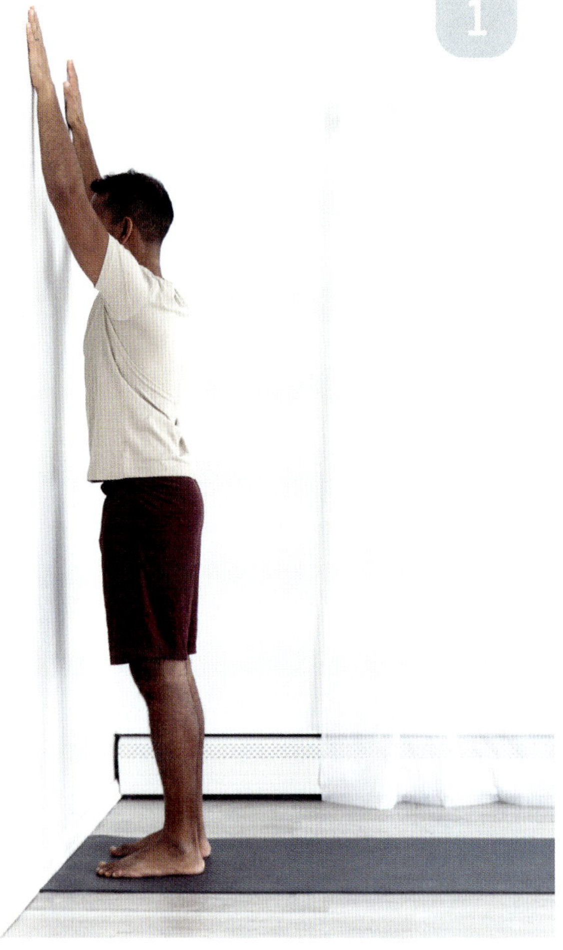

Suchen Sie sich eine freie Fläche an der Wand und legen Sie die Matte mit der kurzen Seite davor. Stellen Sie sich mit Blick zur Wand. Strecken Sie die Arme über dem Kopf aus und legen Sie die Hände flach an die Wand.

2

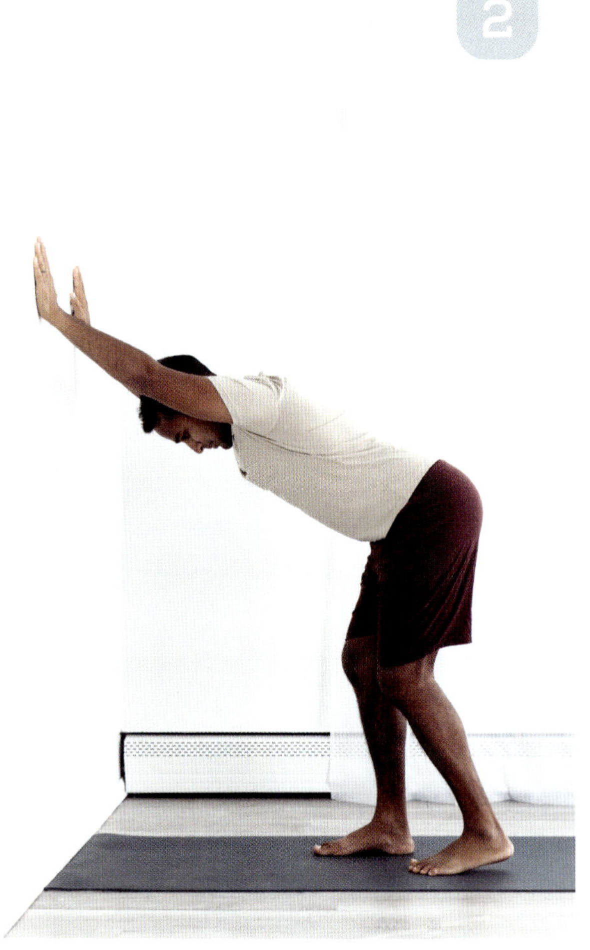

Lassen Sie die Hände beim Ausatmen langsam an der Wand nach unten gleiten und gehen Sie einige Schritte nach hinten. Nehmen Sie die Dehnung in den Beinrückseiten wahr. Die Hände bleiben in Kontakt mit der Wand.

3

HINEINSPÜREN
Atmen Sie tief und fließend in den gesamten Brustkorb. Spüren Sie das Ein- und Ausatmen nach vorn, nach hinten und zu den Seiten. Halten Sie den Kiefer entspannt.

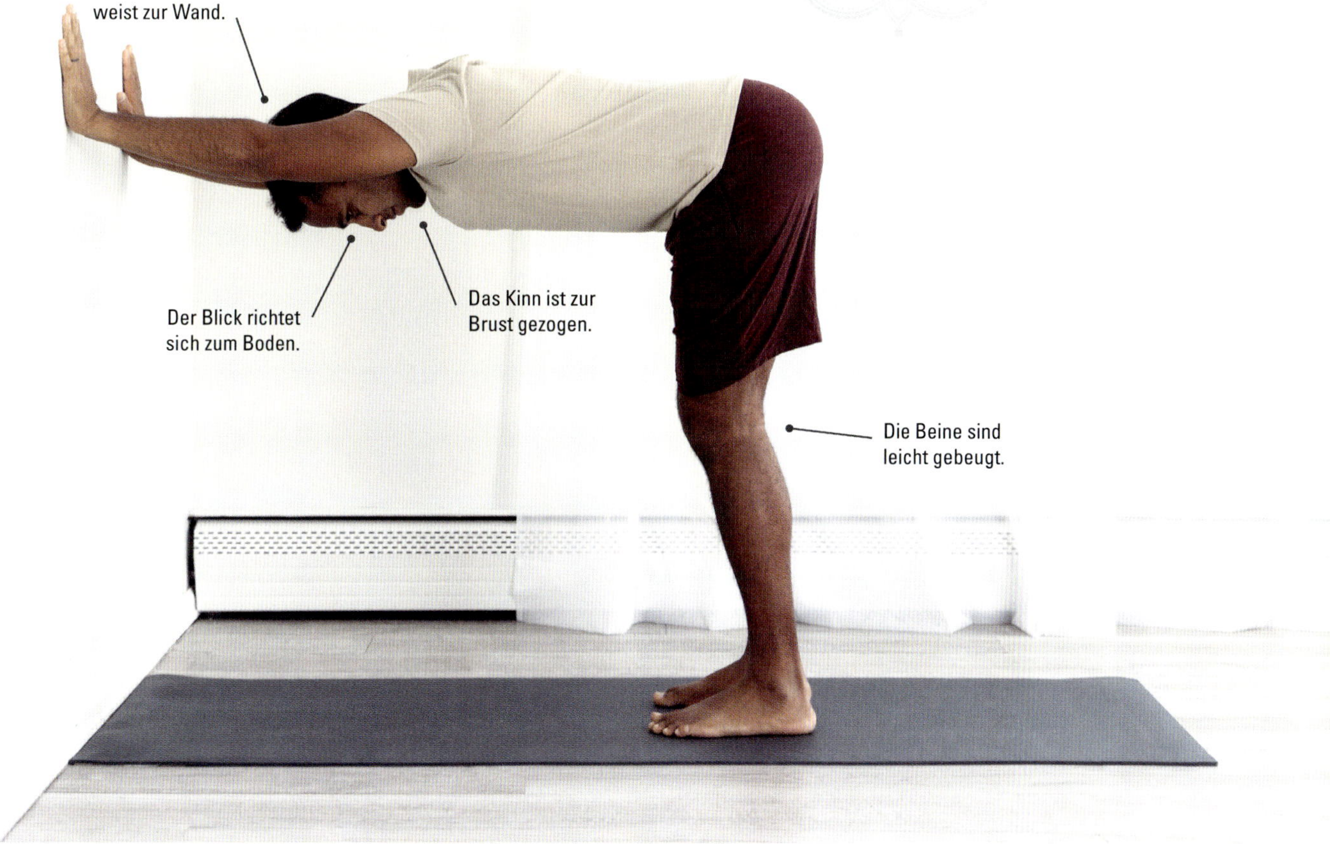

Der Scheitelpunkt weist zur Wand.
Der Blick richtet sich zum Boden.
Das Kinn ist zur Brust gezogen.
Die Beine sind leicht gebeugt.

Stoppen Sie und halten Sie die Position, wenn sich Ihr Oberkörper im rechten Winkel zur Wand befindet.

HALTUNG AUFLÖSEN: Die Hände von der Wand lösen und auf die Hüften legen. Einatmen, die Beinmuskulatur anspannen und sich langsam mit geradem Rücken aufrichten.

Unterstützte Kindhaltung

EMPFOHLENE HALTEDAUER // 3–5 MINUTEN

Diese beruhigende Haltung wirkt wie Balsam auf den Geist. Sie öffnet die rückwärtigen Muskeln. Damit auch der Bauch zur Ruhe kommt, wird er sorgsam mit Polstern und Decken unterstützt.

SIE BRAUCHEN

- Matte
- 2 Decken
  - » 1 × Basisfaltung
  - » 1 × Rechteck
- Flaches Polster

BEACHTEN SIE

Nicht nach dem dritten Schwangerschaftsmonat, bei Spondylolyse und Spondylolisthese, Spinalkanalstenose, Bandscheibenerkrankungen, Knieverletzungen, Strahlungsschmerz oder Taubheit in den Beinen.

1

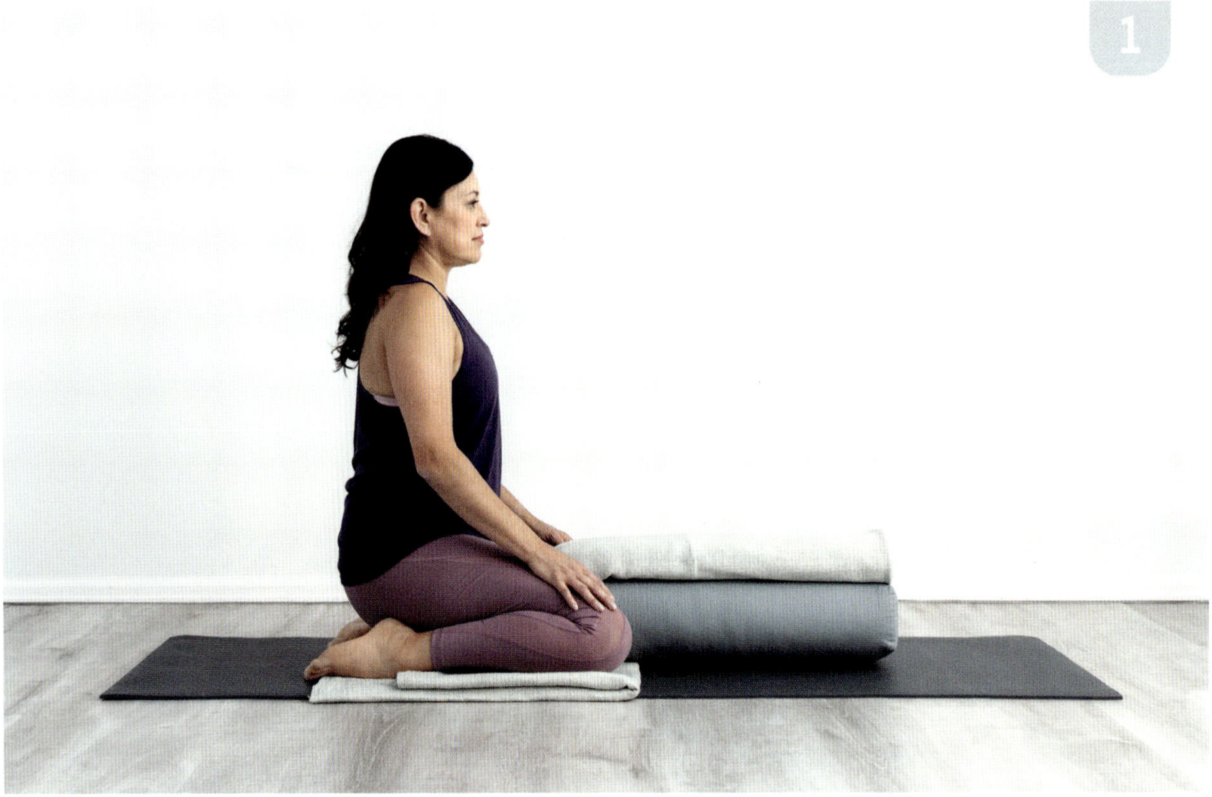

Legen Sie eine Decke in Basisfaltung so quer über die Mattenmitte, dass die obere Lage Sie unter den Fußgelenken stützt. Platzieren Sie das Polster der Länge nach darüber. Obenauf kommt mindestens eine zum Rechteck gefaltete Decke. Knien Sie sich an das untere Ende des Polsters. Öffnen Sie die Knie zu beiden Seiten des Polsters, führen Sie die Füße näher zueinander und setzen Sie sich auf die Fersen. *(Bei Problemen im Knie üben Sie die Varianten mit Stühlen oder einer Rampe ab S. 50 bzw. 52.)*

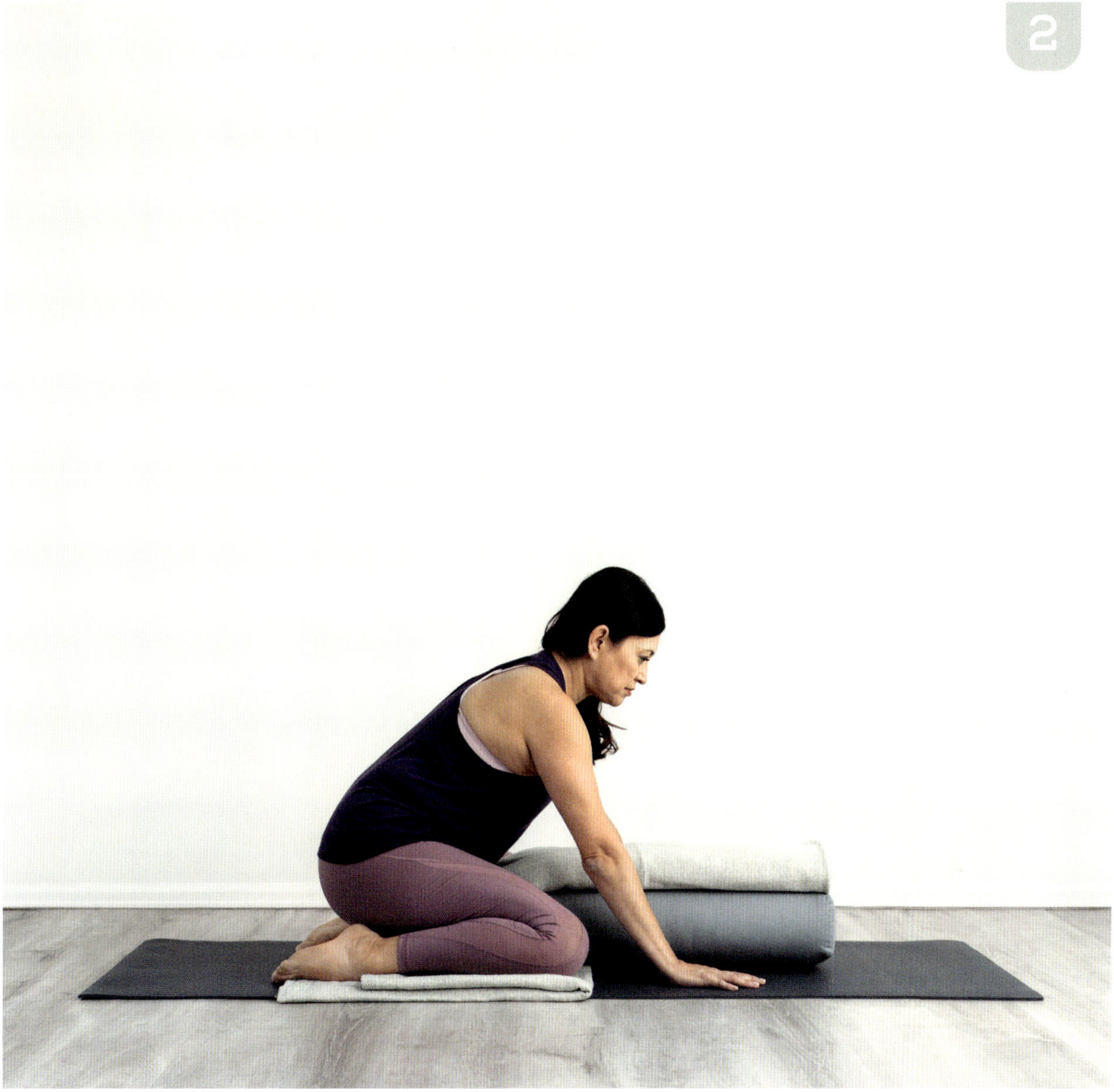

Atmen Sie ein und spüren Sie, wie die Wirbelsäule sich dabei vom Gesäß bis zum Scheitel verlängert. Dann atmen Sie aus und gehen mit den Händen nach vorn, um den Oberkörper auf das Polster zu senken. *(Falls zwischen Ihrem Bauch und den Hilfsmitteln ein Zwischenraum bleibt, wenn Sie auf dem Polster liegen, nehmen Sie eine weitere Decke zu Hilfe. Die Körpervorderseite soll komplett aufliegen, damit Sie sich mühelos entspannen können.)*

HINEINSPÜREN

Während der Körper zur Ruhe kommt, werden Sie sich Ihres weichen Atems bewusst. Passen Sie die Position der Beine und Füße so an, dass Sie sich vollständig entspannen können. Sie können den Kopf nach der Hälfte der Zeit auf die andere Seite wenden, wenn das für Sie bequem ist.

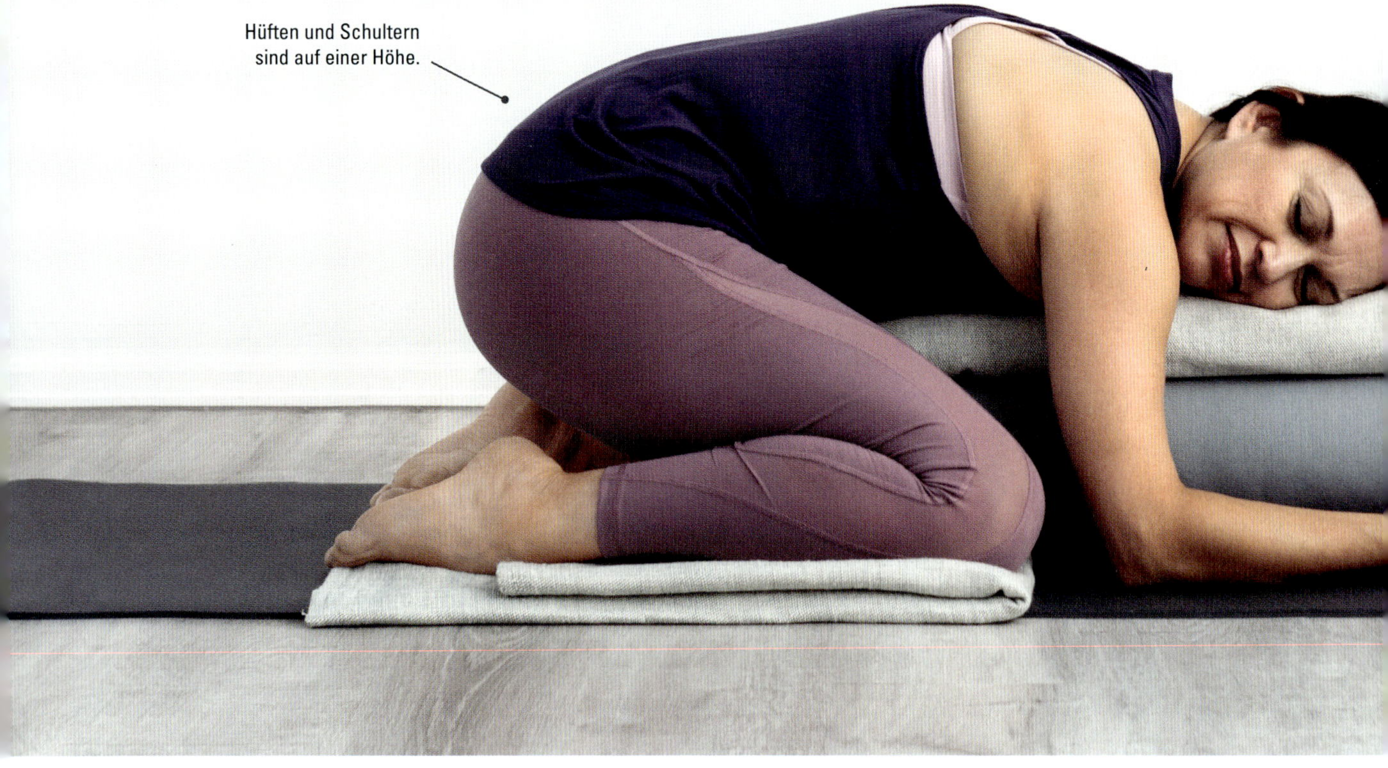

3

Drehen Sie Ihren Kopf so, dass eine Wange auf der Unterlage liegt und schließen Sie, wenn Sie möchten, die Augen. Legen Sie die Unterarme so ab, wie es für Sie am bequemsten ist: nach vorn gerichtet oder gestreckt nach hinten in Richtung der Füße. Die Handflächen können nach oben, nach unten oder zum Körper weisen. Der Nacken sollte vollkommen entspannt sein, während Ihre Schulterblätter sich weich öffnen und auseinandersinken.

HALTUNG AUFLÖSEN: Die Stirn zum Polster wenden, Hände unter den Schultern aufstützen. Ausatmen, dabei den Körper langsam und sanft hochdrücken. Die Knie wandern in den Vierfüßlerstand. Ein Bein nach hinten strecken, Zehen aufstützen und 3 Atemzüge lang halten, um die Durchblutung anzuregen. Ebenso mit dem anderen Bein.

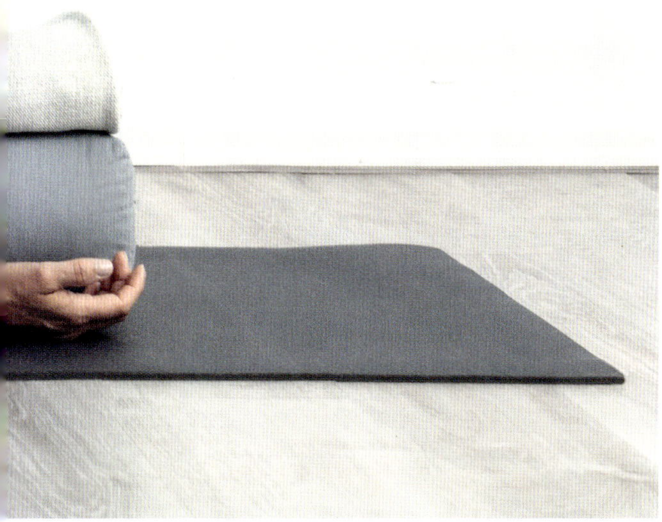

Variante

Wenn die Position sich in Knien oder Sprunggelenken unangenehm anfühlt, können Sie mit dieser Variante Abhilfe schaffen: Legen Sie unter das Polster zwei Blöcke, auf die Waden eine gerollte und unter die Sprunggelenke eine halb gerollte Decke. Die Unterarme schieben Sie zwischen die Blöcke.

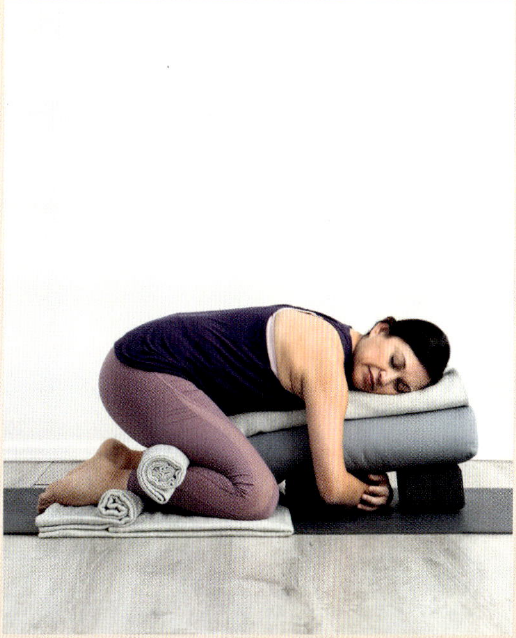

Unterstützte Kindhaltung

mit Stühlen

EMPFOHLENE HALTEDAUER // 3–5 MINUTEN

Diese sanftere Variante der Kindhaltung eignet sich für die Genesungsphase nach Knie- oder Hüftverletzungen oder wenn die Durchführung am Boden zu beschwerlich ist. Geben Sie Ihr Gewicht in dieser Vorbeuge, die zu mehr innerem Frieden verhilft, vollständig an die Stühle ab.

SIE BRAUCHEN

- Matte
- 1–2 Decken
  » Rechteck
- Flaches Polster
- Block
- Gurt
- 2 Stühle

BEACHTEN SIE

Nicht nach dem dritten Schwangerschaftsmonat, bei Spondylolyse und Spondylolisthese, Spinalkanalstenose oder Bandscheibenerkrankungen.

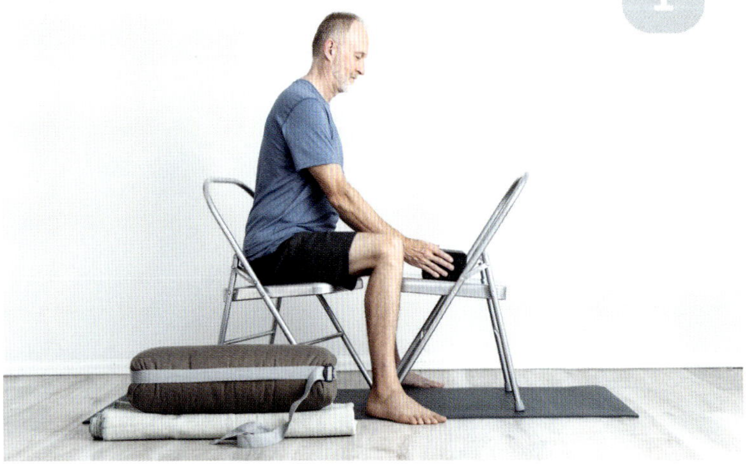

1

Ziehen Sie den Yogagurt stramm in Längsrichtung um das Polster. Stellen Sie die Stühle einander gegenüber auf die Matte, wobei einer leicht schräg steht, sodass seine Ecke zur Mitte des anderen weist. Auf diesen schräg stehenden Stuhl setzen Sie sich und grätschen die Beine um den anderen. Die Fußsohlen bleiben vollständig am Boden. Legen Sie einen niedrigen Block mittig auf die Sitzfläche vor Ihnen. *(Wenn Sie Mühe haben, den Boden mit den Füßen zu erreichen, legen Sie zwei weitere Blöcke unter.)*

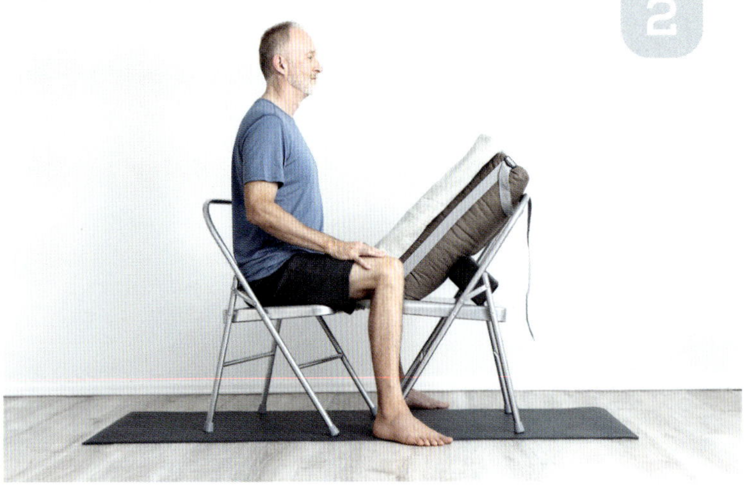

2

Stellen Sie das Polster auf der Sitzfläche des Stuhles schräg auf, an der oberen Seite wird es von der Lehne gestützt. Den Winkel passen Sie mit dem Block an. Legen Sie die zum Rechteck gefaltete Decke auf das Polster.

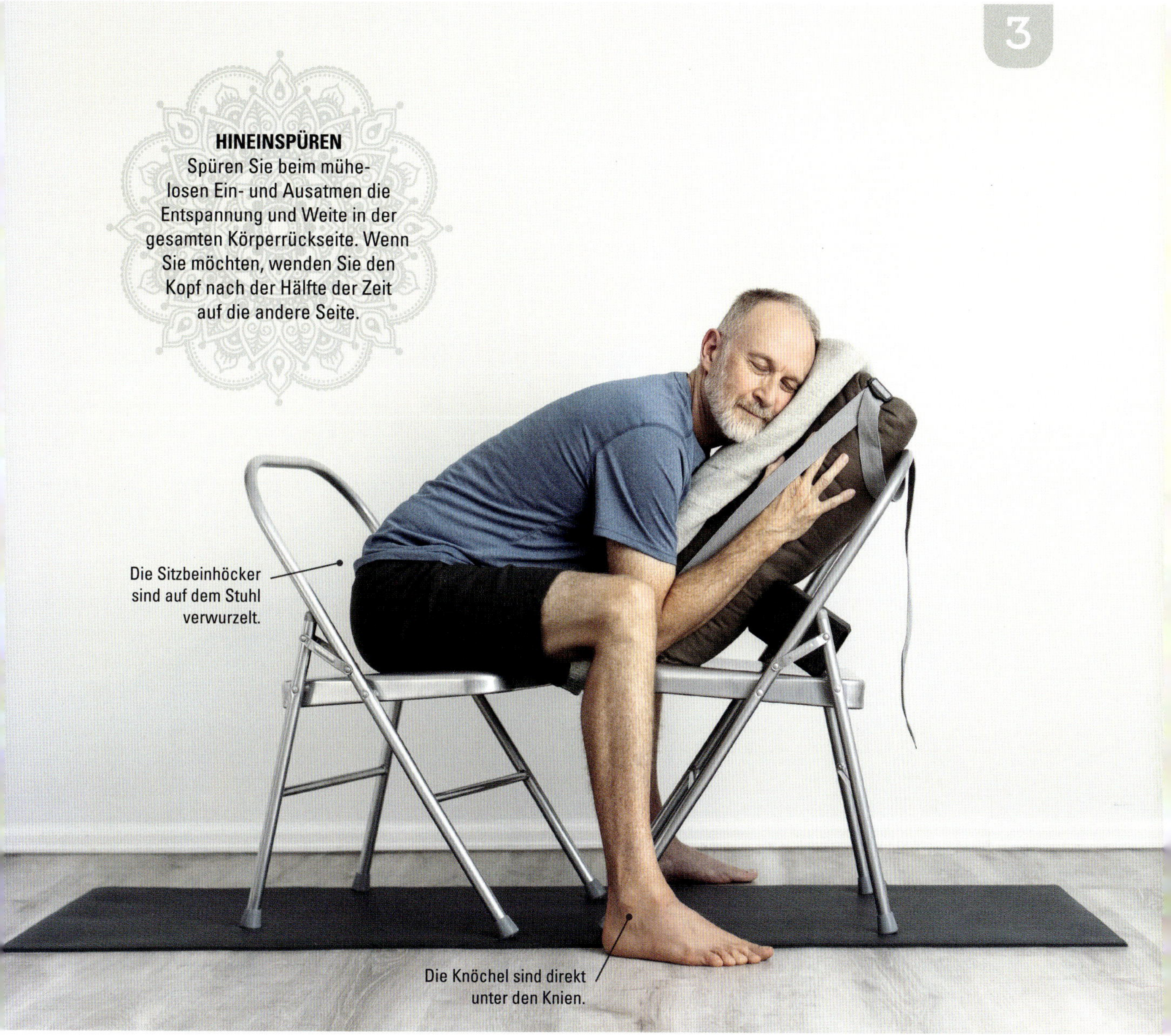
3
HINEINSPÜREN
Spüren Sie beim mühelosen Ein- und Ausatmen die Entspannung und Weite in der gesamten Körperrückseite. Wenn Sie möchten, wenden Sie den Kopf nach der Hälfte der Zeit auf die andere Seite.
Die Sitzbeinhöcker sind auf dem Stuhl verwurzelt.
Die Knöchel sind direkt unter den Knien.

Lehnen Sie sich nach vorn auf das Polster, bis Ihre Wirbelsäule gleichmäßig gebeugt und Ihr Oberkörper vollständig gestützt ist. Drehen Sie dabei den Kopf zur Seite. Schieben Sie die Hände unter den Gurt und gestatten Sie Ihren Ellbogen, vollkommen zu entspannen. Schließen Sie die Augen, wenn es für Sie angenehm ist. *(Eine weitere Decke auf dem Polster gibt dem Bauch mehr Halt.)*

HALTUNG AUFLÖSEN: Die Hände auf den Stuhl vor Ihnen sinken lassen. Beim Ausatmen mit sanftem Druck der Handflächen den Oberkörper in eine aufrecht sitzende Position schieben.

Unterstützte Kindhaltung

mit Polster und Blöcken

EMPFOHLENE HALTEDAUER // 3-5 MINUTEN

Wenn verhärtete Beinmuskeln, Spannungen in den Knien oder Steifheit in den Knöcheln sich in der unterstützten Kindhaltung nicht lösen, versuchen Sie es mit diesem Aufbau. Die Variante lindert Schmerzen im Unterschenkel und fördert das Gefühl von Stabilität und Ruhe.

SIE BRAUCHEN

- Matte
- 2 Decken
  - » 1 × Basisfaltung
  - » 1 × Rechteck
- Flaches Polster
- 3 Blöcke
- Gurt

BEACHTEN SIE

Nicht nach dem dritten Schwangerschaftsmonat, bei Spondylolyse und Spondylolisthese, Spinalkanalstenose, Bandscheibenerkrankungen, Knieverletzungen, Strahlungsschmerz oder Taubheit in den Beinen.

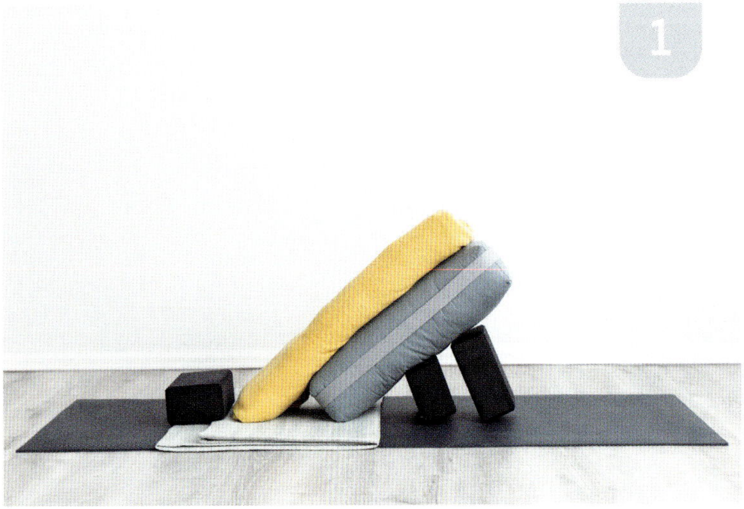

1

Spannen Sie den Gurt eng in Längsrichtung um das Polster. Legen Sie die Decke in Basisfaltung quer auf die Mitte Ihrer Matte und ziehen Sie die obere Lage ein Stück zurück. Platzieren Sie einen hohen Block und einen mittleren vor der Decke. Dann stellen Sie das Polster auf den Blöcken zu einer Rampe auf. Legen Sie die rechteckig gefaltete Decke längs auf das Polster. Den dritten Block stellen Sie quer an die Basis Ihrer Polsterrampe.

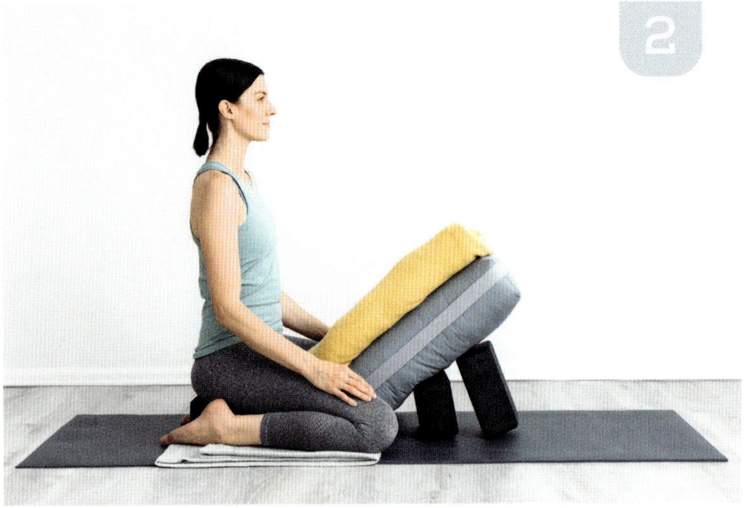

2

Nehmen Sie die Basis des Polsters zwischen die Knie und setzen Sie sich auf den Block. Die Sprunggelenke befinden sich knapp auf der oberen Deckenlage, die Hände ruhen auf den Oberschenkeln. Ziehen Sie beim Einatmen die Wirbelsäule lang. Beim Ausatmen senken Sie den Oberkörper auf das Polster. *(Wenn Sie auf dem Block nicht bequem sitzen, nutzen Sie stattdessen eine zu einem doppelten kleinen Rechteck gefaltete Decke.)*

3

Wenden Sie den Kopf zur Seite. Beugen Sie die Ellbogen und schieben Sie die Hände mit nach innen gewendeten Handflächen zwischen Polster und Gurt.

HALTUNG AUFLÖSEN: Ausatmen. Die Hände aus dem Gurt zu Boden gleiten lassen, langsam zum Sitzen kommen. Polster und Blöcke neben die Matte räumen. Die Hände wandern nach vorn in den Vierfüßlerstand, die Hüfte hebt sich über die Knie. Ein Bein nach hinten strecken, Zehen aufstützen und so 3 Atemzüge lang halten, bis Knie und Fußgelenke wieder durchblutet sind. Ebenso mit dem anderen Bein.

HINEINSPÜREN
Geben Sie mit einer tiefen Ausatmung alle verbleibende Spannung oder Verhärtung in Schultern, Rücken, Hüfte und Füßen ab und atmen Sie danach in Ihrem natürlichen Atemrhythmus weiter. Wenden Sie den Kopf nach der Hälfte der Zeit, wenn es für Sie bequem ist.

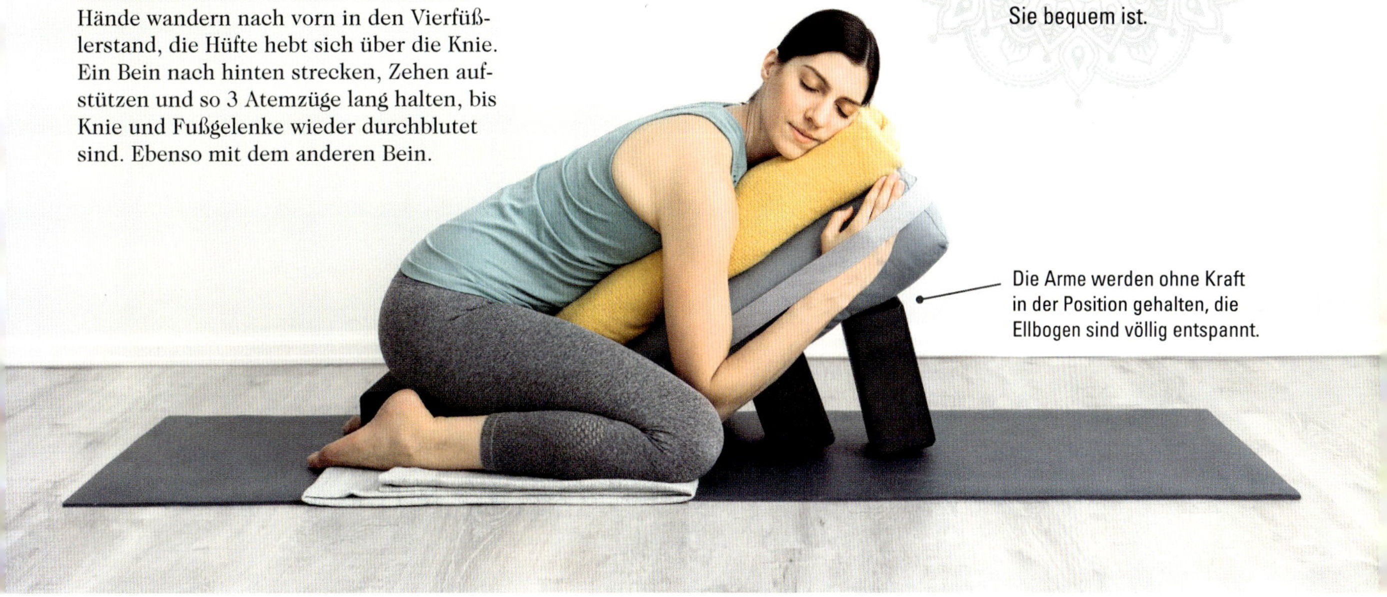

Die Arme werden ohne Kraft in der Position gehalten, die Ellbogen sind völlig entspannt.

Variante

Ist Ihnen der Gurt zu eng oder die Hüftposition zu niedrig, dann wandeln Sie den Aufbau ab: Stellen Sie das untere Ende des flachen Polsters auf ein Rundpolster und stapeln Sie beide Blöcke unter dem oberen Ende. Legen Sie Armstützen aus gerollten Decken vor Ihre Knie. Klemmen Sie das Rundpolster zwischen die Beine. Die Knie sind breiter positioniert als die Füße.

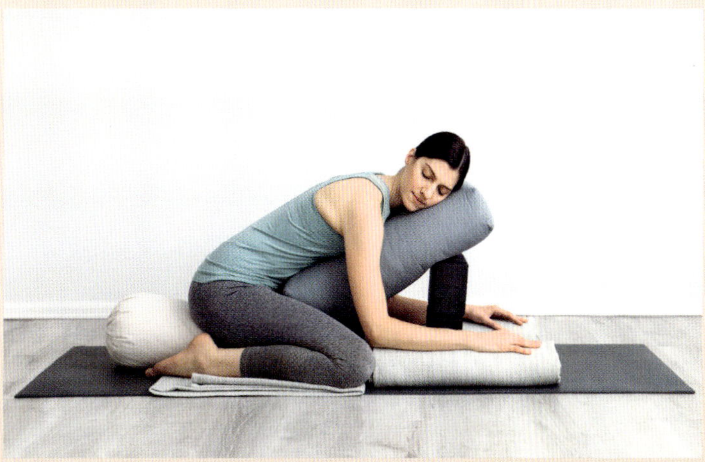

Surfbrett

EMPFOHLENE HALTEDAUER // 5 MINUTEN

Diese Entspannungshaltung in Bauchlage ist eine gute Alternative, wenn das Beugen der Knie in der Unterstützten Kindhaltung Probleme bereitet. Sie beruhigt den Geist und wirkt regenerierend auf das Verdauungssystem, weil der Bauch gegen das Polster gedrückt wird.

SIE BRAUCHEN

- Matte
- 2 Decken
  - » 1 × gerollt
  - » 1 × kl. Rechteck
- Flaches Polster
- Gerolltes Handtuch

BEACHTEN SIE

Nicht nach dem dritten Schwangerschaftsmonat. Nach Brust- oder Bauch-OPs oder bei Hiatushernie nur in Rücksprache mit Ihrem Arzt. Üben Sie frühstens zwei Stunden nach dem Essen.

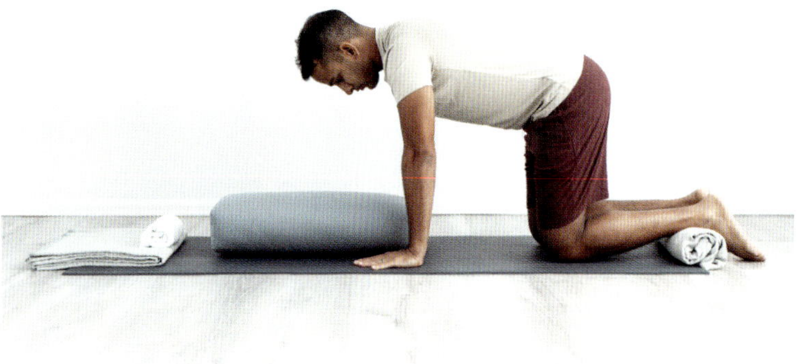

1

Legen Sie die gerollte Decke quer an das untere Ende der Matte. Das Polster positionieren Sie längs auf der Mattenmitte Richtung Kopfende. Ganz oben auf der Matte, einige Zentimeter vom Polster entfernt, platzieren Sie die gefaltete Decke und darauf das gerollte Handtuch. Beginnen Sie im Vierfüßlerstand: Die Sprunggelenke stützen Sie mit der gerollten Decke, die Hände setzen Sie am unteren Ende des Polsters auf.

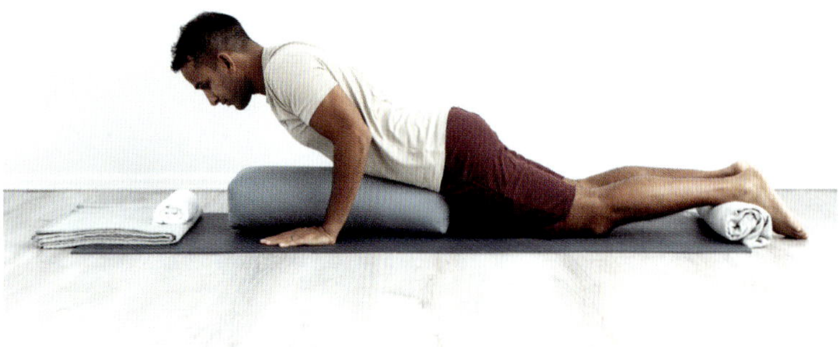

2

Wandern Sie mit den Händen nach vorn und senken Sie dabei den Körper, bis Ihr Schambeinknochen das untere Ende des Polsters berührt und Ihr Bauch darauf zu liegen kommt.

HINEINSPÜREN

In dieser Haltung sind Ihre Augen von allen Reizen abgeschirmt. Wenn Sie möchten, schließen Sie sie, um Ihre Sinne noch stärker nach Innen zu richten. Praktizieren Sie Rückenatmung oder überlassen Sie Ihren Körper einfach genussvoll der Schwerkraft.

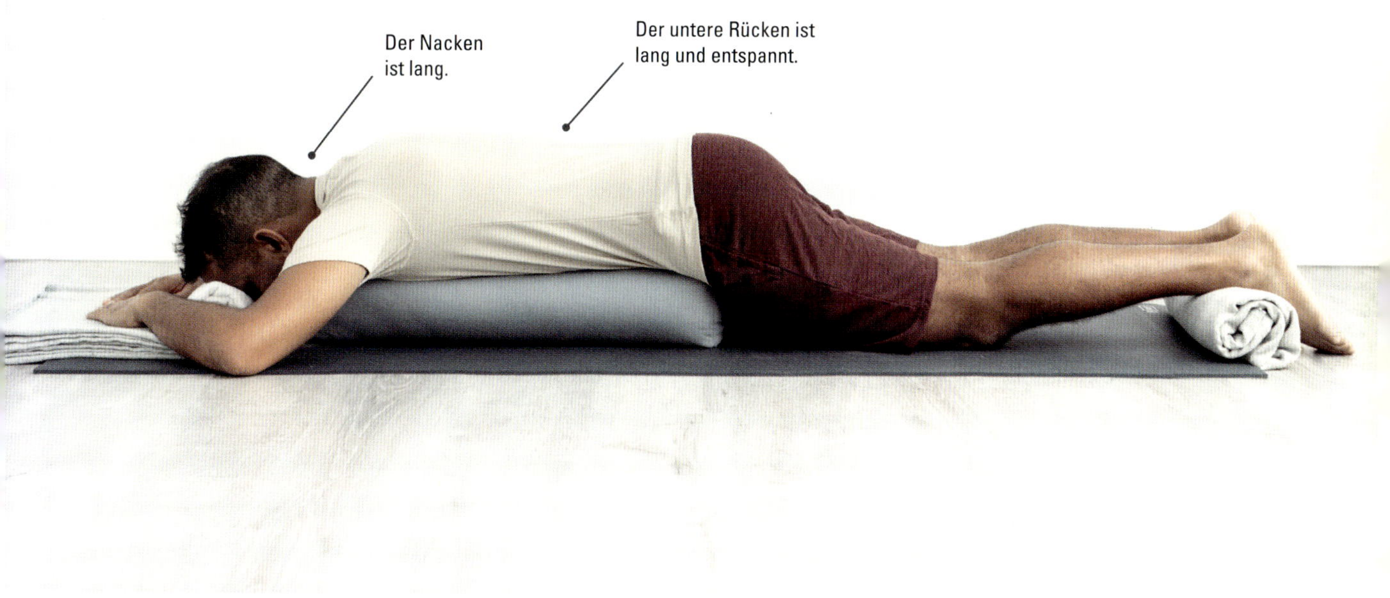
Der Nacken ist lang.
Der untere Rücken ist lang und entspannt.

Senken Sie den Körper weiter, bis Ihre Stirn auf dem Handtuch ruht. Schieben Sie die Unterarme nach vorn, winkeln Sie die Arme nach außen an und legen Sie die Handflächen auf der Decke ab. Passen Sie die Höhe von Decke und Handtuch so an, dass die Nase über dem Boden schwebt und das Kinn sich leicht nach unten und zur Kehle senken kann.

HALTUNG AUFLÖSEN: Ellbogen beugen und Hände auf Höhe der Schultern aufstützen. Beim Ausatmen Bauchmuskulatur sanft anspannen, Knie und Hände in den Boden drücken und so in den Vierfüßlerstand zurückkehren.

Unterstützte gebundene Winkelhaltung

EMPFOHLENE HALTEDAUER // 3-5 MINUTEN

Anders als in der offenen Winkelhaltung sind die Knie hier gebeugt, und die Fußsohlen weisen zueinander. Die Haltung beruhigt, lockert steife Hüften und hilft, den Fokus nach innen zu richten.

SIE BRAUCHEN

- Matte
- 5–6 Decken
  - » 1 × kl. Rechteck
  - » 2 × gerollt
  - » 1–2 × Rechteck
  - » 1 × doppeltes kl. Rechteck
- Flaches Polster

BEACHTEN SIE

Nicht bei Hiatushernie, Knie- und ISG-Schmerzen, Bandscheibenbeschwerden, Spondylolyse und Spondylosisthese.

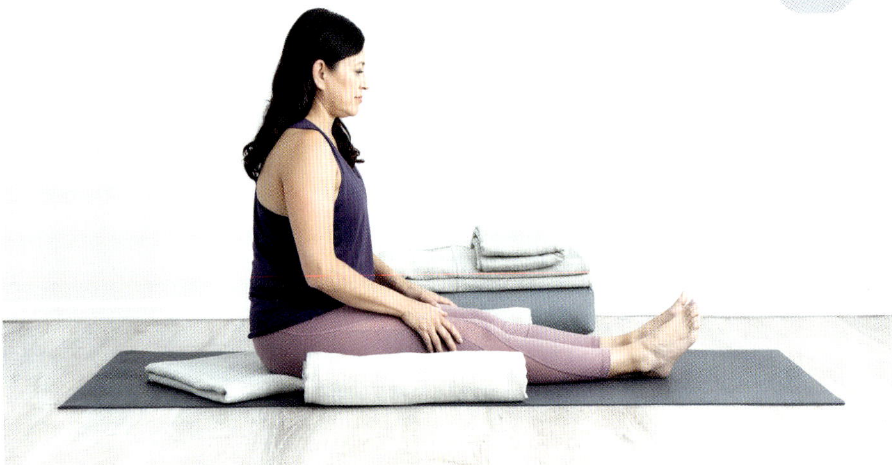

1

Legen Sie die zum kleinen Rechteck gefaltete Decke so ans obere Mattenende, dass eine akkurat gefaltete Ecke zur Mitte weist. Die zwei gerollten Decken legen Sie an die Mattenseiten. Platzieren Sie die großen rechteckigen Decken auf dem Polster und die doppelt gefaltete kleine an dessen oberem Ende darauf. Setzen Sie sich mit gestreckten Beinen auf die Ecke der diagonal liegenden Decke.

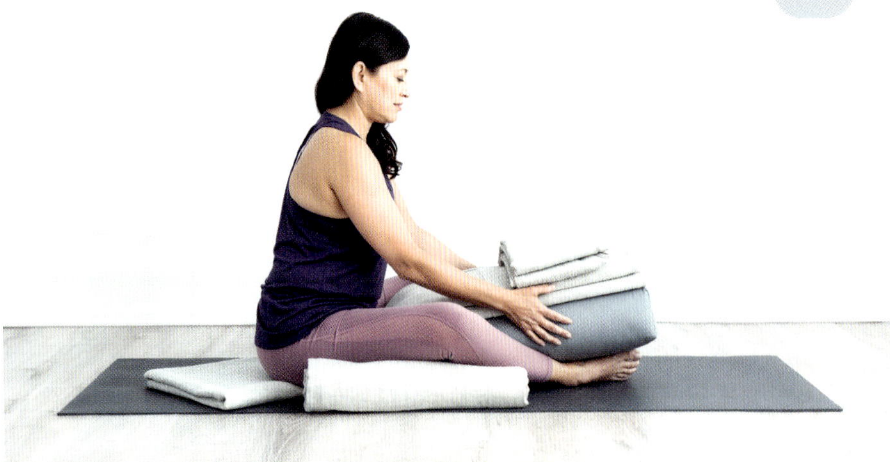

2

Beugen Sie die Knie und ziehen Sie die Füße in Richtung Leisten. Lassen Sie dabei die Knie nach außen sinken und legen Sie die Fußsohlen aneinander. Platzieren Sie die beiden gerollten Decken unter den Ober- und Unterschenkeln, um Ihre Knie zu stützen. Legen Sie das Polster so vor sich zwischen Ihre Knie auf die Fußknöchel, dass das obere Ende leicht erhöht ist.

3

Atmen Sie ein und verlängern Sie die Wirbelsäule nach oben. Beim Ausatmen strecken Sie den Oberkörper nach vorn und senken ihn auf das Polster. Legen Sie die Arme bequem zu beiden Seiten des Polsters ab. Die Hände ruhen entspannt auf der Matte. Legen Sie die Stirnmitte (Stelle zwischen den Augenbrauen) auf die oberste kleine Decke. Ziehen Sie das Kinn leicht zur Brust, um Länge in den Nacken zu bringen. Schließen Sie die Augen, wenn das angenehm für Sie ist.

HALTUNG AUFLÖSEN: Ausatmen. Die Handflächen sanft in den Boden drücken, um den Rumpf gerade aufzurichten (nicht aus der Wirbelsäule hochrollen). Polster zur Seite legen. Die Knie mit den Händen zusammenschieben, die Beine strecken und einige Atemzüge lang entspannen.

HINEINSPÜREN
Lassen Sie insbesondere in den Schenkelinnenseiten und Knien los, um unbewusste Spannungen in den Beinen zu lösen. Nehmen Sie im natürlichen Atemfluss wahr, wie Ihre Beine schwer werden. Spannungen in Schultern und Hüfte dürfen sich ebenso lösen. Überlassen Sie Ihren Körper ganz der Schwerkraft.

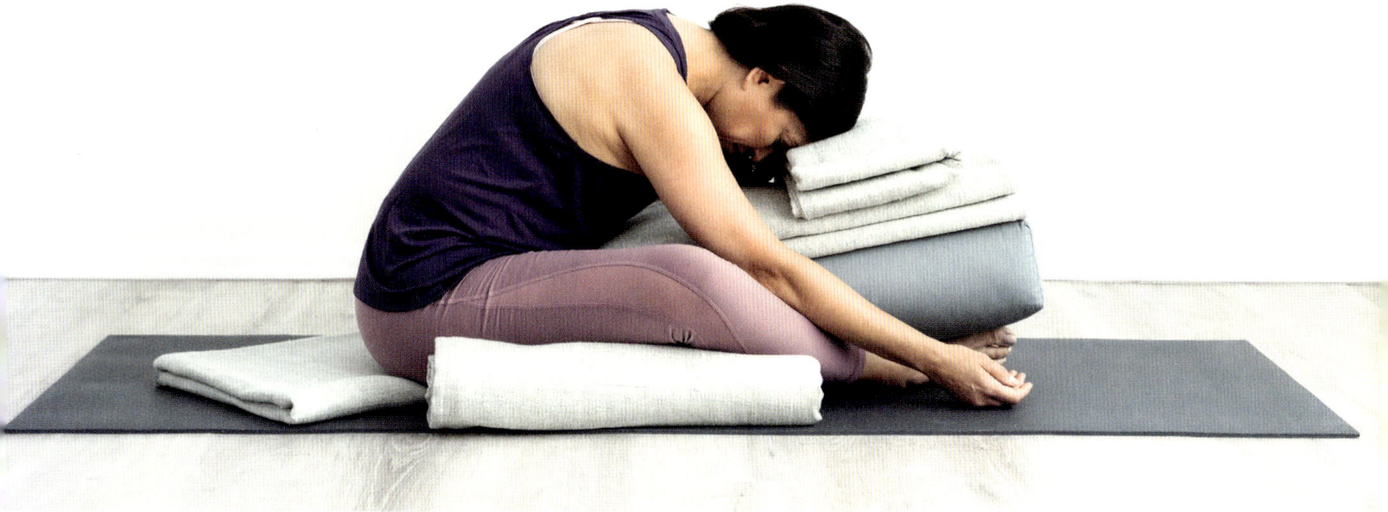

Variante

Wenn es Ihnen schwerfällt, den Oberkörper so weit hinunterzubeugen oder wenn Sie schwanger sind und mehr Platz für Ihren Bauch benötigen, bauen Sie aus einem hohen Block und dem Polster eine Rampe. Sichern Sie sie gut gegen Verrutschen!

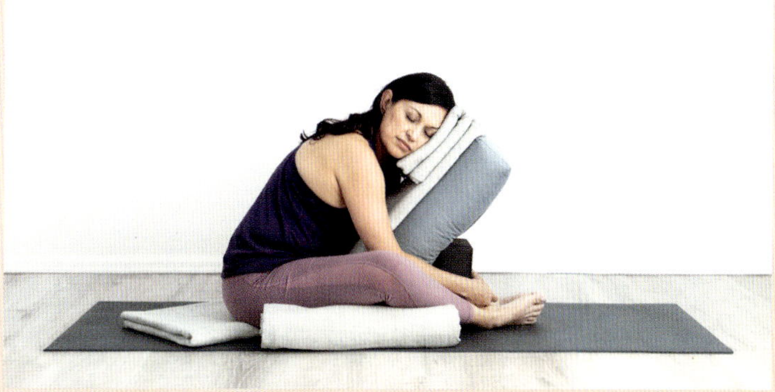

Unterstützte gegrätschte Vorbeuge im Stand

EMPFOHLENE HALTEDAUER // ½–1 MINUTE

Während Sie diese Position mit Leichtigkeit halten, lösen sich Verspannungen im oberen Rücken und den Schultern. Die Muskeln an den Beininnenseiten und Oberschenkelrückseiten erfahren eine sanfte Dehnung.

SIE BRAUCHEN
- Matte
- 2 Blöcke

BEACHTEN SIE
Nicht empfehlenswert bei Erkältungen, Sinusitis, Augenerkrankungen, Hiatushernie, Bluthochdruck oder Osteoporose. Befolgen Sie bei Ischiasbeschwerden oder Verletzungen der Oberschenkelmuskeln die Maßnahmen für sichere Yogapraxis (s. S. 28).
Üben Sie nicht im letzten Schwangerschaftsmonat.

1

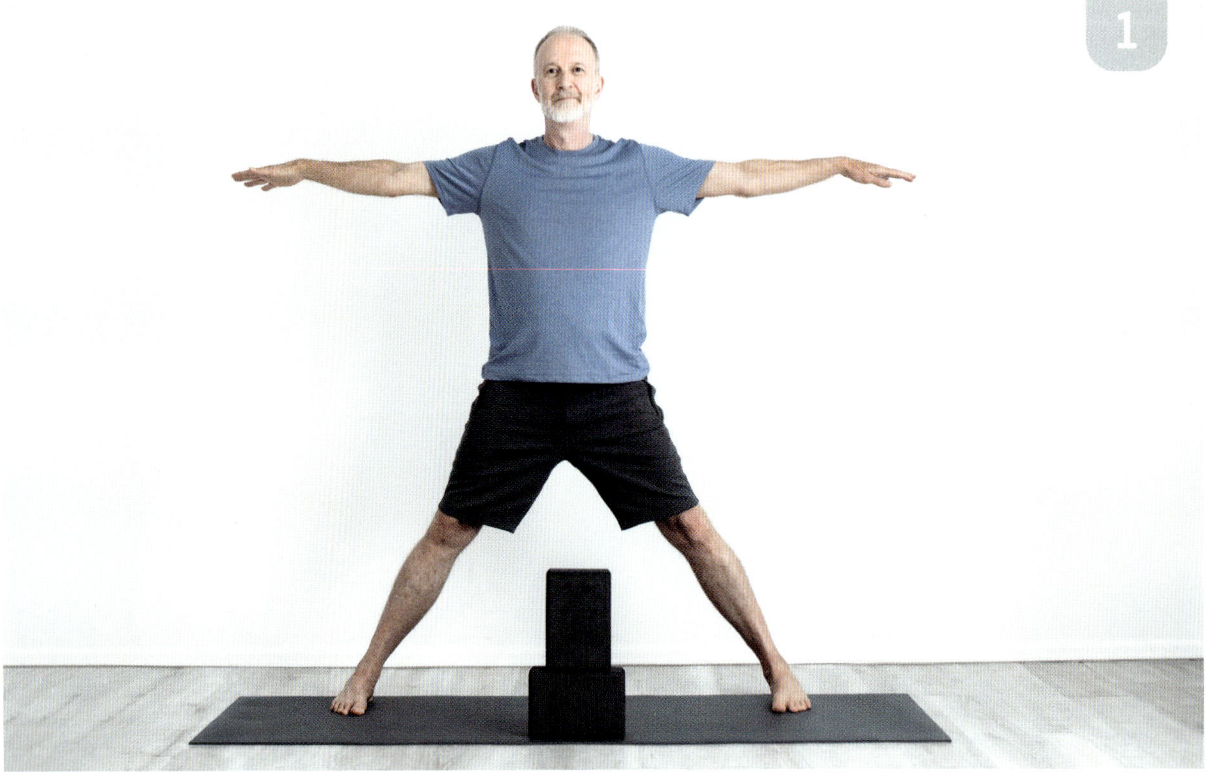

Stapeln Sie einen mittleren und einen hohen Block nahe der Mattenvorderkante aufeinander. Stellen Sie sich dahinter auf, mit den Fersen an der hinteren Kante der Matte. Strecken Sie die Arme zur Seite, sodass Ihr Körper ein *T* bildet. Gehen Sie langsam in die Grätsche, bis Ihre Füße unter den Handgelenken stehen. Die Fußspitzen sind nach vorn ausgerichtet. (Bei Gleichgewichtsproblemen stützen Sie Fersen und Gesäß an der Wand ab.)

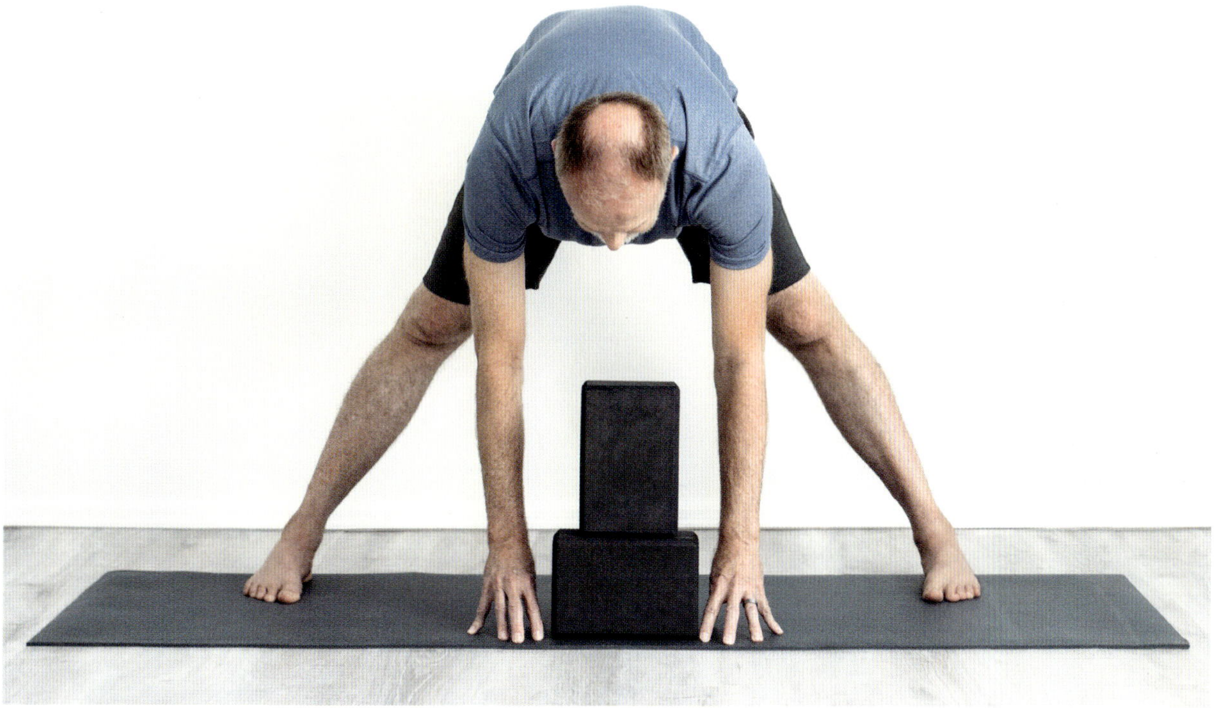

Legen Sie die Hände an die Hüften und atmen Sie tief ein. Beim Ausatmen senken Sie Ihr Kinn zur Brust und beugen sich mit gestreckter Wirbelsäule langsam nach vorn und unten, bis Ihr Rumpf in etwa parallel zum Boden ist. Die Fingerspitzen berühren unter den Schultern den Boden. Das Gewicht ist gleichmäßig über die Fußsohlen verteilt. *(Wenn Sie den Boden nicht ohne Anstrengung erreichen, probieren Sie die Übungsvariante mit Stuhl aus.)*

HINEINSPÜREN
Atmen Sie ruhig und fließend. Spüren Sie, wie die Schwerkraft Spannungen in Kiefer, Schultern und oberem Rücken löst. Nimmt der Druck auf die Blöcke spürbar zu, stellen Sie die Füße näher zueinander oder ändern Sie die Blockhöhe so, dass die Haltung für Sie bequem ist.

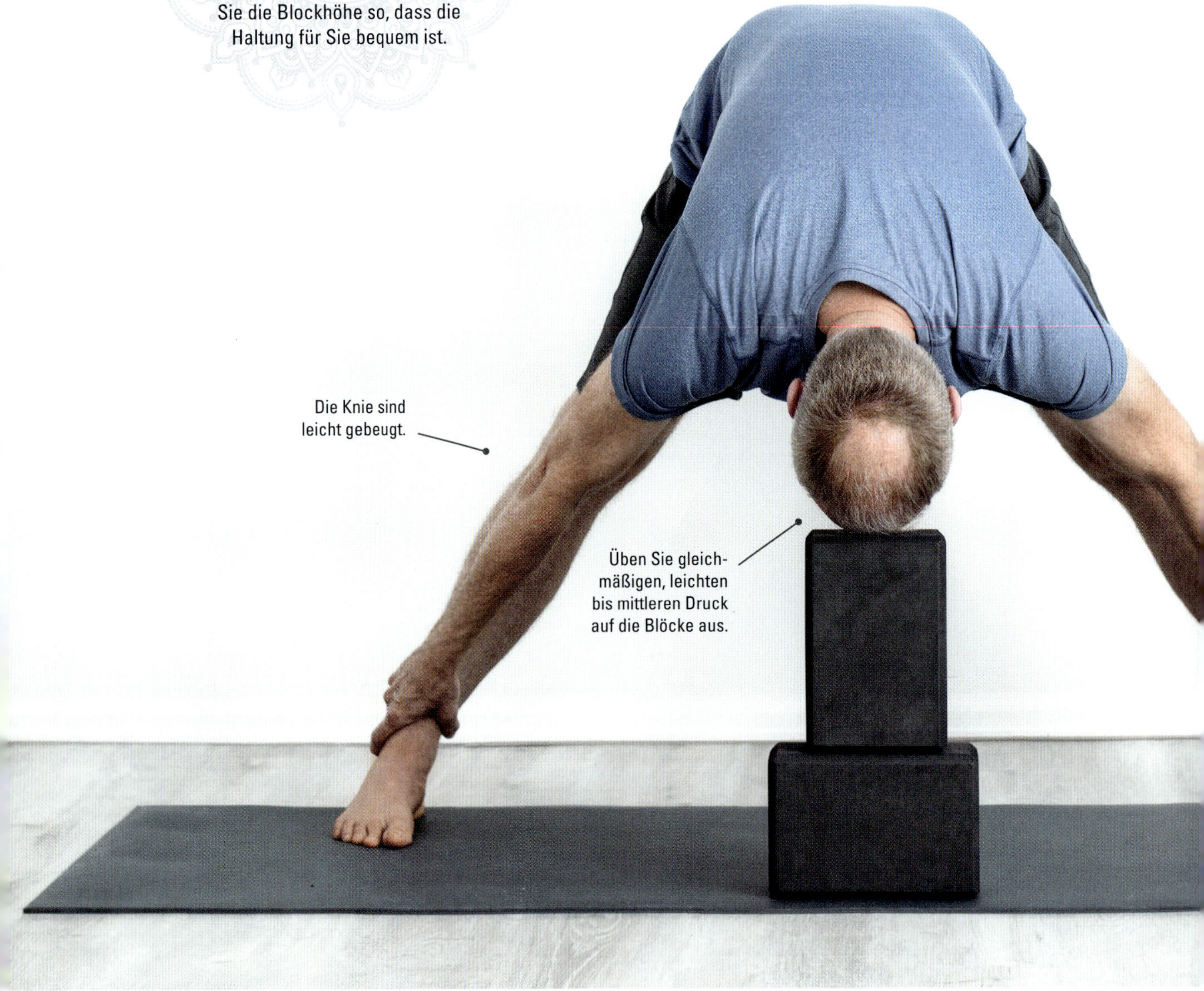

Die Knie sind leicht gebeugt.

Üben Sie gleichmäßigen, leichten bis mittleren Druck auf die Blöcke aus.

3

Platzieren Sie die Blöcke unter Ihrer Stirnmitte und senken Sie Ihren Rumpf langsam, sodass Sie den Kopf am Haaransatz auf den Blöcken ablegen können. Indem Sie die Beine mehr oder weniger grätschen, können Sie die Position so an die Höhe der Blöcke anpassen, dass es angenehm ist. Die Lendenwirbelsäule bleibt natürlich gekrümmt, das Steißbein senkt sich in Richtung der Fersen. Umfassen Sie leicht die Außenseiten Ihrer Sprunggelenke.

HALTUNG AUFLÖSEN: Hände von den Beinen lösen und kurz locker hängen lassen, dann auf die Hüften stützen. Ausatmen, Bauch- und Beinmuskeln anspannen. Einatmen und sich mit gerader Wirbelsäule aufrichten. Hände seitlich sinken lassen, Beine schließen. Atmen und nachspüren.

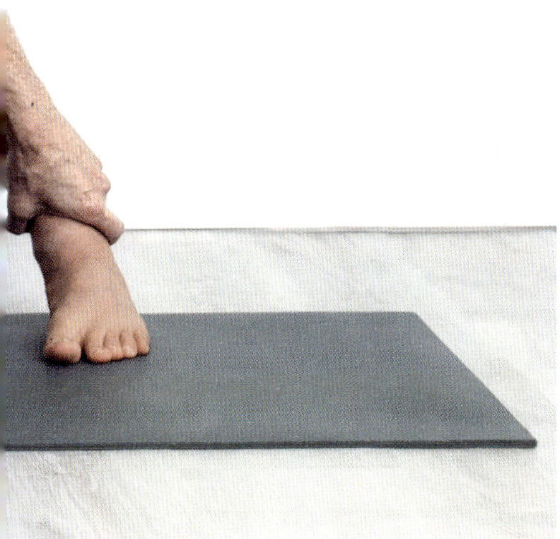

Variante

Bei dieser Abwandlung unterstützt der Stuhl den stabilen Stand. Sichern Sie die Stuhlbeine mittels einer zweiten Matte oder einer Wand gegen Verrutschen. Legen Sie eine zum kleinen Rechteck gefaltete Decke und einen mittleren Block mittig auf die Sitzfläche. Bei der Übungsausführung ruhen Ellbogen und Händen auf der Sitzfläche.

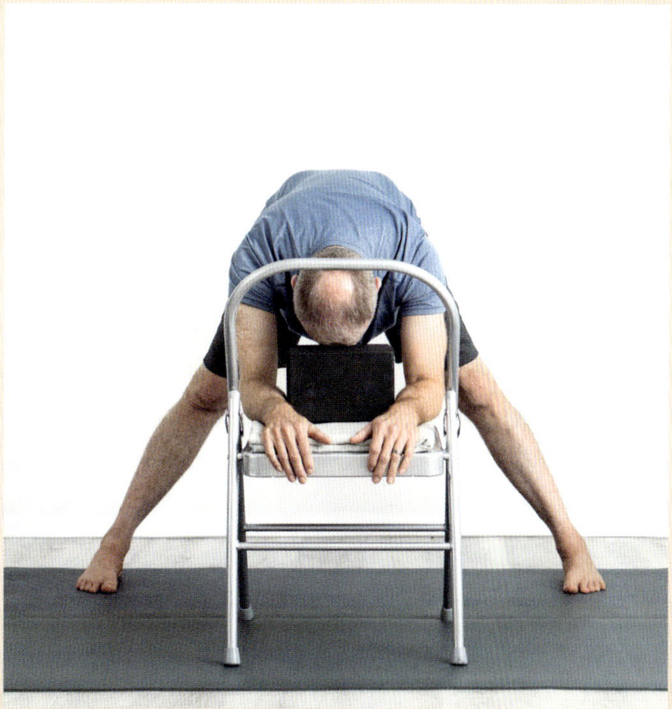

Offene Winkelhaltung

EMPFOHLENE HALTEDAUER // 3–5 MINUTEN

Revitalisieren Sie mit dieser gegrätschten Vorbeuge Beine und Körperrückseite. Der sanfte Druck wirkt zudem förderlich auf die Verdauungs- und Ausscheidungsorgane.

SIE BRAUCHEN
- Matte
- 2 Decken
  - » 1 × kl. Rechteck
  - » 1 × Reckteck
- Flaches Polster
- 2 Blöcke

BEACHTEN SIE
Nicht bei Hiatushernie, chronischen ISG-Beschwerden, Bandscheibenbeschwerden oder bei Knieschmerzen, die in der Position bestehen bleiben. Für Schwangere eignet sich die Variante (S. 63).

1

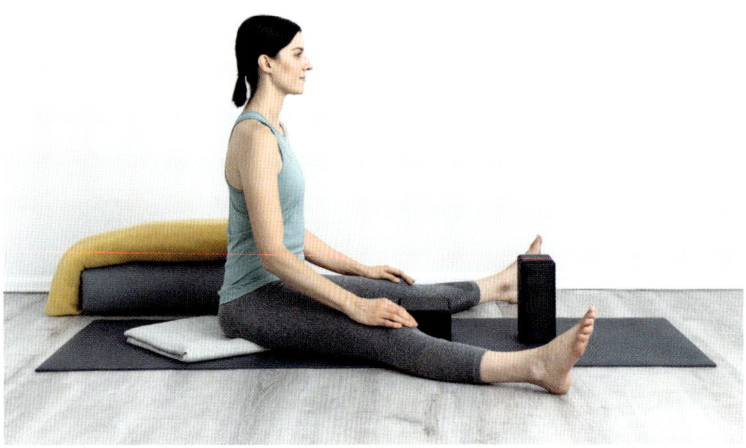

Legen Sie die größere Decke auf das Polster, das Sie in Reichweite nahe der Matte platzieren. Die zum kleinen Rechteck gefaltete Decke legen Sie schräg auf die Matte, sodass eine Ecke zur Mattenmitte weist. Setzen Sie sich auf diese vordere Ecke. Strecken Sie die Beine nach vorn aus und öffnen Sie sie zu einem *V*, ohne die Beininnenseiten oder Hüften zu sehr zu dehnen. Stellen Sie einen niedrigen Block zwischen Ihre Knie und einen hohen zwischen Ihre Füße. *(Wenn es Ihnen schwerfällt, Ihre Knie in dieser Haltung zu strecken, dann unterlegen Sie die Kniekehlen mit zwei gefalteten oder gerollten Decken.)*

2

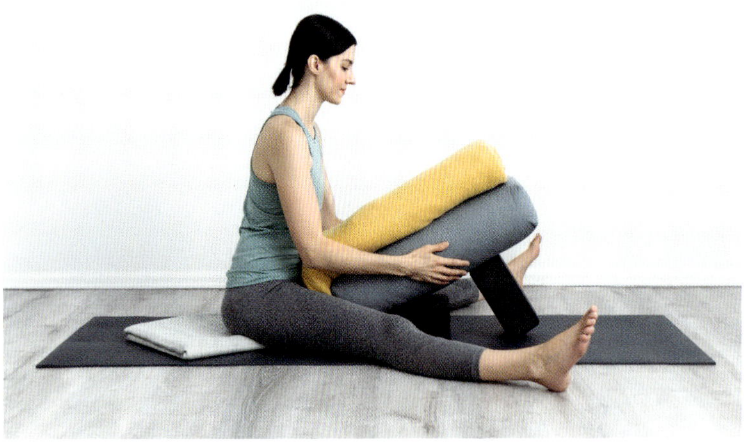

Stellen Sie das Polster auf den Blöcken zu einer Rampe auf, deren hohe Seite von Ihnen weg weist. Passen Sie die Position und Neigung der Blöcke so an, dass das Polster nicht auf der Matte verrutscht. Atmen Sie ein und strecken Sie die Wirbelsäule. Atmen Sie aus und senken Sie den gestreckten Oberkörper langsam nach vorn auf die Rampe. *(Wenn Sie ein Ziehen im unteren Rücken spüren oder wenn sich der Rücken rundet und das Steißbein unter Ihnen einklappt, erhöhen Sie Ihre Sitzunterlage.)*

3

Wenn Ihr Rumpf auf dem Polster liegt, drehen Sie den Kopf zur Seite. Legen Sie die Arme auf den Beinen oder dem Boden ab. Der Nacken ist lang und das Kinn leicht zur Kehle gezogen. Schließen Sie die Augen, wenn es für Sie angenehm ist.

HALTUNG AUFLÖSEN: Ausatmen. Die Handflächen sanft in den Boden drücken, um den Oberkörper gerade aufzurichten. Die Hände hinter dem Gesäß aufstützen, nacheinander die Knie beugen, die Füße am Boden aufsetzen. Nach hinten vom Polster wegrutschen, Knie und Beine heranziehen und zu einer Seite sinken lassen.

HINEINSPÜREN

Achten Sie darauf, dass Sie vollkommen bequem in der Haltung sitzen, damit Körper und Geist entspannen können. Lassen Sie den Atem natürlich fließen. Wenn Sie möchten, wenden Sie den Kopf nach der Hälfte der Zeit zur anderen Seite.

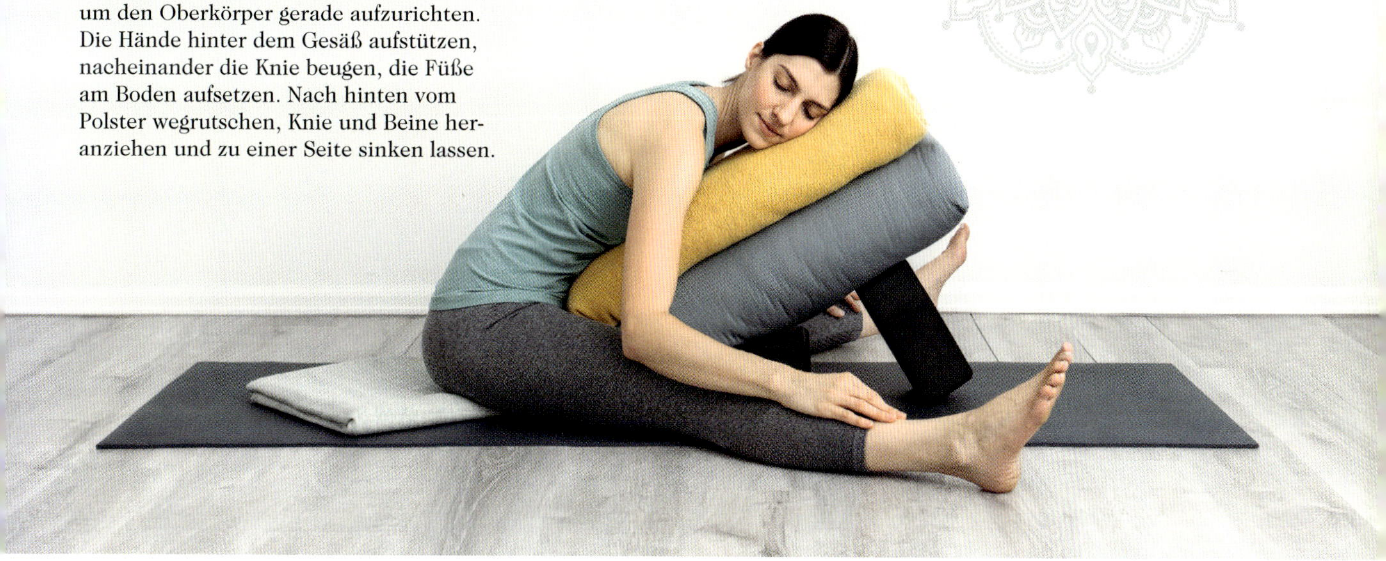

Variante

Wenn es Ihnen Probleme bereitet, sich weit genug vorzubeugen, können Sie statt der Rampe ein rundes Polster hochkant vor sich aufstellen, um den Kopf zu stützen.

Auf dem oberen Ende des Polsters legen Sie in der Vorbeuge die Stirn ab. Der Nacken ist lang und das Kinn leicht zur Kehle gezogen. Die Hände ruhen auf den Beinen. Sichern Sie das Polster gut gegen Verrutschen und unterlegen Sie, wenn nötig, Ihre Knie mit Decken.

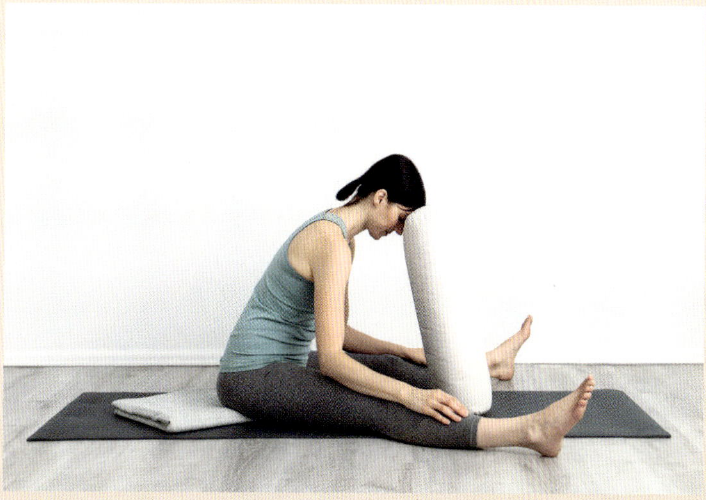

Unterstützte Taube

EMPFOHLENE HALTEDAUER // 1–3 MINUTEN

In aktiven Yogastilen wird die Taube als herausfordernde Dehnhaltung betrachtet. Diese Version des Restorative Yoga setzt Leichtigkeit an die Stelle der Anstrengung. Sie löst Spannungen in der inneren und äußeren Hüftmuskulatur, wobei Knie und Becken vollständig gestützt sind.

SIE BRAUCHEN

- Matte
- 1 Decke
  » langes Reckteck
- Flaches Polster
- Rundes Polster

BEACHTEN SIE

Nicht nach frischen Knieverletzungen oder Knie-OPs, bei chronischen ISG-Beschwerden, bei unangenehmen Bewegungseinschränkungen in Hüfte und Knien oder nach dem dritten Schwangerschaftsmonat.

1

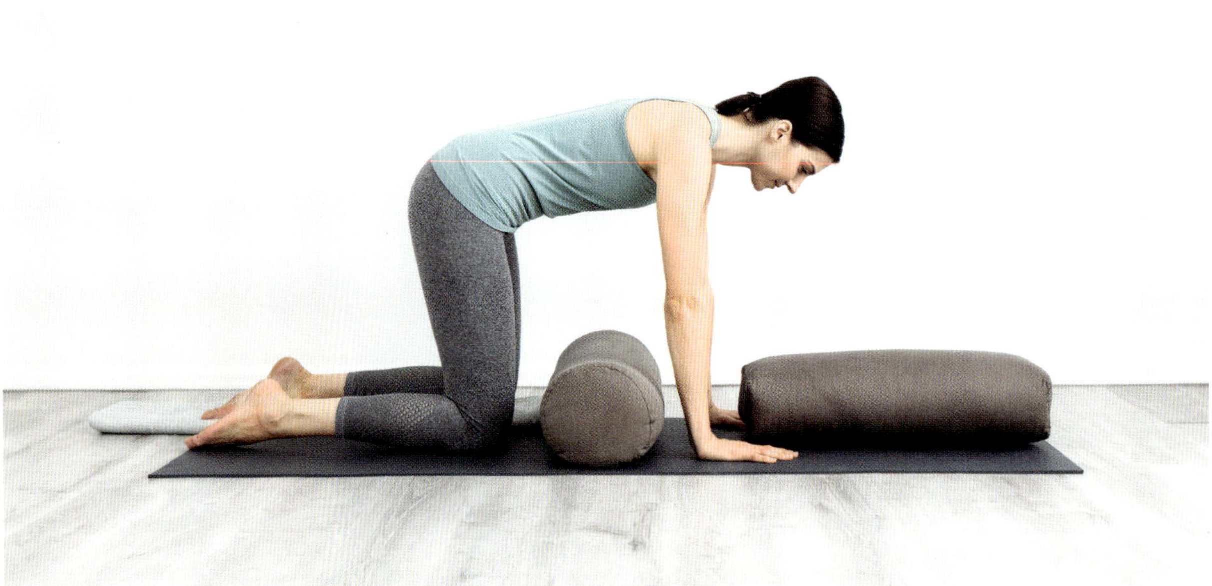

Positionieren Sie das Rundpolster quer auf der Mattenmitte und das flache längs auf der oberen Hälfte der Matte. Zwischen beiden bleibt etwa eine Handlänge Abstand. Platzieren Sie die gefaltete Decke unterhalb des Rundpolsters an der linken Seite der Matte. Beginnnen Sie im Vierfüßlerstand, mit dem linken Knie auf der Decke. Die Hände stützen Sie an der Unterkante des flachen Polsters auf.

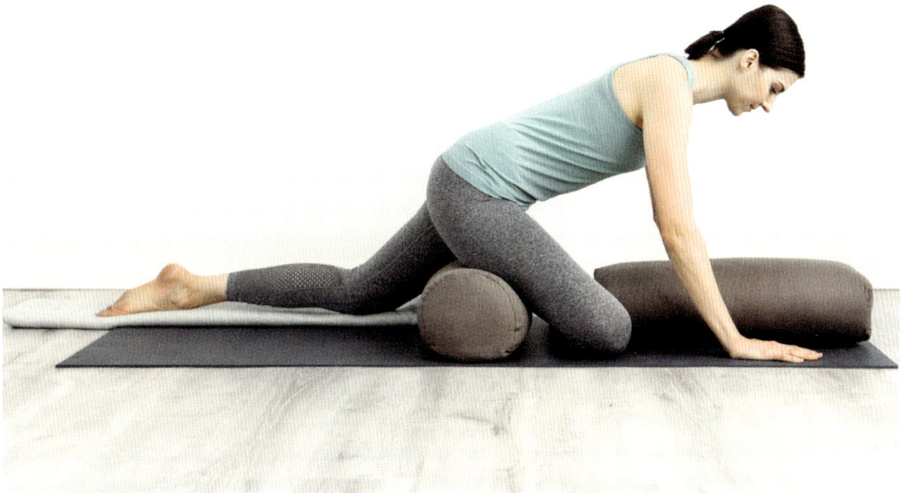

2

Wandern Sie mit den Händen auf der Matte vor und setzen Sie den rechten Fuß über das Rundpolster nach vorn. Versetzen Sie den rechten Fuß nach links und lassen Sie das Schienbein in den Raum zwischen den beiden Polstern sinken.

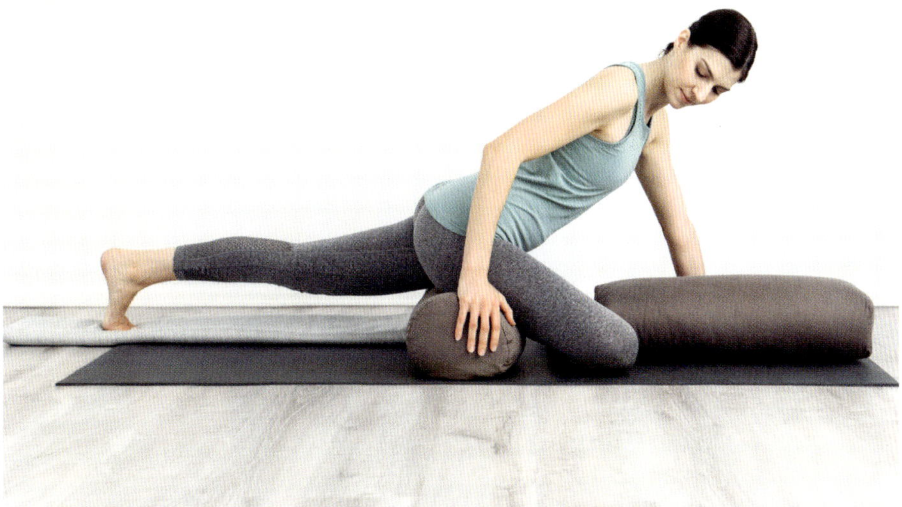

3

Stellen Sie die Zehen des linken Fußes auf und heben Sie das Knie von der Matte. Dann verschieben Sie das linke Bein so, dass es vollständig gestreckt ist. Sichern Sie das Rundpolster in einer angenehmen Position unter Ihrem Becken. Dann entspannen Sie das linke Knie wieder und legen den Fußrücken auf dem Handtuch ab.

4

HINEINSPÜREN
Passen Sie alles so an, dass Ihr Körper vollständig von den Hilfsmitteln gestützt wird und Sie mühelos und ohne Spannungen oder Kniebeschwerden in der Haltung bleiben können. Wenn Sie möchten, wenden Sie nach der Hälfte der Zeit den Kopf zur anderen Seite. Lassen Sie den Atem fließen.

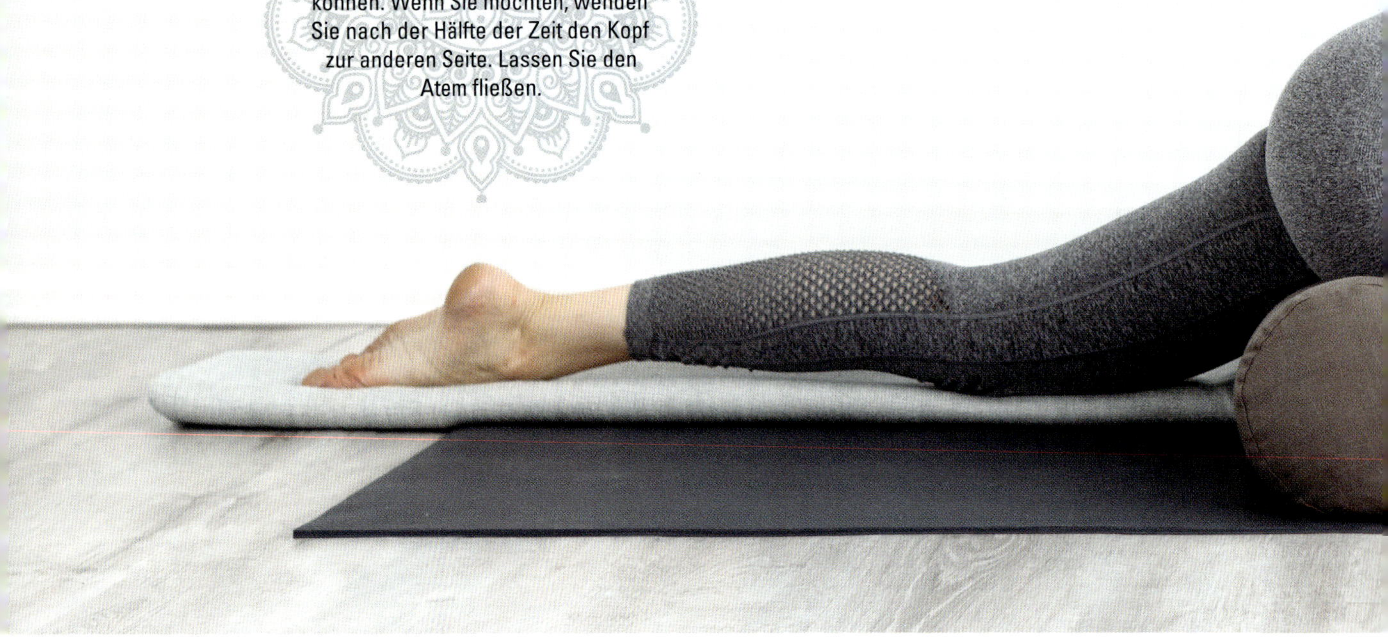

Atmen Sie ein und strecken Sie die Wirbelsäule vom Becken bis zum Scheitel. Dann atmen Sie aus, wandern mit den Händen nach vorn und senken den Oberkörper auf das Polster. Am Ende wenden Sie den Kopf zur Seite. Legen Sie die Unterarme um das flache Polster und die Handflächen darüber am Boden ab. *(Wenn das Absenken des Rumpfes zu Spannungsgefühlen in der Hüfte führt, unterlegen Sie das flache Polster mit zwei Blöcken, um es näher zum Rumpf zu bringen. Genügt das nicht, dann erhöhen Sie zusätzlich das Rundpolster mit einer oder zwei gefalteten Decken.)*

HALTUNG AUFLÖSEN: Die Hände zurück in Richtung der Schultern gleiten lassen. Ausatmen, Bauchmuskulatur leicht anspannen und die Hände in den Boden drücken, um den Oberkörper zu heben. Das Becken etwas anheben, das Rundpolster links neben die Matte schieben. Rechtes Knie heben und das Bein neben dem linken ausstrecken. In den Vierfüßlerstand hochdrücken, dabei das rechte Bein nach hinten ausgestreckt halten und die Zehen aufsetzen, um die Durchblutung anzuregen. Rechtes Knie auf der Matte absetzen. Die Dehnung mit dem linken Bein wiederholen.

Variante

Wenn die Haltung Ihnen in Knien oder Hüften Probleme macht, winkeln Sie das gestreckte Bein an. Verschieben Sie das Ende des Rundpolsters unter ihrem Becken zur Mitte der Matte, um Platz für das hintere Bein zu schaffen. Wenn eine Hüftseite tiefer liegt, unterlegen Sie sie mit weiteren Decken.

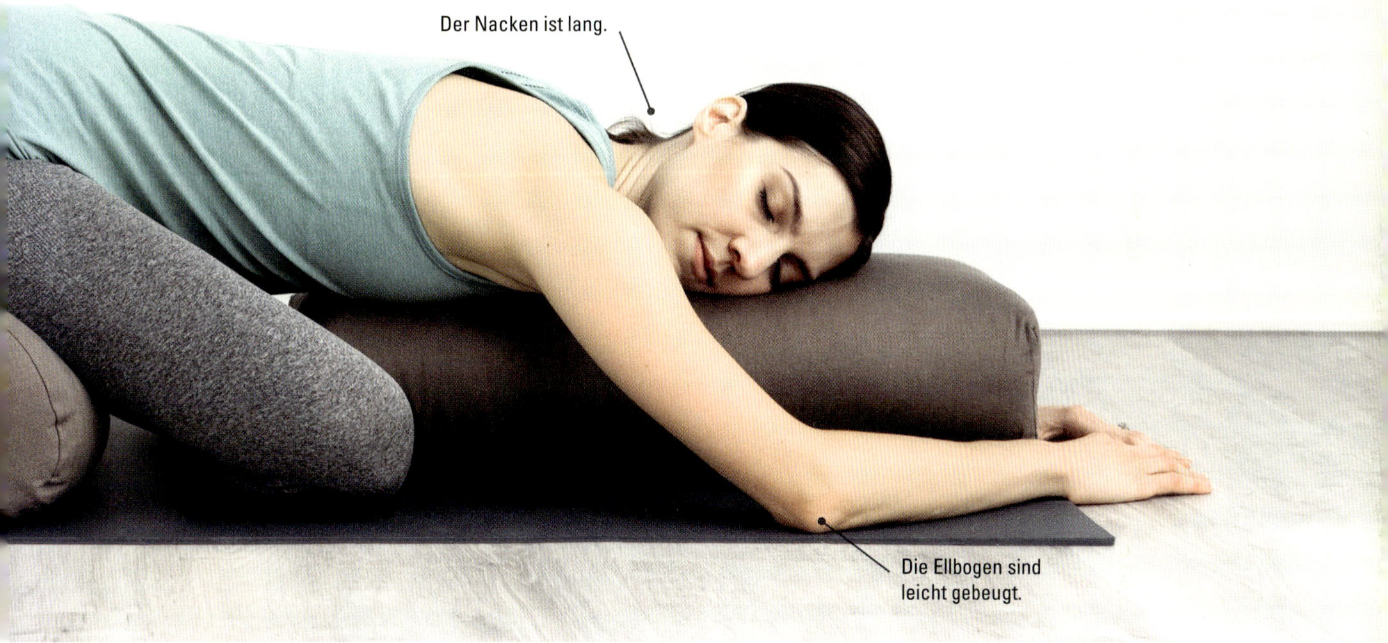
Der Nacken ist lang.
Die Ellbogen sind leicht gebeugt.

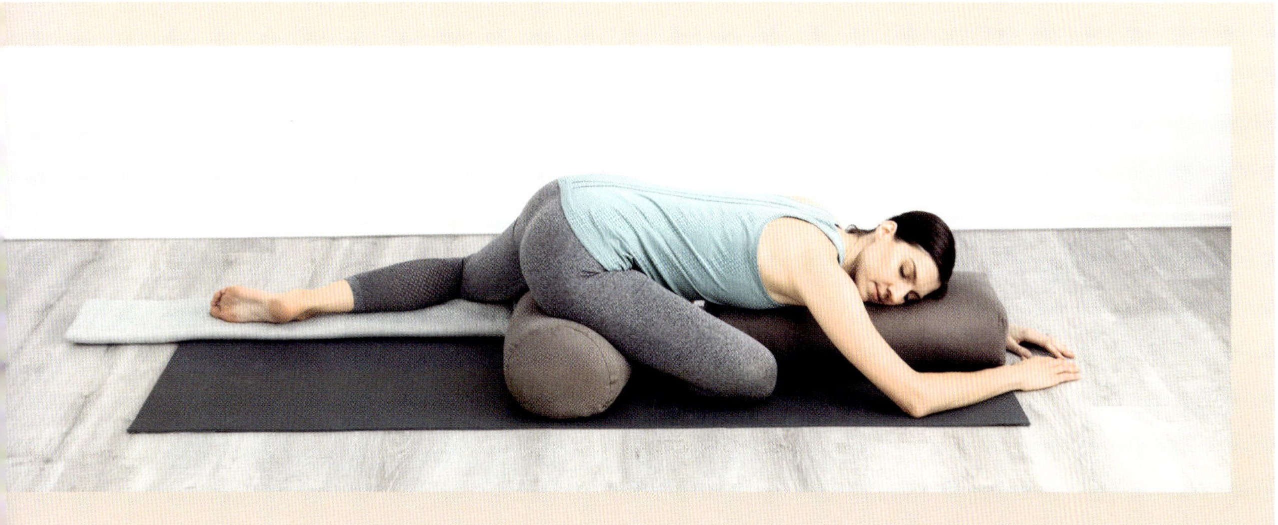

Unterstützte Vorbeuge im Stand

EMPFOHLENE HALTEDAUER // 1–3 MINUTEN

Die meisten Haltungen des Restorative Yoga werden auf dem Boden ausgeführt. Diese stehende Haltung eignet sich jedoch hervorragend, um den Geist zu beruhigen, leichte Kopfschmerzen zu lindern und die gesamte hintere Muskulatur von den Sohlen bis zum Scheitel zu öffnen.

SIE BRAUCHEN

- Matte
- 2 Blöcke

BEACHTEN SIE

Nicht empfehlenswert bei Erkältungen, Sinusitis, Augenerkrankungen, Hiatushernie, Bluthochdruck oder Osteoporose. Befolgen Sie bei Ischiasbeschwerden oder Verletzungen der Oberschenkelmuskeln die Maßnahmen für sichere Yogapraxis (s. S. 28). Üben Sie nicht im letzten Schwangerschaftsmonat.

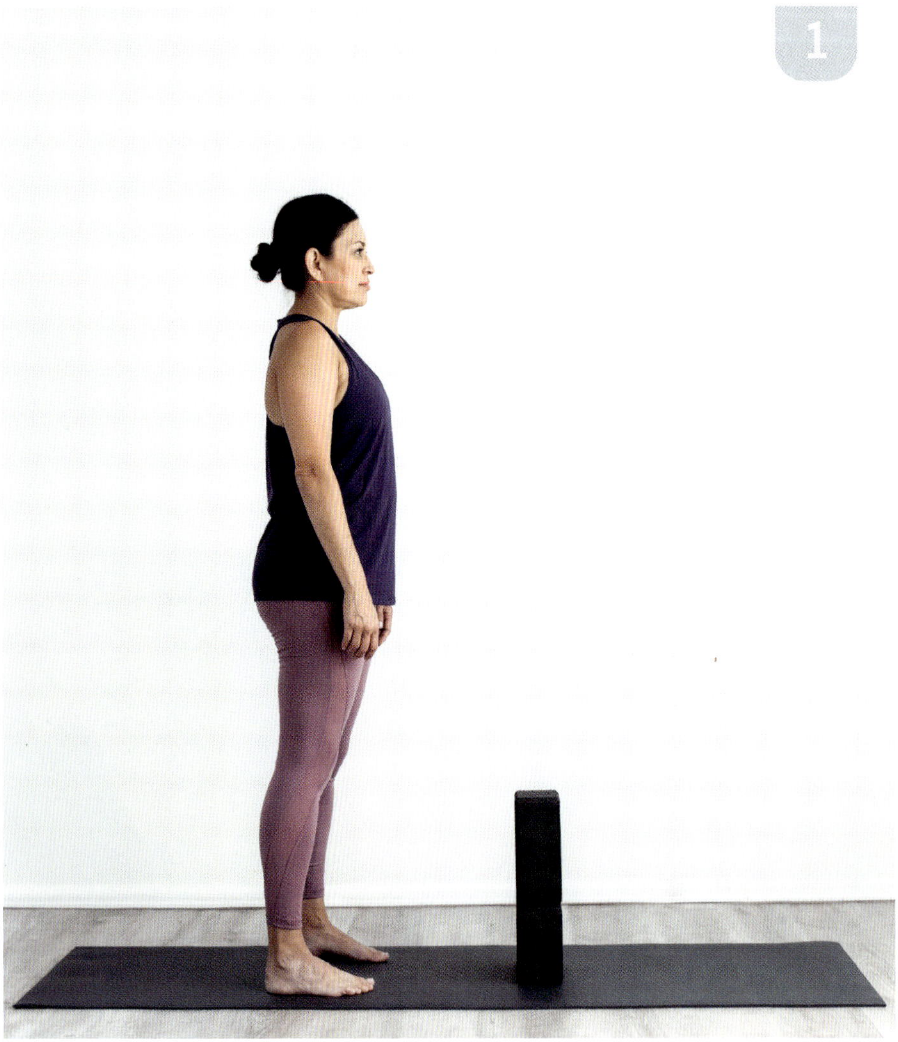

1

Stapeln Sie die Blöcke etwa in der Mitte der Matte: Legen Sie den mittleren Block auf den Boden und den hohen darauf. Stellen Sie sich auf die untere Mattenhälfte. Die Füße stehen mehr als hüftbreit, etwa in Schulterbreite. Die Zehen weisen nach vorn, die Fußaußenkanten stehen parallel zum Mattenrand. *(Bei Gleichgewichtsproblemen stützen Sie Fersen und Gesäß an der Wand ab.)*

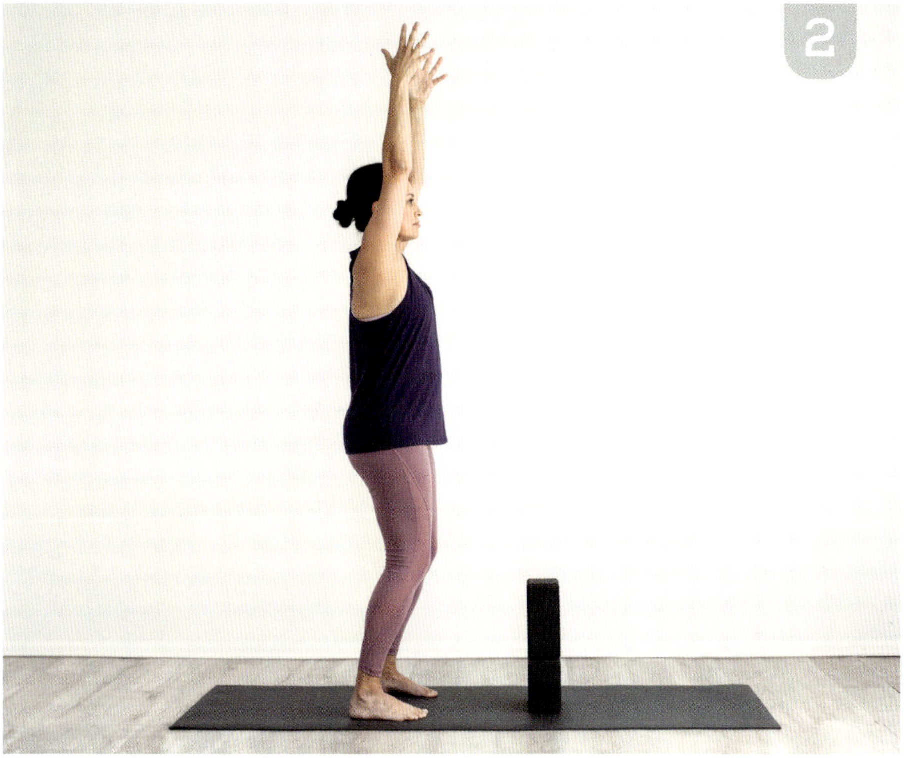

2

Atmen Sie ein und strecken Sie die Arme ohne Anstrengung über den Kopf. Beugen Sie die Knie leicht, um eine Überstreckung der Beine zu verhindern.

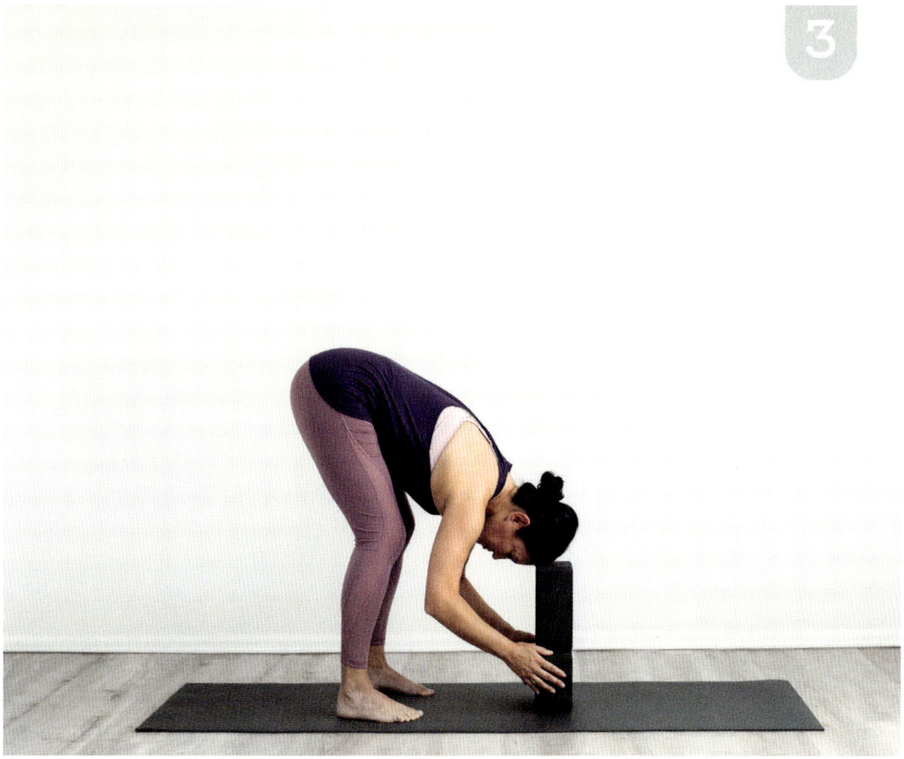

3

Atmen Sie aus und beugen Sie sich aus der Hüfte nach vorn, bis Ihr Kopf die Blöcke berührt. Senken Sie dabei die Hände in einer weiten Bewegung zum Boden. Ihr Kopf sollte an dem Punkt auf den Blöcken ruhen, an dem sich über der Stirn der Schädel zu runden beginnt. Passen Sie die Position der Blöcke an, bis Sie bequem in der Haltung stehen und Körper und Geist vollständig entspannen können.

HINEINSPÜREN
Machen Sie sich frei von allen mit dieser Haltung verbundenen Erwartungen und Zielen. Atmen Sie fließend. Nehmen Sie wahr, wie das Schweregefühl auf dem Block zunimmt, wenn die rückwärtige Muskulatur sich löst.

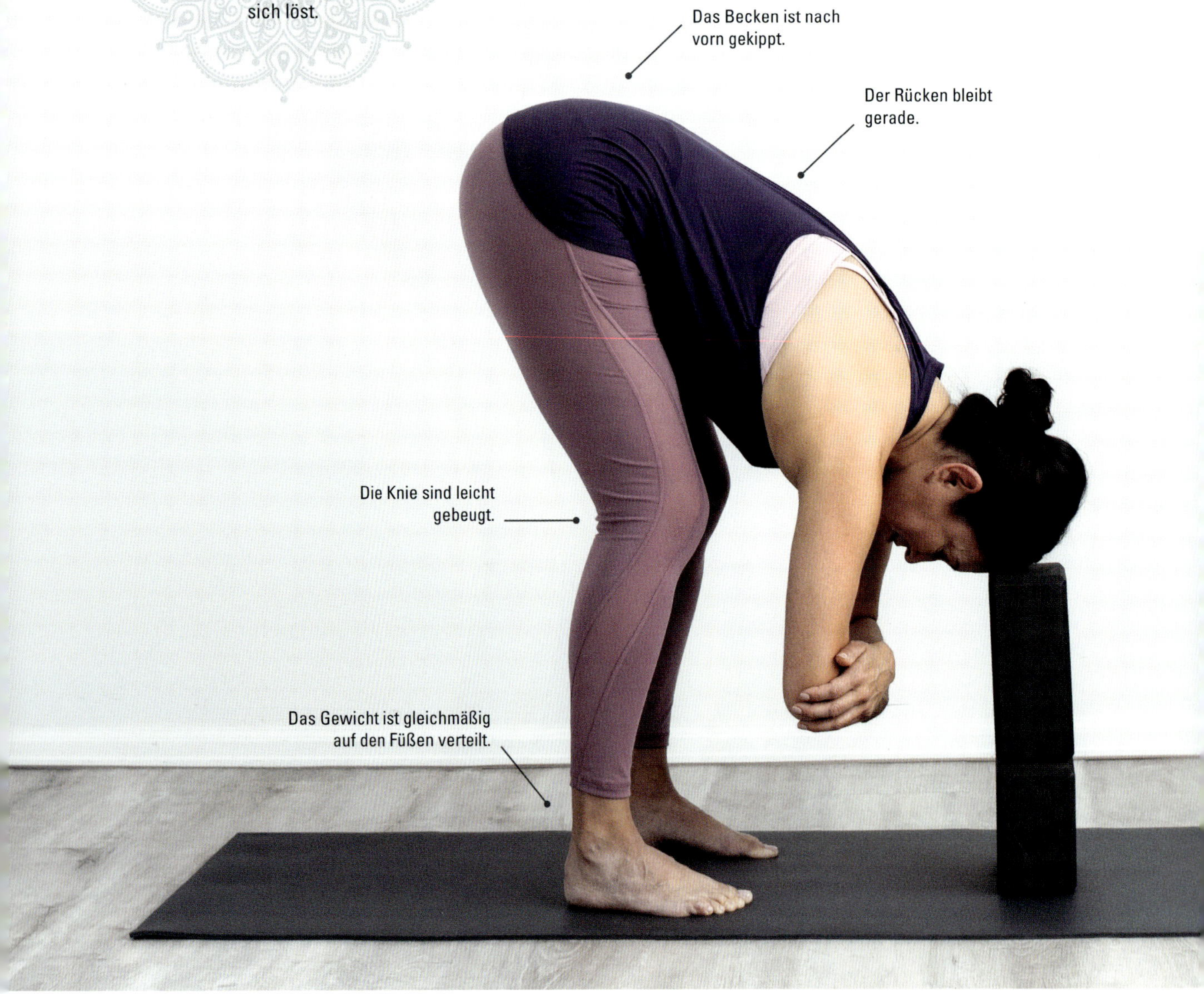
Das Becken ist nach vorn gekippt.
Der Rücken bleibt gerade.
Die Knie sind leicht gebeugt.
Das Gewicht ist gleichmäßig auf den Füßen verteilt.

4

Umfassen Sie den jeweils gegenüberliegenden Ellbogen mit der Hand und lassen Sie den Oberkörper in Richtung Boden sinken. Der Druck auf die Blöcke darf leicht bis mittelstark sein. Vermeiden Sie es, Ihr gesamtes Gewicht auf die Blöcke zu stützen. *(Wenn Sie Mühe haben, die Stirn bis zu den Blöcken zu senken, dann wandern Sie langsam mit den Füßen weiter auseinander, bis Sie den Kopf bequem ablegen können. Wird der Druck des Kopfes auf die Blöcke zu stark, stellen Sie entweder die Füße näher zueinander oder passen Sie die Blockhöhe an.)*

HALTUNG AUFLÖSEN: Die Hände von den Ellbogen lösen und auf den Hüften abstützen. Die Haltung langsam verlassen, um Schwindelgefühle zu vermeiden: leicht in die Knie gehen, Bauch- und Beinmuskulatur anspannen. Beim Einatmen mit geradem Rücken aufrichten. Hände seitlich hängen lassen und für einige Atemzüge der Wirkung der Übung nachspüren.

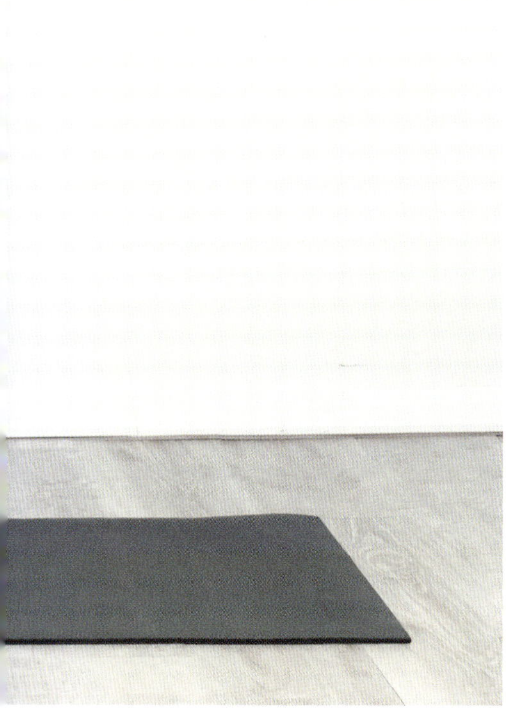

Variante

Ist die Haltung für Sie unangenehm oder rundet sich Ihr unterer Rücken dabei stark, dann probieren Sie folgende Variante: Legen Sie eine zu einem kleinen Rechteck gefaltete Decke auf einen stabilen, rutschsicher aufgestellten Stuhl. Führen Sie die Übung wie beschrieben aus und legen Sie den Kopf vorn auf der Sitzfläche ab. *(Ein zusätzlicher Block unter der Stirn reduziert die Spannung in den Beinen.)*

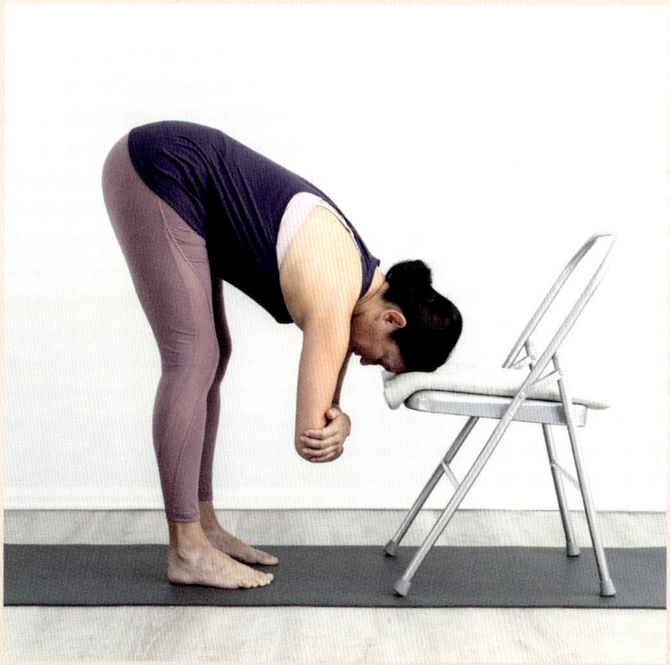

Unterstützte Vorbeuge im Sitzen

EMPFOHLENE HALTEDAUER // 3–5 MINUTEN

Mit der nötigen Leichtigkeit ausgeführt, lenkt diese Haltung die Aufmerksamkeit nach innen, bringt den Geist zur Ruhe und verankert uns im Hier und Jetzt. Geben Sie das Gewicht des Rumpfes vollständig an die Hilfsmittel ab und spüren Sie die Länge in der Körperrückseite.

SIE BRAUCHEN

- Matte
- 3–4 Decken
  - » 1 × kl. Rechteck
  - » 1–2 × Rechteck
  - » 1 × gerollt
- Flaches Polster

BEACHTEN SIE

Nicht in der Schwangerschaft, bei Ischias- und Bandscheibenbeschwerden oder Hiatushernie.

1

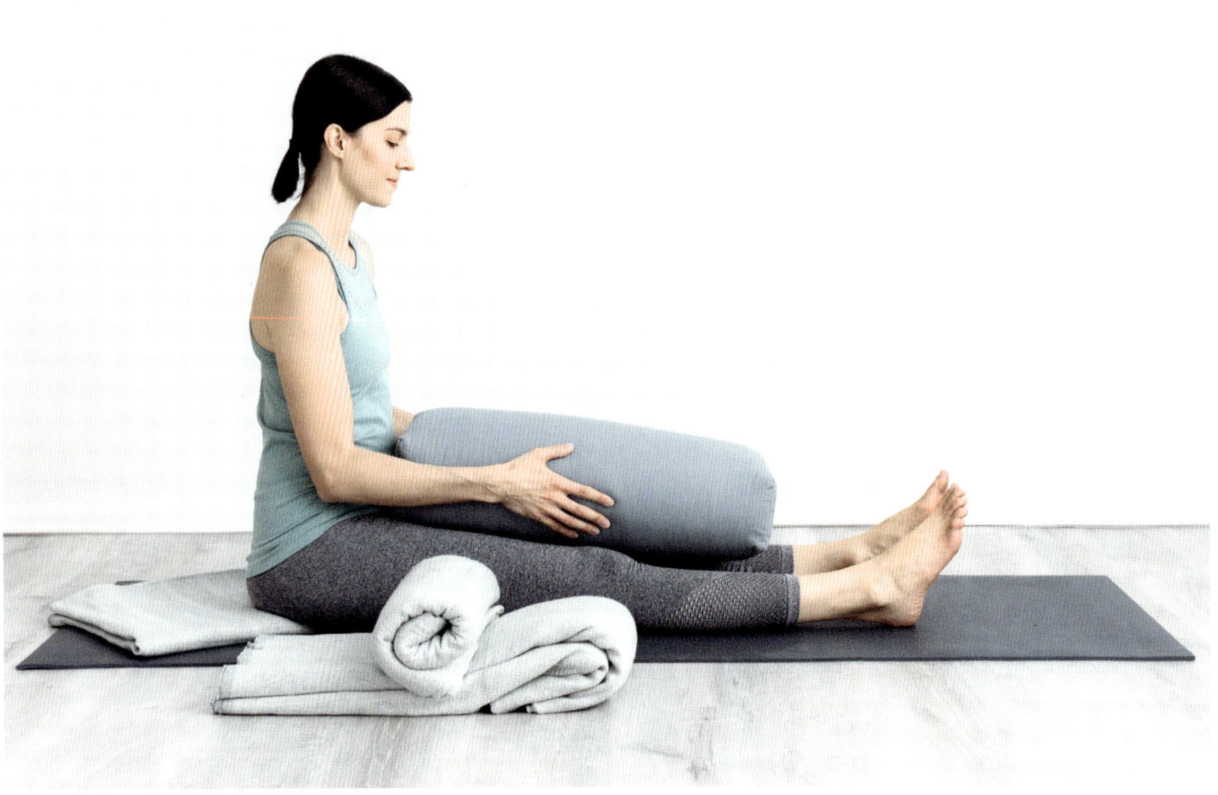

Legen Sie die zum kleinen Rechteck gefaltete Decke diagonal an ein Ende der Matte. Ein Eck weist zur Mattenmitte. Setzen Sie sich auf dieses Eck. Strecken Sie die Beine so vor sich aus, dass ein wenig Raum zwischen den Füßen bleibt. Platzieren Sie das Rundpolster auf Ihren Beinen. *(Wenn es Ihnen nicht ohne Mühe gelingt, die Knie zu strecken oder die Oberschenkelrückseiten schmerzen, legen Sie eine gerollte Decke unter Ihre Kniekehlen.)*

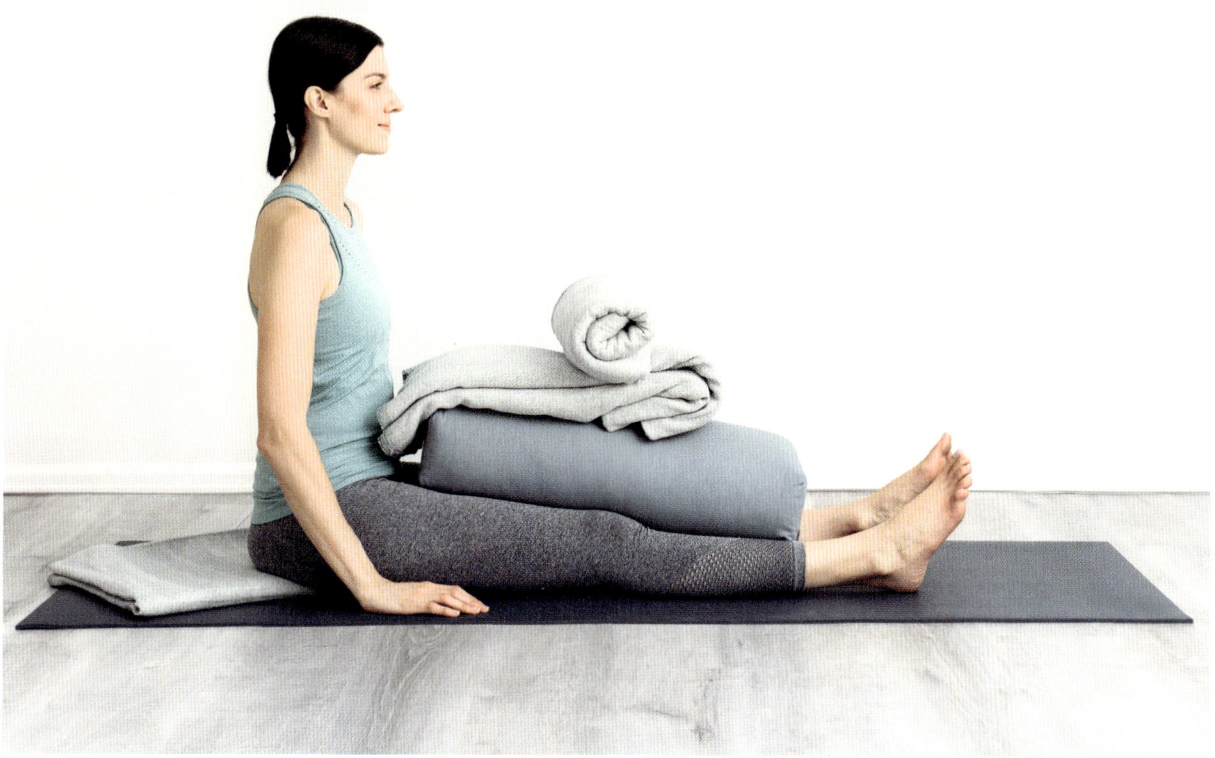

Beugen Sie sich nach vorn, um einzuschätzen, wieviel Raum zwischen Ihrem Rumpf und dem Polster bleibt. Dann arrangieren Sie die übrigen Decken so auf dem Polster, dass Sie Ihren Oberkörper und Kopf bequem darauf ablegen können. Ob die Hilfsmittel richtig angeordnet sind, erkennen Sie daran, dass Sie in der Vorbeuge keinerlei Spannung in Rücken und Beinen spüren.

HINEINSPÜREN
Lösen Sie die Spannung in Beinen und Zehen. Spüren Sie mit dem Atemfluss die Entspannung am Rücken auf- und absteigen.

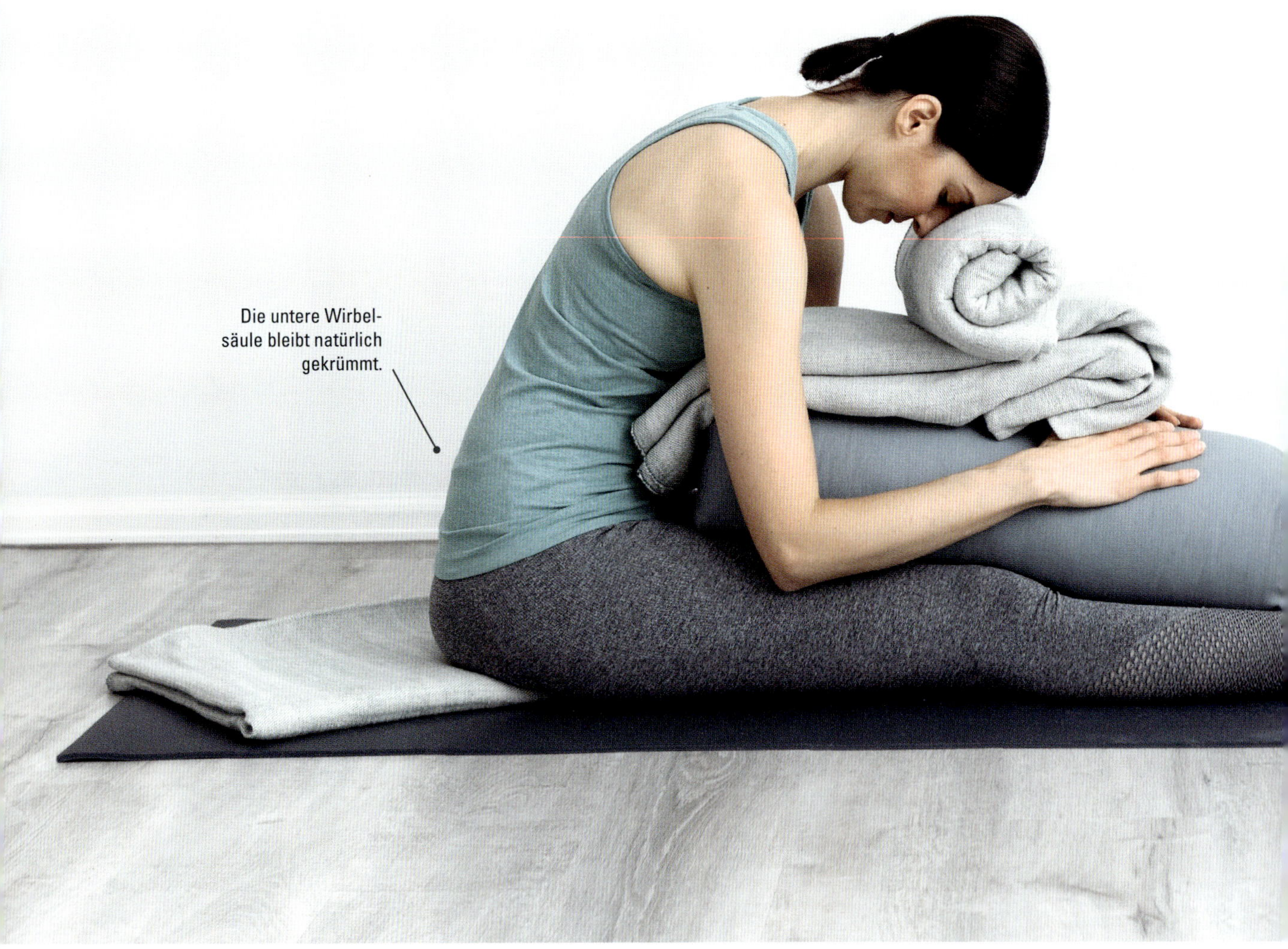

3

Atmen Sie ein und strecken Sie die Wirbelsäule nach oben. Dann atmen Sie aus und beugen den Oberkörper sanft bis auf die Stütze vor Ihnen. Legen Sie die Stirn auf der Decke ab. Der Nacken bleibt lang, das Kinn ist leicht zur Kehle gezogen. Verankern Sie die Hände so zwischen Decken und Polster, dass die Arme mühelos aufliegen. Schließen Sie die Augen, wenn das für Sie angenehm ist.

HALTUNG AUFLÖSEN: Hände senken, Handflächen auf den Boden drücken. Ausatmen, zum Sitzen kommen. Polster zur Seite legen, Knie beugen, Handflächen hinter dem Körper abstützen. Nach unten drücken, um den Brustkorb zu heben. Haltung nach einigen Atemzügen lösen.

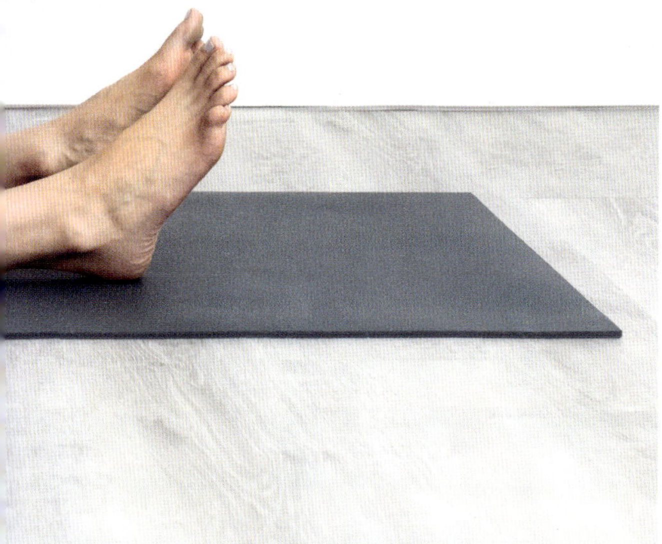

Variante

Bei zu großer Spannung in Hüfte und Beinen üben Sie so: Legen Sie die rechte Fußsohle an die Innenseite des linken Oberschenkels. Drehen Sie das linke Bein in der Hüfte leicht nach außen. *(Falls Raum unter der Kniekehle bleibt, mit einer gefalteten Decke unterlegen.)* Die Hilfsmittel auf der Innenseite des gestreckten Beines platzieren. Die Position 3-5 Minuten so halten, dann auf der anderen Seite üben.

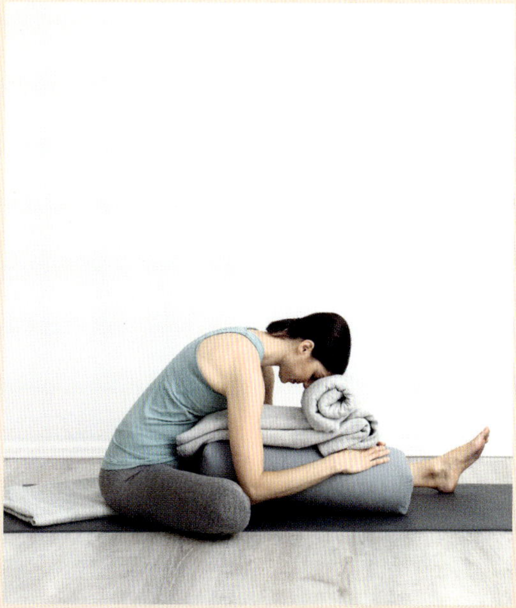

Unterstützte Vorbeuge im Sitzen

mit Stuhl

EMPFOHLENE HALTEDAUER // 2–3 MINUTEN

Die zwei Varianten dieser beruhigenden Vorbeuge lösen Verspannungen in Schultern und Nacken und strecken die Wirbelsäule. Beide lassen sich leicht unterwegs oder am Schreibtisch ausführen und ermöglichen Ihnen so ohne großen Aufwand eine kurze Pause.

SIE BRAUCHEN

- Matte
- Stuhl
- 1 Decke
  » 1 × kl. Rechteck

BEACHTEN SIE

Nicht empfehlenswert bei Augendruck, Augenerkrankungen, Verdauungsbeschwerden, Bluthochdruck, Hiatushernie, Erkältungen oder Sinusitis. Schwangere üben die Variante (S. 77).

1

Setzen Sie sich auf der vorderen Stuhlkante auf Ihre Sitzbeinhöcker. Die Füße stehen etwa 20 cm voneinander entfernt direkt unter den Knien, die Zehen sind nach vorn ausgerichtet. Legen Sie die Hände auf den Oberschenkeln ab.

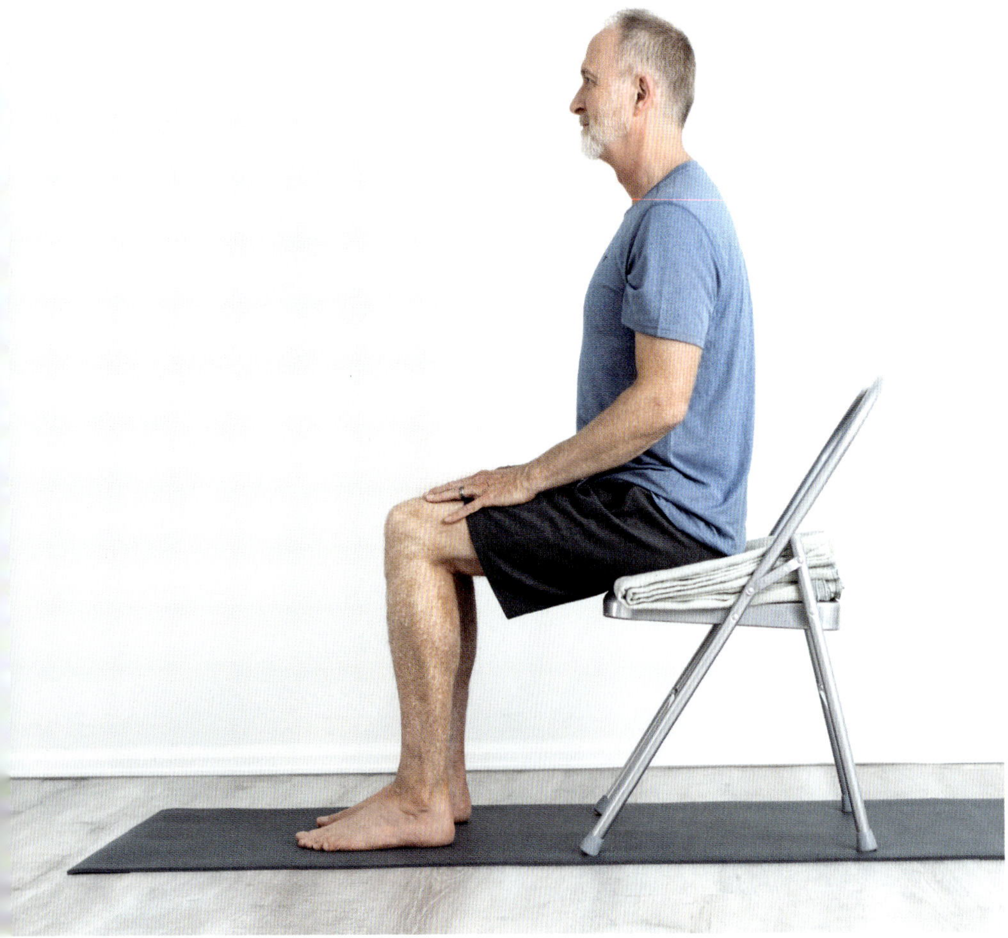

2

HINEINSPÜREN
Richten Sie Ihre Sinne nach innen und nehmen Sie das Gewicht Ihrer Knochen wahr. Spüren Sie, wie sich der Atem beim Einatmen horizontal im ganzen Rücken verteilt. Beim Ausatmen lassen Sie Kopf und Arme bewusst locker.

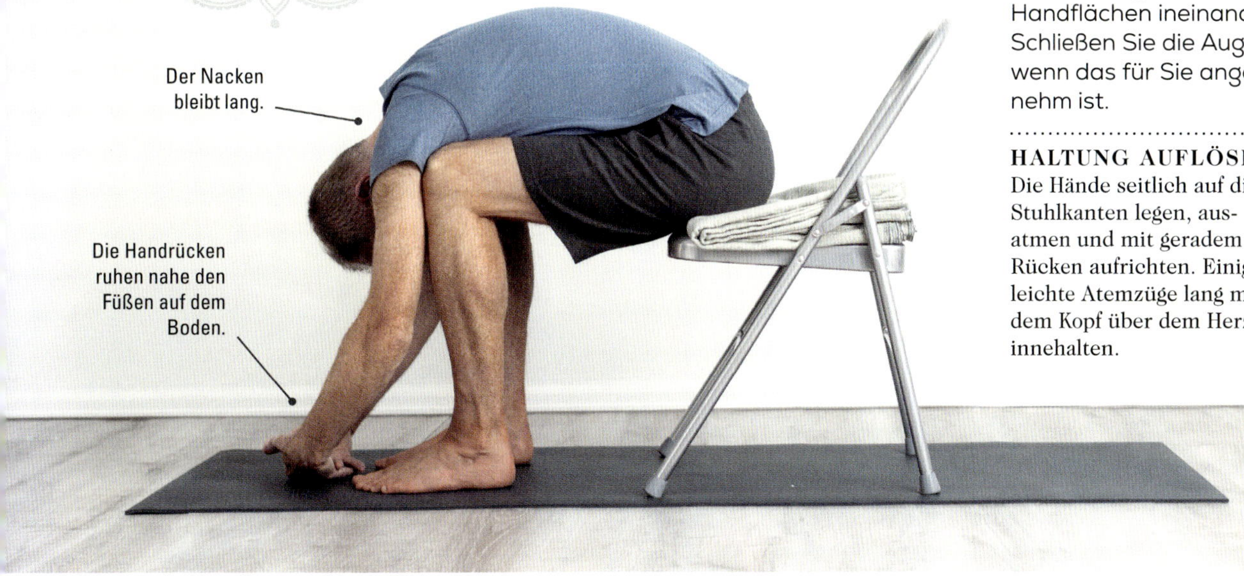
Der Nacken bleibt lang.
Die Handrücken ruhen nahe den Füßen auf dem Boden.

Atmen Sie tief ein und richten Sie sich über die Wirbelsäule bis zum Scheitelpunkt Ihres Kopfes auf. Atmen Sie aus und senken Sie den Oberkörper langsam auf die Oberschenkel. Kopf und Arme hängen nach unten. Legen Sie die nach oben gerichteten Handflächen ineinander. Schließen Sie die Augen, wenn das für Sie angenehm ist.

HALTUNG AUFLÖSEN: Die Hände seitlich auf die Stuhlkanten legen, ausatmen und mit geradem Rücken aufrichten. Einige leichte Atemzüge lang mit dem Kopf über dem Herzen innehalten.

Variante

Um Rücken und Nacken stärker zu entlasten, legen Sie je eine zum kleinen Rechteck gefaltete Decke auf die Matte und den Stuhl. Setzen Sie sich mit gekreuzten Beinen auf die Matte. Lehnen Sie sich nach vorn, legen Sie die Hände auf der Sitzfläche des Stuhls übereinander und senken Sie die Stirn. Nach 2–3 Minuten kreuzen Sie die Beine andersherum und wiederholen die Übung.

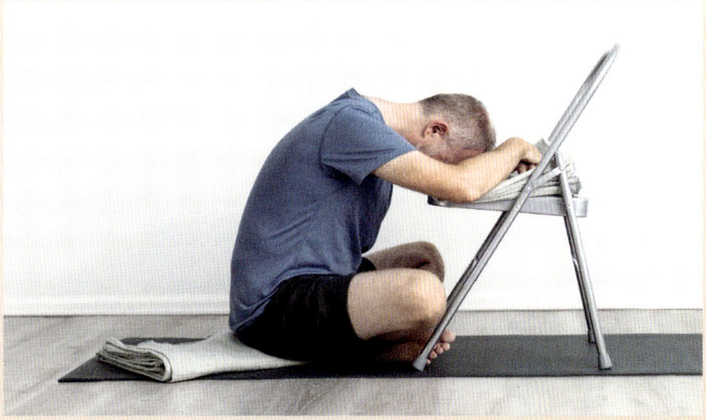

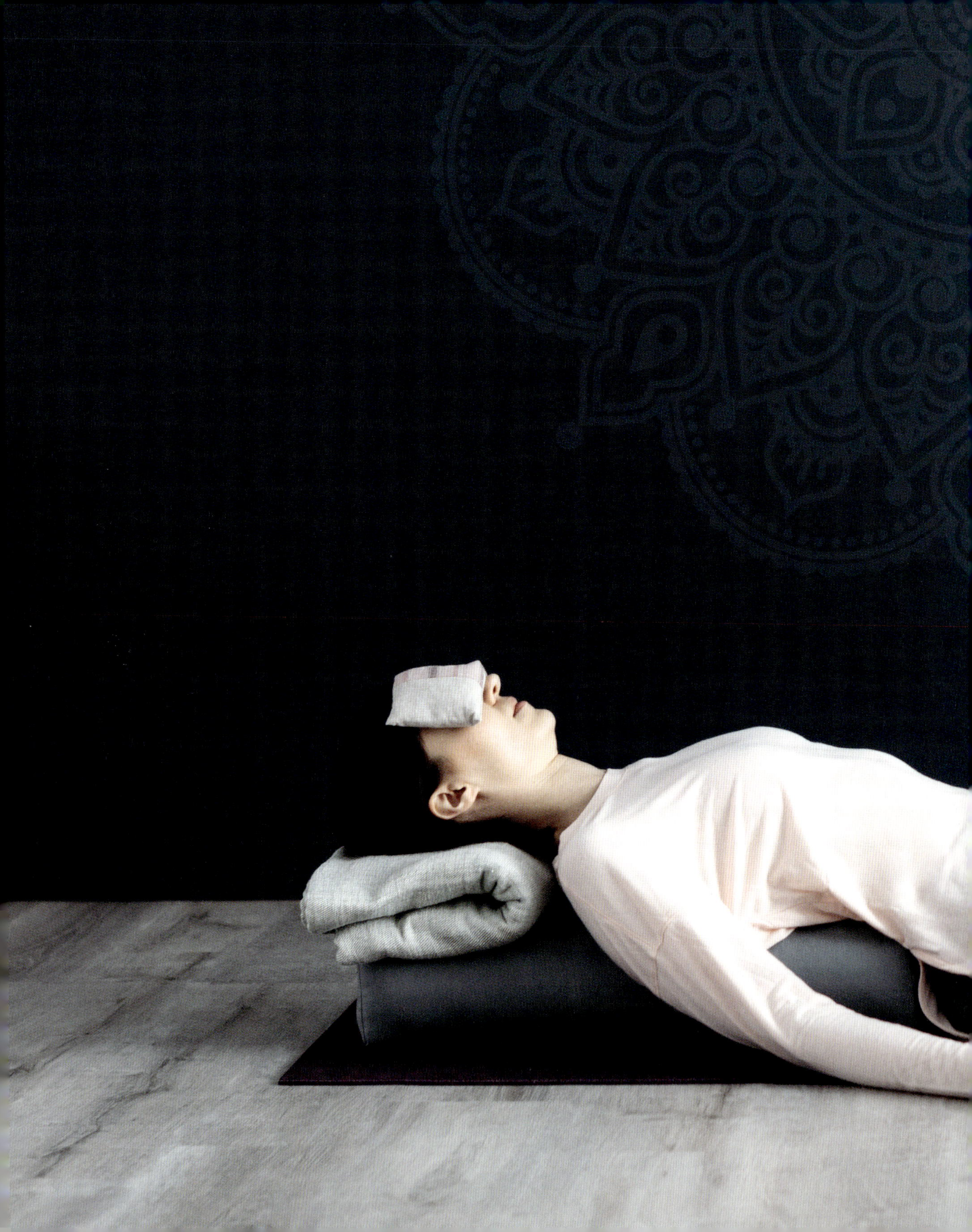

KAPITEL 3

Rückbeugen

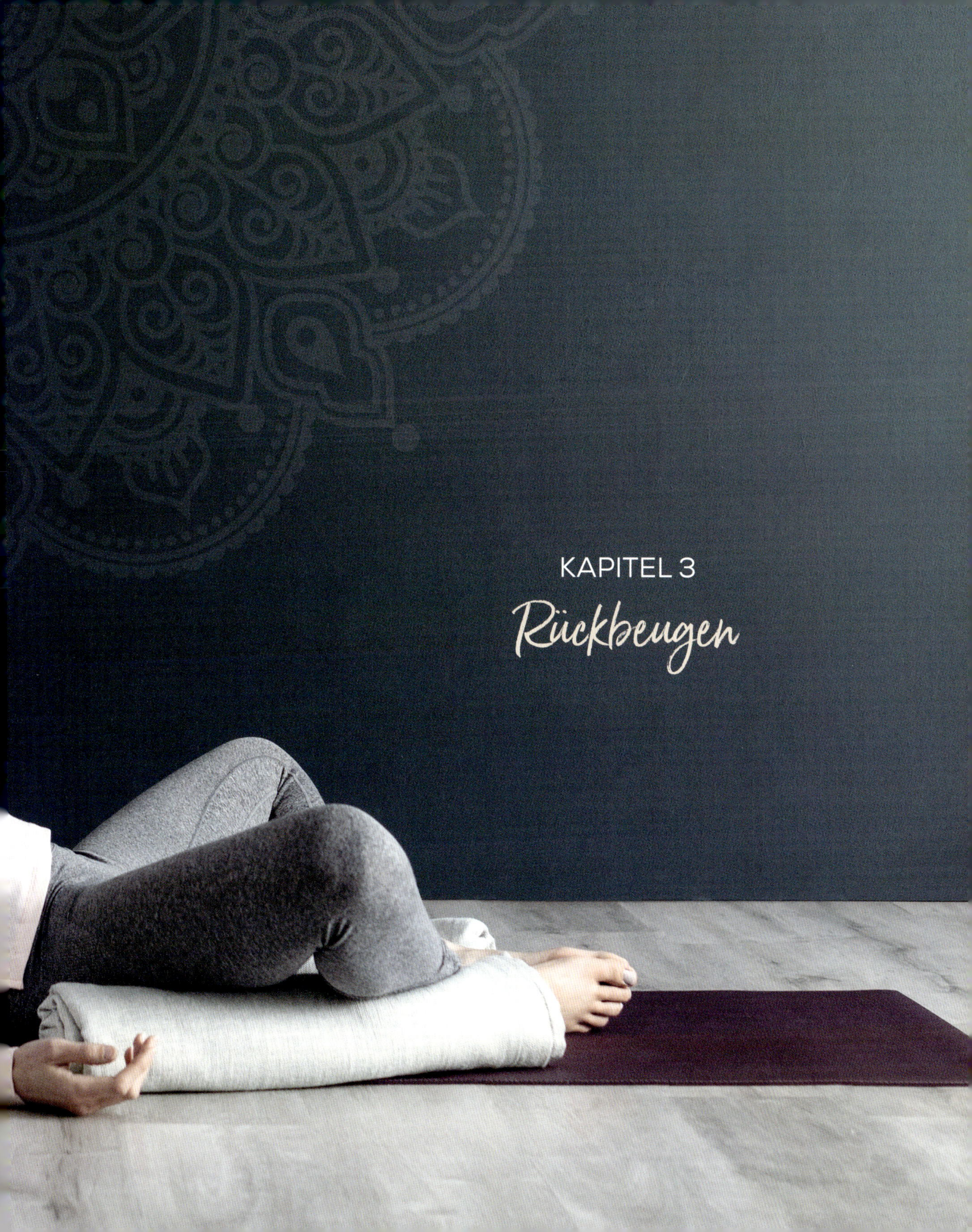

Kreative Pause in Rückenlage

EMPFOHLENE HALTEDAUER // 10–20 MINUTEN

Diese Haltung löst den Psoas, den Muskel, der zwischen Wirbelsäule und Beinen Ober- und Unterkörper verbindet. Ist er verspannt, kann das Rückenschmerzen verursachen und eine tiefe Atmung erschweren. Regelmäßig ausgeführt, entlastet diese Übung die Wirbelsäule und hilft bei Rückenschmerzen und körperlichem wie emotionalem Stress.

SIE BRAUCHEN

- Matte
- Decke
- Block
- Handtuch
- Gurt

BEACHTEN SIE

Nicht nach dem dritten Schwangerschaftsmonat üben.

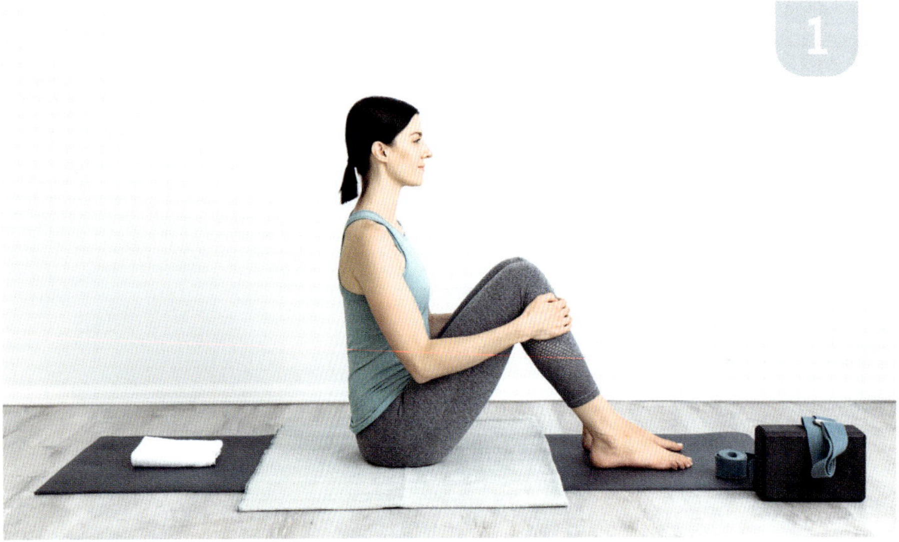

Falten Sie die Decke zweimal in der Hälfte und legen Sie sie über die Mitte der Matte. Das Handtuch falten Sie zu einem kleinen Quadrat und legen es ans Kopfende der Matte. Den Block und den zur Schlinge gezogenen Gurt platzieren Sie seitlich in Reichweite. Setzen Sie sich mit gebeugten, hüftbreit aufgestellten Knien auf die Decke. Die Füße sind aufgestellt, die Zehen weisen nach vorn.

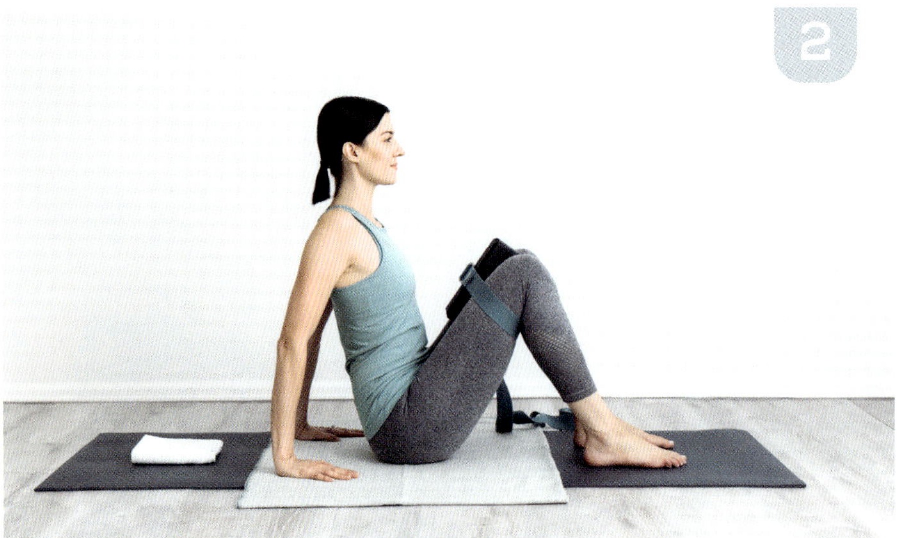

Schlüpfen Sie mit den Beinen in die Gurtschlinge und ziehen Sie sie bis über die Knie. Den Block klemmen Sie so zwischen Ihre Oberschenkel, dass die größten Flächen an Ihren Beinen anliegen. Dann ziehen Sie den Gurt um Ihre Oberschenkel fest. Setzen Sie die Hände auf dem Boden ab und ziehen Sie die Wirbelsäule lang. Legen Sie sich langsam und mit geradem Rücken hin.

HINEINSPÜREN
Lassen Sie den Atem fließen und entspannen Sie die Hüften. Manchmal fühlt es sich an, als würden Becken und Beine sich bewegen, wenn die Muskeln sich lockern und wieder ins Gleichgewicht kommen. Ihr Körper darf jetzt alle Spannungen in dem ihm eigenen Tempo loslassen. Erlauben Sie sich, einfach da zu sein.

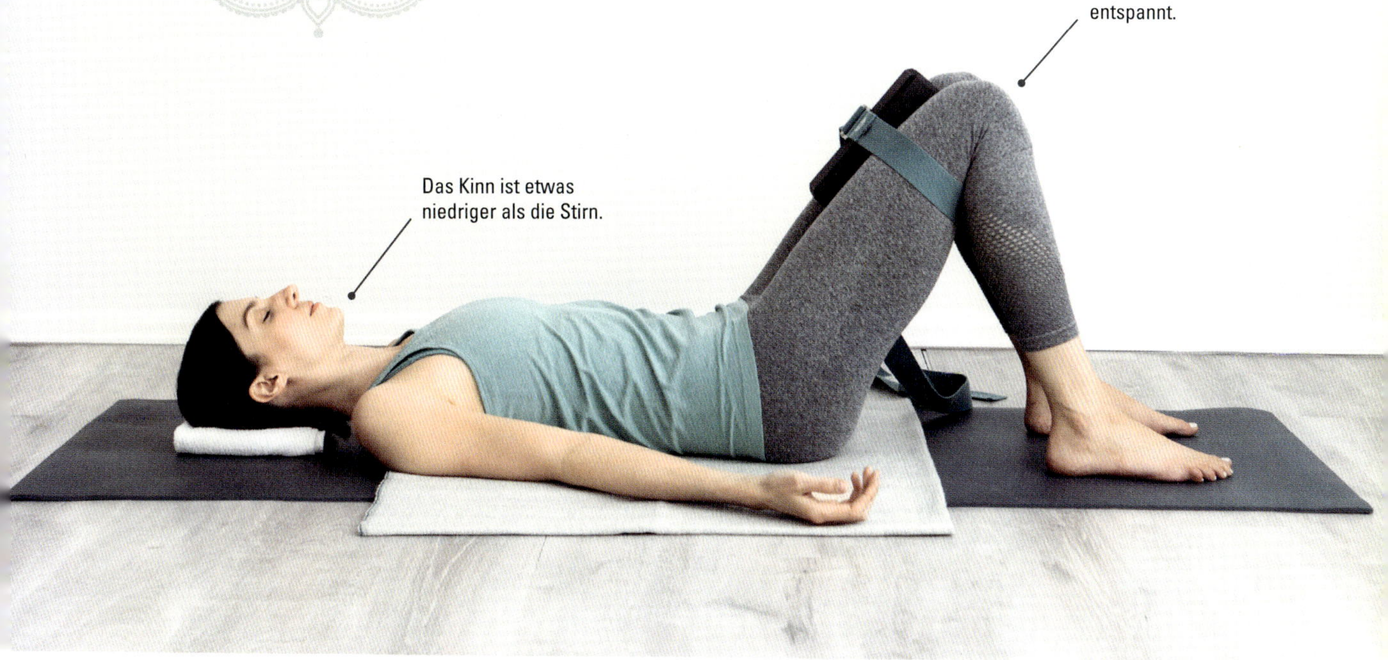
Die Beine sind vollkommen entspannt.
Das Kinn ist etwas niedriger als die Stirn.

Schieben Sie das Handtuch unter Ihren Schädelansatz. Der Nacken bleibt frei. Passen Sie die Höhe so an, dass es für Sie bequem ist. Wandern Sie mit den Füßen nach vorn, bis der Druck gleichmäßig auf den Sohlen verteilt ist. Die Oberschenkel sind parallel, die Knie sinken weder nach innen noch nach außen. Bauch und Beine sind vollkommen entspannt. Legen Sie die Arme mit nach oben gerichteten Handflächen neben dem Körper ab.

HALTUNG VERLASSEN: Gurt und Block abnehmen. Beine langsam ausstrecken. Dem Gefühl in Rücken und Beinen nachspüren. Vor dem Sich-Aufsetzen auf die Seite rollen und einige Atemzüge lang innehalten.

Einfache unterstützte Rückbeuge

EMPFOHLENE HALTEDAUER // 1–4 MINUTEN

Einfachheit bringt Leichtigkeit: Wieder frei atmen, geistig zur Ruhe kommen, Verspannungen im oberen Rücken und den Schultern lösen – einfach durch Daliegen und Nichtstun. Wenn Sie in Ihrem Alltag viel sitzen und von einer Aufgabe zur nächsten eilen, können Sie mit dieser Rückbeuge einen Ausgleich schaffen.

SIE BRAUCHEN
- Matte
- Decke
  » halb gerollt
- Flaches Polster
- Augenkissen (optional)

BEACHTEN SIE
Befolgen Sie bei Schmerzen im unteren Rücken oder im Nacken die Maßnahmen für sichere Yogapraxis (s. S. 28). Nicht nach dem dritten Schwangerschaftsmonat üben.

1

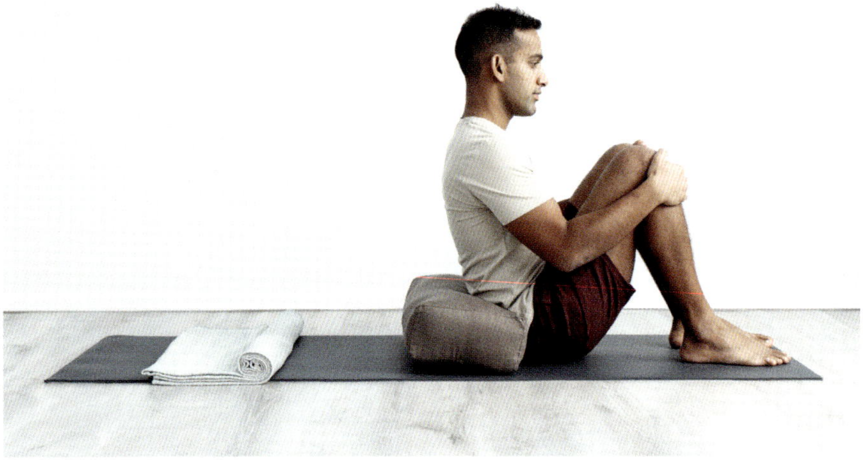

Platzieren Sie das Polster quer auf der Mitte der Matte und die Decke etwa 20 bis 25 cm oberhalb davon, mit dem gerollten Teil zum Polster. Setzen Sie sich mit gebeugten Knien und flach aufgesetzten Füßen aufrecht auf die Matte. Der untere Rücken ist gegen das Polster gestützt.

2

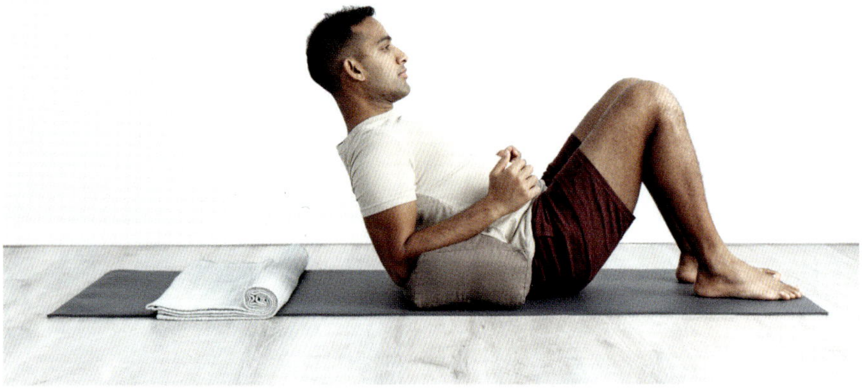

Lehnen Sie sich nach hinten und haken Sie sich mit den Ellbogen an der gegenüberliegenden Polsterkante ein. Atmen Sie ein und drücken Sie nach vorn ins Polster, sodass Ihre Rumpfvorderseite lang gezogen wird. Spüren Sie, wie Ihre Wirbelsäule nach oben und hinten in die Länge gezogen wird.

HINEINSPÜREN
Erfahren Sie mit ausgebreiteten Armen ganz entspannt das Gefühl von Weite im Brustkorb. Spüren Sie, dass Sie komplett gehalten werden, geben Sie alle Spannungen an den Boden ab.

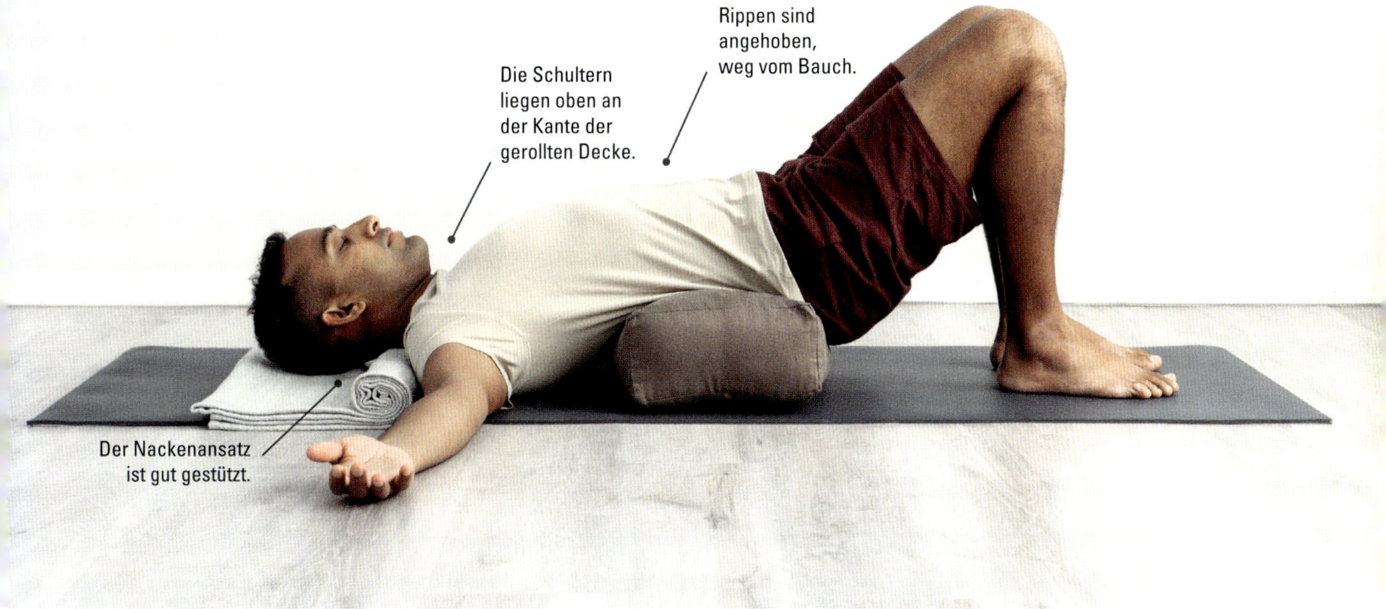
Die unteren Rippen sind angehoben, weg vom Bauch.
Die Schultern liegen oben an der Kante der gerollten Decke.
Der Nackenansatz ist gut gestützt.

Beim Ausatmen lassen Sie den Oberkörper nach hinten sinken. Der Kopf liegt so auf der Decke, dass der gerollte Teil Ihre Schultern berührt. Das Gesäß hängt etwas über die Polsterkante. Wandern Sie mit den Füßen nach vorn oder hinten, bis Sie einen Stand finden, der sich gut anfühlt. Spreizen Sie die Füße. Die Knie sind geöffnet oder berühren sich leicht. Strecken Sie die Arme mit den Handflächen nach oben zur Seite. Legen Sie das Augenkissen auf oder schließen Sie die Augen, wenn Ihnen das angenehm ist. *(Wenn sich Ihr Nacken gestaucht anfühlt, verändern Sie die Größe der Rolle oder legen Sie noch eine Decke unter.)*

HALTUNG AUFLÖSEN: Kopf leicht anheben und gerollte Decke von der Matte schieben. Ausatmen. Füße sanft in den Boden stemmen, um den Oberkörper nach hinten vom Polster herunter zu schieben. Hände nach unten strecken und Polster bis unter die Knie schieben. 3 leichte Atemzüge lang innehalten und alle auftauchenden Gefühle beobachten, dann auf die Seite rollen und zum Sitzen kommen.

Bergbach

EMPFOHLENE HALTEDAUER // 5–15 MINUTEN

Diese Rückbeuge erfrischt und entlastet die Muskeln, die durch unsere Neigung, bei Alltagstätigkeiten gekrümmt dazusitzen, angespannt sind. Die sanfte Öffnung des oberen Brustbereichs, der Bauchmuskeln und des Zwerchfells vertieft die Lungenatmung. Die Übung hilft Ihnen, sich in der Ruhe zu verankern, verbessert die Haltung, hebt die Stimmung und nimmt den Druck von Herz und Kehle.

SIE BRAUCHEN

- Matte
- 3 Decken
  - » 1 × Basisfaltung
  - » 2 × Rechteck
- Rundes Polster

BEACHTEN SIE

Befolgen Sie bei Schmerzen im unteren Rücken oder im Nacken die Maßnahmen für sichere Yogapraxis (s. S. 28). Nicht nach dem dritten Schwangerschaftsmonat üben.

1

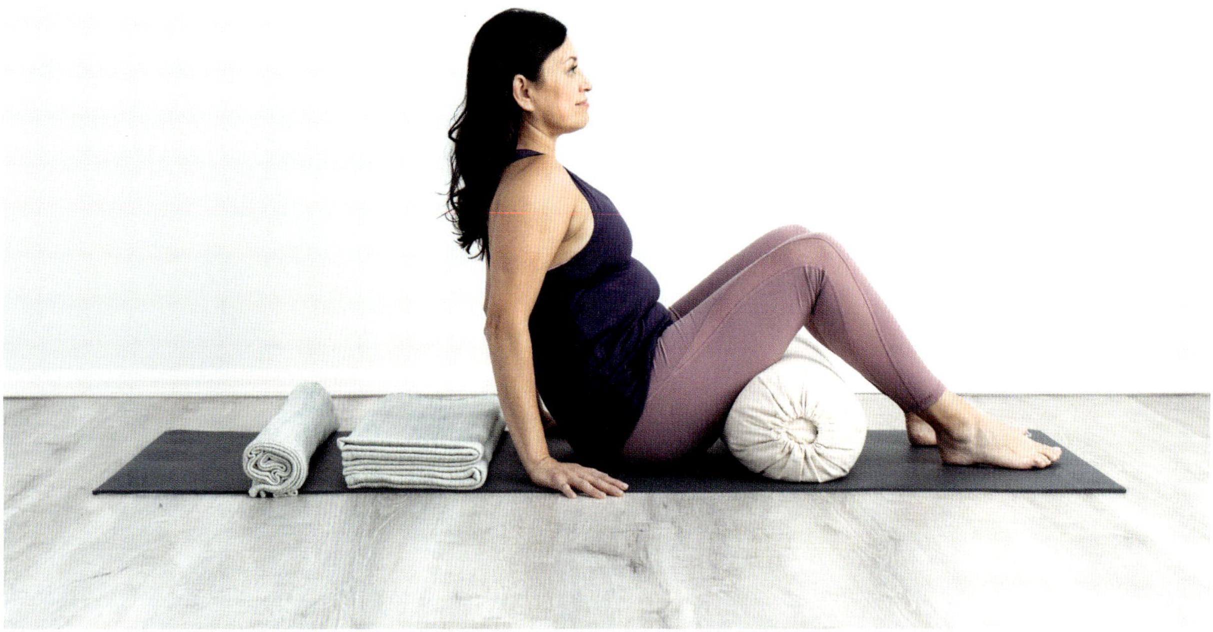

Rollen Sie die Decke in Basisfaltung von der langen Seite her auf. Stapeln Sie die rechteckig gefalteten Decken im oberen Drittel der Matte und platzieren Sie die Deckenrolle etwa 10 cm darüber. Legen Sie das runde Polster quer über das untere Drittel der Matte. Setzen Sie sich so zwischen die Decken und das Polster auf die Matte, dass das Polster unter Ihren Kniekehlen liegt. Legen Sie die Hände flach neben sich auf die Matte. Lehnen Sie sich langsam zurück, ohne die Wirbelsäule zu krümmen.

HINEINSPÜREN
Entspannen Sie Stirn, Wangen, Kiefer, Zunge und Lippen. Atmen Sie einige Male langsam aus. Lassen Sie ein Gefühl der Mühelosigkeit durch Kehle, Brust, Bauchnabel und Magengrube strömen. Stellen Sie sich vor, so ungestört dazuliegen wie ein Kiesel am Grunde eines klaren Bergbachs. Lassen Sie den Atem frei fließen.

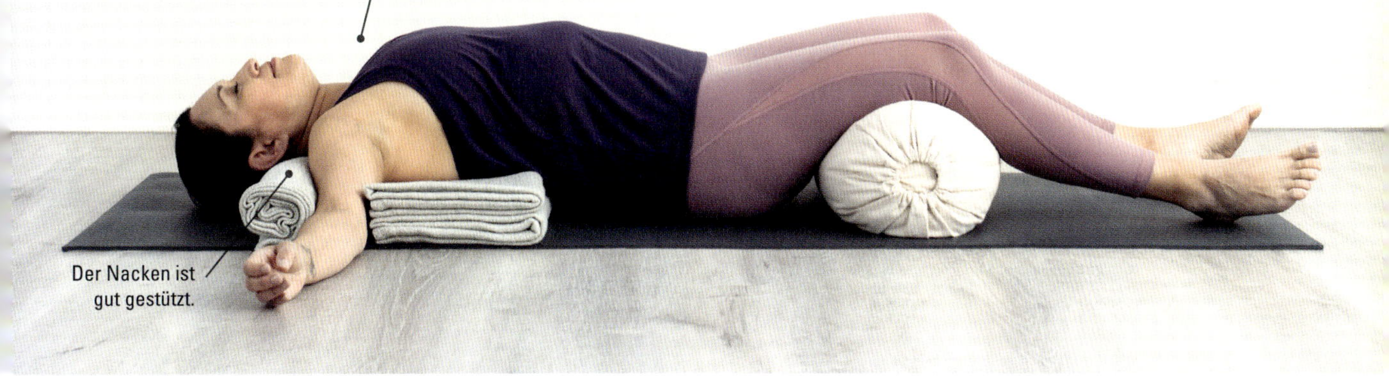
Die Schultern ruhen zwischen den Decken.
Der Nacken ist gut gestützt.

Auf der Matte angekommen, schieben Sie sich nach oben und unten, bis Sie die richtige Position finden. Legen Sie das Augenkissen auf oder schließen Sie die Augen, wenn das für Sie angenehm ist. Strecken Sie die Arme zur Seite aus. Die Hände liegen mit der Kleinfingerseite oder den Handrücken am Boden. *(Sollte es sich unbequem anfühlen, dass das Kinn höher liegt als die Stirn, dann passen Sie die Unterlage so an, dass beide auf gleicher Höhe liegen. Bei Schmerzen im Rücken legen Sie eine der gefalteten Decken stattdessen auf das Polster.)*

HALTUNG VERLASSEN: Ausatmen, Knie beugen, Polster mit den Füßen wegschieben. Knie zu einer Seite sinken und Körper schwer mitrollen lassen. Mithilfe der Hände in eine sitzende Position aufrichten.

Gebundene Winkelhaltung im Liegen

EMPFOHLENE HALTEDAUER // 10–15 MINUTEN

Diese Haltung ist eine der wichtigsten im Restorative Yoga. Sie hat eine sehr entspannende Wirkung und reduziert Stress, indem sie Becken-, Bauch- und Brustraum sanft öffnet. Viele Übende spüren in und nach der Haltung ein Gefühl von tiefem Wohlbefinden und Frieden.

SIE BRAUCHEN

- Matte
- 6–7 Decken
  - » 3 × Rechteck
  - » 1 × kl. Rechteck
  - » 2 × gerollt
  - » 1 × doppeltes kl. Rechteck (optional)
- Flaches Polster
- Augenkissen (optional)

BEACHTEN SIE

Befolgen Sie bei Rücken- oder chronischen ISG-Schmerzen die Maßnahmen für sichere Yogapraxis (s. S. 28). Nach dem dritten Schwangerschaftsmonat üben Sie die Variante mit Polster und Blöcken (Seite 88).

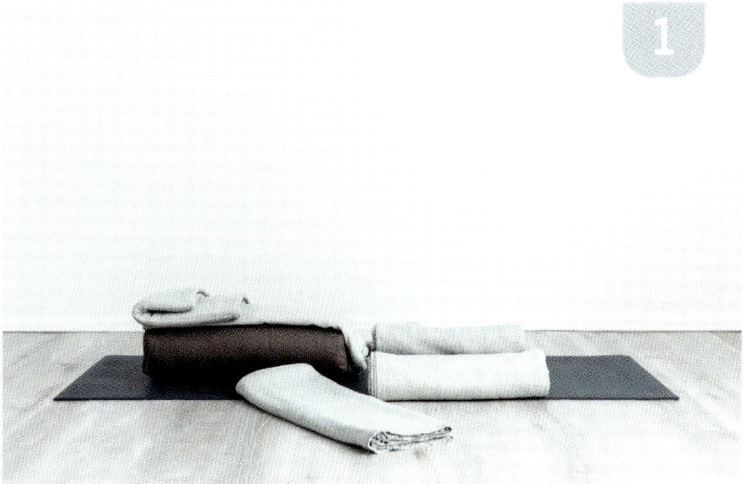

1

Positionieren Sie das Polster längs auf dem oberen Teil der Matte und legen Sie eine der rechteckig gefalteten Decken darauf. Von der klein gefalteten Decke klappen Sie noch einmal ein Drittel um und legen sie auf das Kopfende des Polsters. Auf jede Seite der Matte kommt eine der beiden übrigen gefalteten Decken. Sie sollen jeweils im 45-Grad-Winkel nach unten weisen. Die zwei gerollten Decken platzieren Sie etwas unter dem Polster in Längsrichtung rechts und links auf der Matte.

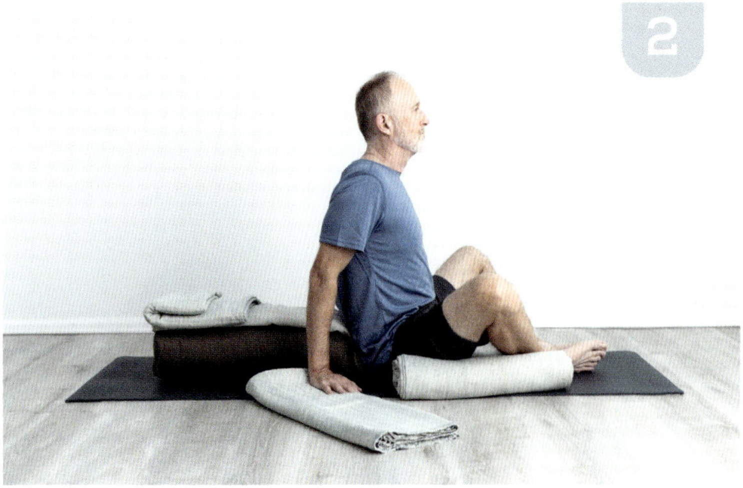

2

Setzen Sie sich so auf die Matte, dass Sie Ihren unteren Rücken gegen das untere Ende des Polsters stützen. Beugen Sie die Knie, lassen Sie die Oberschenkel sanft nach außen sinken und legen Sie die Fußsohlen aneinander. Die Füße sind maximal 30 cm vom Becken entfernt. Ziehen Sie die gerollten Decken so an sich heran, dass Ober- und Unterschenkel vollständig gestützt sind. Stützen Sie sich auf den Armen ab und lassen Sie den Oberkörper vorsichtig nach hinten auf das Polster sinken. *(Bei Zuggefühlen an den Beininnenseiten legen Sie weitere Decken unter.)*

3

Auf dem Polster angekommen, passen Sie die Kopfstütze so an, dass Kopf und Nacken optimal gehalten werden. Positionieren Sie bei Bedarf noch eine kleine doppelt gefaltete Decke als weitere Stütze. Legen Sie das Augenkissen auf oder schließen Sie die Augen, wenn Sie möchten. Strecken Sie die Arme auf den diagonalen Decken aus, Handflächen nach oben. *(Bei Beschwerden im unteren Rücken legen Sie die Decke vom Polster in den Raum über dem Steißbein.)*

HALTUNG VERLASSEN: Sehr langsam ein Bein nach dem anderen ausstrecken. Ausatmen und mit möglichst geringem Druck der Hände in sitzende Position aufrichten, dabei Kinn zur Brust ziehen.

HINEINSPÜREN
Wenn Sie ganz im Augenblick bleiben und es Ihrem Körper erlauben, komplett loszulassen, schaffen Sie Raum für ein tiefes Gefühl der Ganzheit. Lassen Sie den Atem fließen, den Unterkiefer in Richtung Herz sinken und lösen Sie alle Anspannung in Ihrem Gesicht.

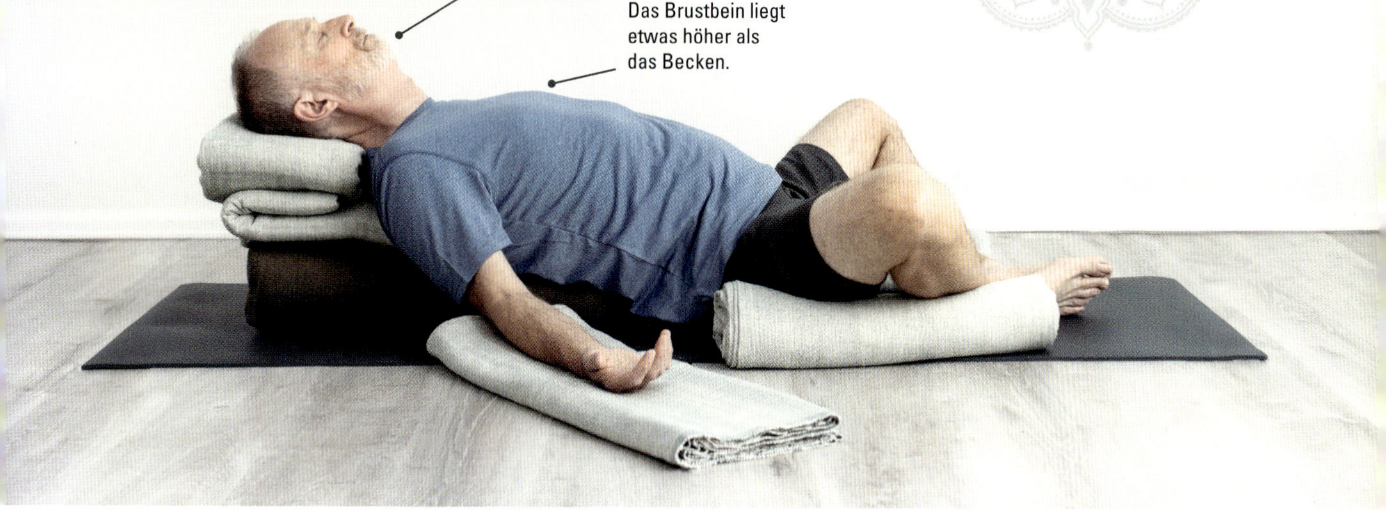
Das Kinn liegt etwas höher als das Brustbein.
Das Brustbein liegt etwas höher als das Becken.

Variante

Diese Variante verstärkt das Gefühl, gehalten und getragen zu werden. Nehmen Sie die Position wie beschrieben ein. Schlingen Sie unterhalb der Taille einen Gurt um den Rumpf, ziehen Sie ihn unter den Füßen durch, sodass er die Außenknöchel hält, und stellen Sie ihn auf eine bequeme Länge ein.

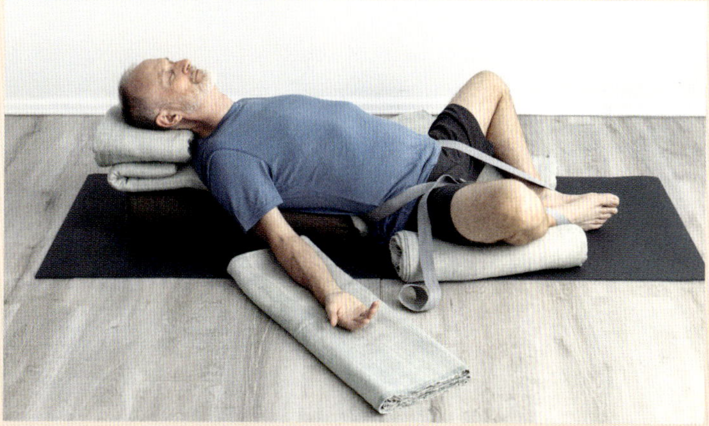

Gebundene Winkelhaltung im Liegen mit Polster und Blöcken

EMPFOHLENE HALTEDAUER // 10–15 MINUTEN

Diese Variante einer Grundhaltung des Restorative Yoga ist hilfreich, wenn Sie im Liegen husten müssen oder dazu neigen, einzuschlafen. Sie verleiht der Entspannung eine ganz eigene Note und lässt innere Weite und Gelassenheit entstehen.

SIE BRAUCHEN
- Matte
- 6 Decken
  - » 1 × kl. Rechteck
  - » 1 × Rechteck
  - » 4 × gerollt
- 2 Blöcke
- Flaches Polster
- Augenkissen (optional)

BEACHTEN SIE

Befolgen Sie bei Knie- oder chronischen ISG-Schmerzen die Maßnahmen für sichere Yogapraxis (s. S. 28).

1

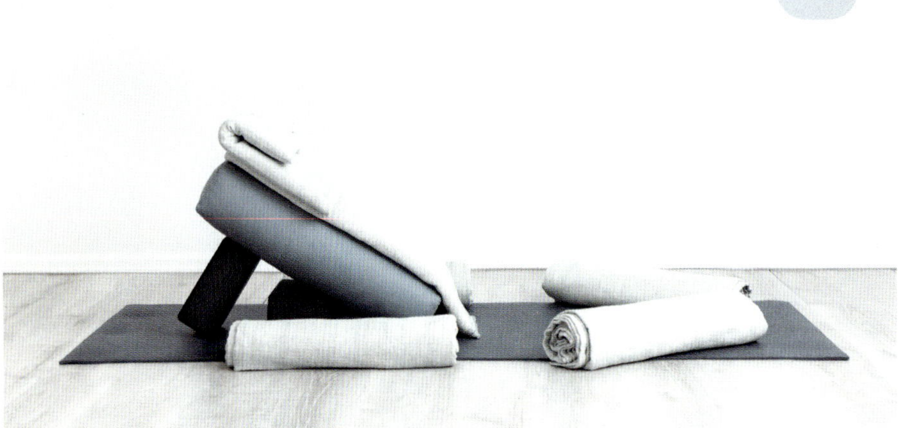

Richten Sie das Polster am oberen Mattenende mithilfe eines hohen und eines niedrigen Blocks zu einer Rampe auf. Darauf legen Sie die rechteckig gefaltete Decke. Von der klein gefalteten Decke klappen Sie noch einmal ein Drittel um und legen sie auf das Kopfende des Polsters. Platzieren Sie zwei gerollte Decken längs der Rampe und zwei am unteren Mattenende.

2

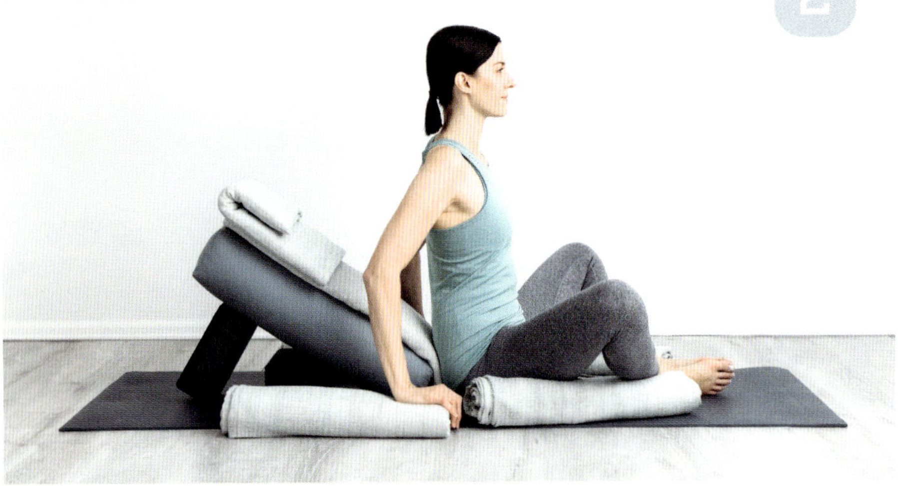

Setzen Sie sich mittig auf die Matte, mit dem unteren Rücken zur Rampe. Beugen Sie die Knie, lassen Sie sie sanft nach außen sinken und legen Sie die Fußsohlen aneinander. Die Füße sind maximal 30 cm vom Becken entfernt. Unterlegen Sie die Ober- und Unterschenkel gut mit den gerollten Decken. Stützen Sie sich mit den Händen ab und lassen Sie sich nach hinten auf das Polster sinken.

HINEINSPÜREN
Verweilen Sie, nachdem Sie die Position eingenommen haben, in einem Zustand der *Tatenlosigkeit.* Lassen Sie den Atem kommen. Nehmen Sie alle auftauchenden Empfindungen wahr.

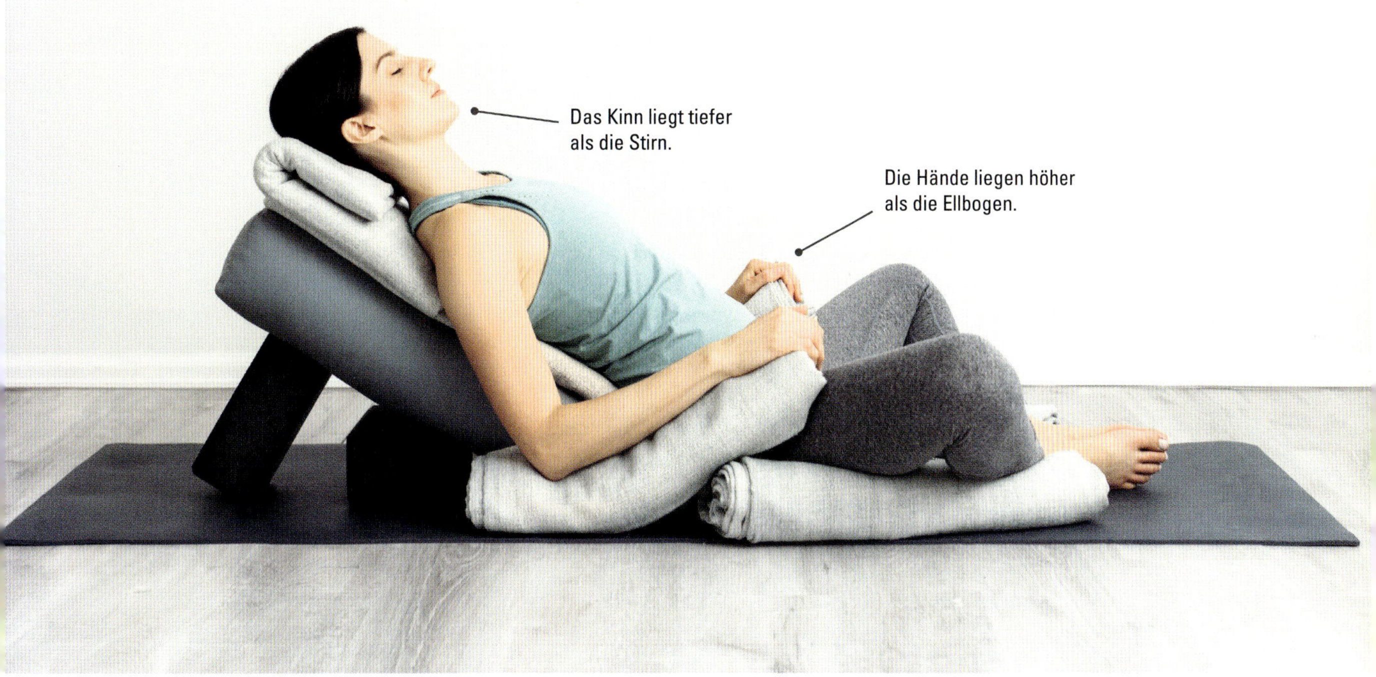
Das Kinn liegt tiefer als die Stirn.
Die Hände liegen höher als die Ellbogen.

Auf dem Polster angekommen, passen Sie die Kopfstütze so an, dass Kopf und Nacken optimal gehalten werden und die Stirn höher liegt als das Kinn. Heben Sie das vordere Ende der gerollten Armstützen auf die Beinstützen. Legen Sie das Augenkissen auf oder schließen Sie die Augen, wenn das für Sie angenehm ist. Legen Sie die Unterarme auf die Armstützen. Die Handflächen weisen nach unten, die Finger liegen locker auf den Stirnseiten der gerollten Decken. *(Wenn Sie es gern wärmer haben, bedecken Sie Unterbauch und Beine mit einer zusätzlichen Decke in Basisfaltung. Bei Beschwerden im unteren Rücken legen Sie die Decke vom Polster stattdessen in den Raum über dem Steißbein.)*

HALTUNG VERLASSEN: Langsam ein Bein nach dem anderen ausstrecken. Ausatmen. Sich mit den Handflächen am Boden abstützen und in eine sitzende Position hochstemmen. Nehmen Sie sich kurz Zeit, im Raum anzukommen, bevor Sie weiterüben.

Unterstützte Rückenlage

EMPFOHLENE HALTEDAUER // 10–15 MINUTEN

Diese Variante ist hilfreich, wenn Ihnen die Gebundene Winkelhaltung im Liegen Probleme in Knien und Hüften verursacht. Wie die vorhergehenden Haltungen wirkt sie hervorragend gegen Stress. Frauen unterstützt sie während der Menstruation, Schwangerschaft und Menopause.

SIE BRAUCHEN
- Matte
- 5 Decken
  - » 1 × kl. Rechteck
  - » 1 × Rechteck
  - » 3 × gerollt
- 2 Blöcke
- Flaches Polster
- Rundes Polster
- Augenkissen (optional)

BEACHTEN SIE
Stützen Sie den unteren Rücken immer vollständig.

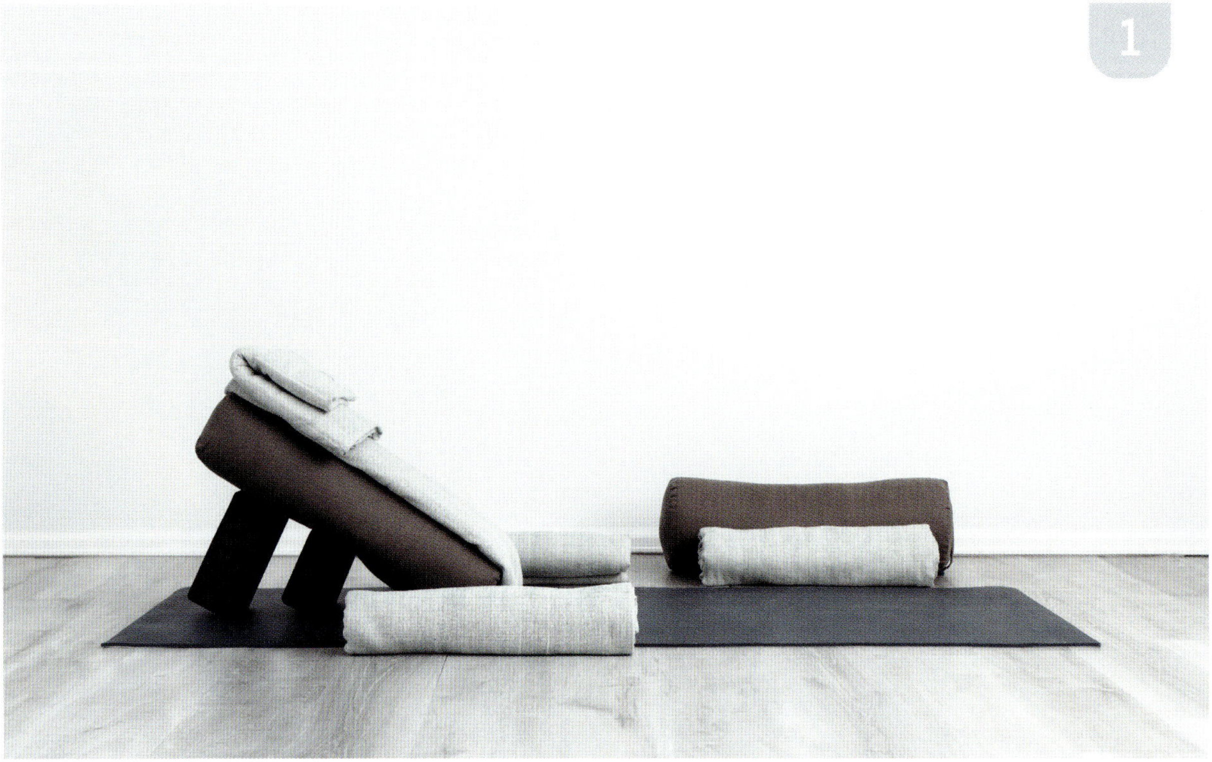

1

Errichten Sie am Kopfende der Matte in Längsrichtung eine Rampe. Nutzen Sie dazu das flache Polster und zwei im 45-Grad-Winkel aufgestellte Blöcke, einen hohen und einen mittleren. Auf die Rampe legen Sie die zum Rechteck gefaltete Decke. Von der klein gefalteten Decke klappen Sie noch einmal ein Drittel um und legen sie auf das Kopfende des Polsters. Platzieren Sie neben der Rampe auf jeder Seite der Matte eine gerollte Decke. Die letzte gerollte Decke und das Rundpolster positionieren Sie in Reichweite nahe dem Fußende der Matte.

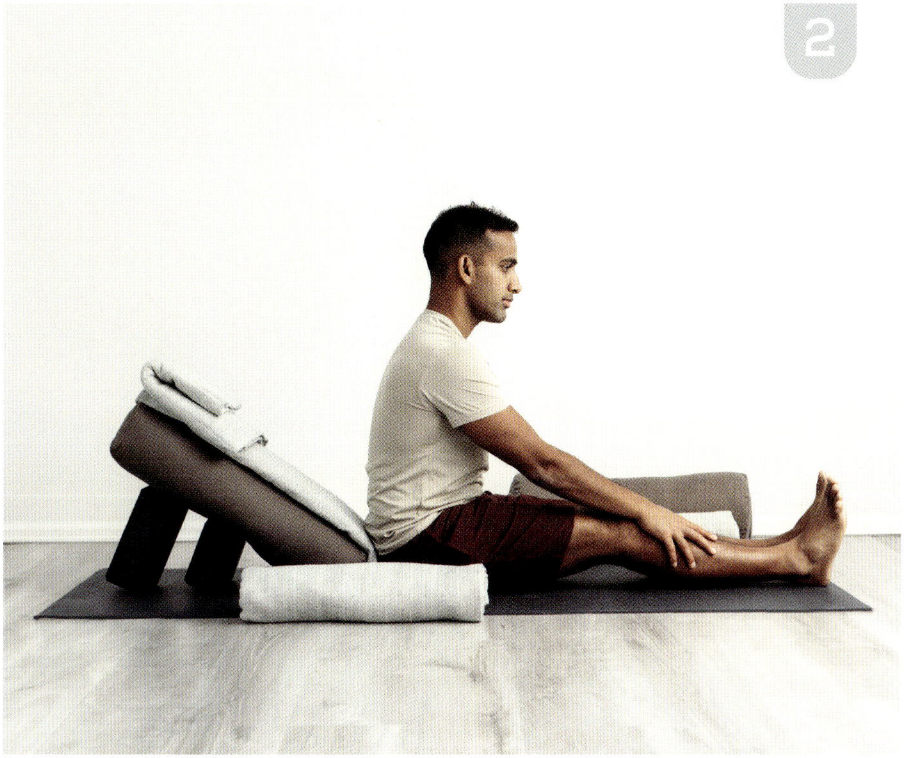

Setzen Sie sich auf die Matte und strecken Sie die Beine nach vorn aus. Lehnen Sie sich etwas nach vorn und rutschen Sie so weit nach hinten, dass Ihre Hüften die Basis der Rampe berühren.

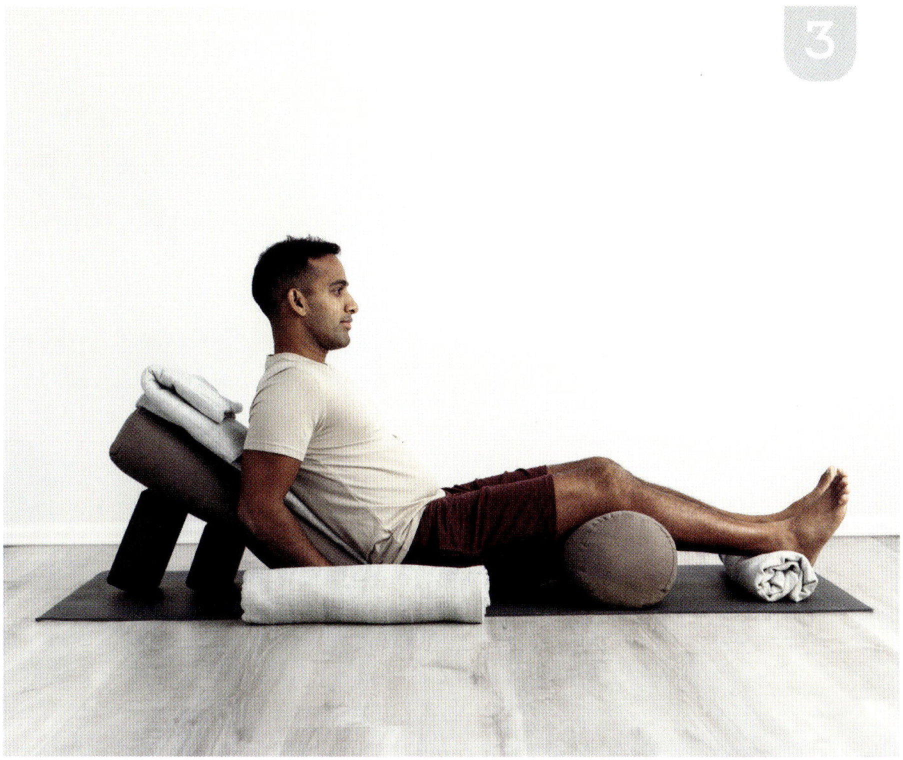

Schieben Sie das runde Polster unter die Kniekehlen und die gerollte Decke so unter die Fußknöchel, dass die Fersen auf der anderen Seite überhängen. Stützen Sie sich auf den Armen ab und senken Sie den Oberkörper auf die Rampe.

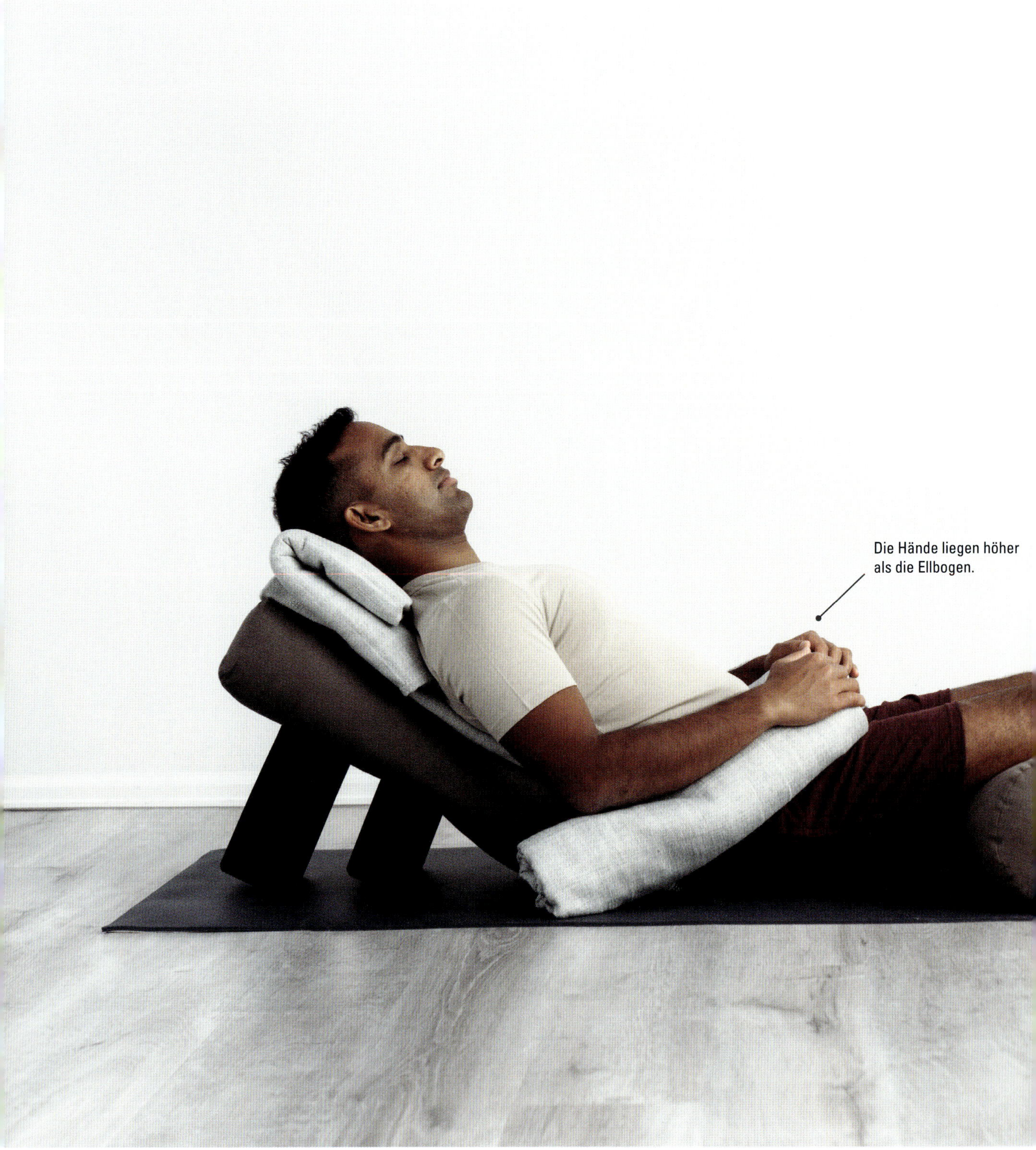
Die Hände liegen höher
als die Ellbogen.

HINEINSPÜREN
Richten Sie Ihre gesamte Aufmerksamkeit auf die tiefe Stille, die sich mit jedem Atemzug in Ihrem Körper ausbreitet. Lassen Sie den Atem natürlich fließen. Werden Sie zum Beobachter: Gedanken kommen und gehen. Sie beurteilen sie nicht, und Sie reagieren nicht darauf.

4

Auf dem Polster angekommen, passen Sie die Kopfstütze so an, dass Kopf und Nacken optimal gehalten werden und Ihre Stirn höher liegt als Ihr Kinn. Heben Sie das vordere Ende der gerollten Armstützen auf Ihre Oberschenkel. Legen Sie das Augenkissen auf oder schließen Sie Ihre Augen, wenn das für Sie angenehm ist. Legen Sie die Unterarme auf die Armstützen. Die Handflächen weisen nach unten, die Finger liegen locker auf den Stirnseiten der gerollten Decken. *(Bei Beschwerden im unteren Rücken legen Sie die Decke vom flachen Polster in den Raum direkt über dem Steißbein.)*

HALTUNG VERLASSEN: Langsam die Hände zum Boden bewegen. Ausatmen und den Oberkörper in die Aufrichtung schieben. Ein Knie nach dem anderen beugen und die Füße flach auf dem Boden abstellen. Polster unter den Beinen herausziehen. Wenn die Haltung bequem für Sie ist, setzen Sie sich mit gekreuzten Beinen hin und genießen einige Atemzüge lang den Nachhall der tiefen Entspannung.

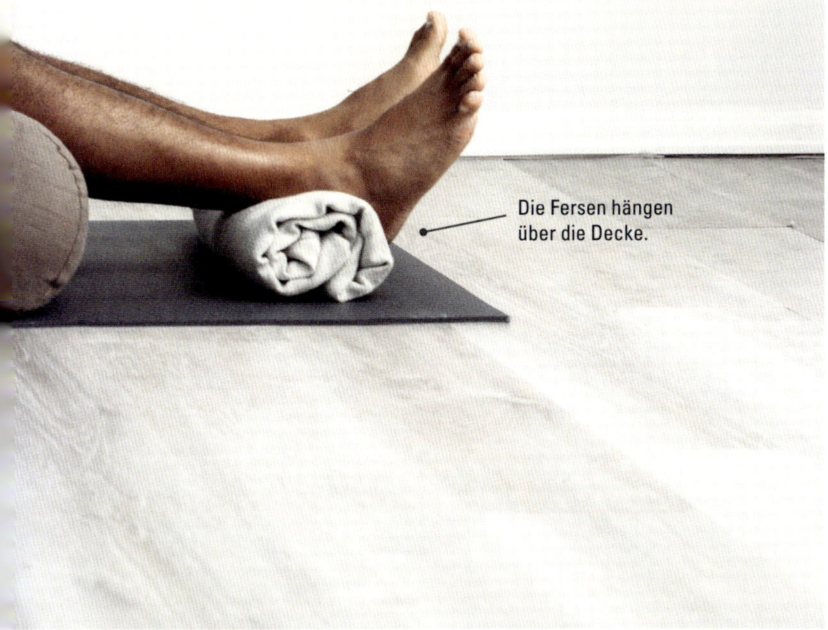

Die Fersen hängen über die Decke.

Unterstützter Fisch

EMPFOHLENE HALTEDAUER // 3–5 MINUTEN

Diese Haltung lässt ein Gefühl der Leichtigkeit in Ihnen entstehen und nimmt das Gewicht von Last und Verantwortung von Herz und Schultern. Abhängig von der Unterstützung, die Sie für Ihren Rücken benötigen, werden unterschiedliche Hilfsmittel eingesetzt.

SIE BRAUCHEN

- Matte
- Decke
  » doppeltes kl. Rechteck
- Flaches Polster
- Augenkissen (optional)

BEACHTEN SIE

Befolgen Sie bei Rückenschmerzen die Maßnahmen für sichere Yogapraxis (s. S. 28). Nicht nach dem dritten Schwangerschaftsmonat üben.

1

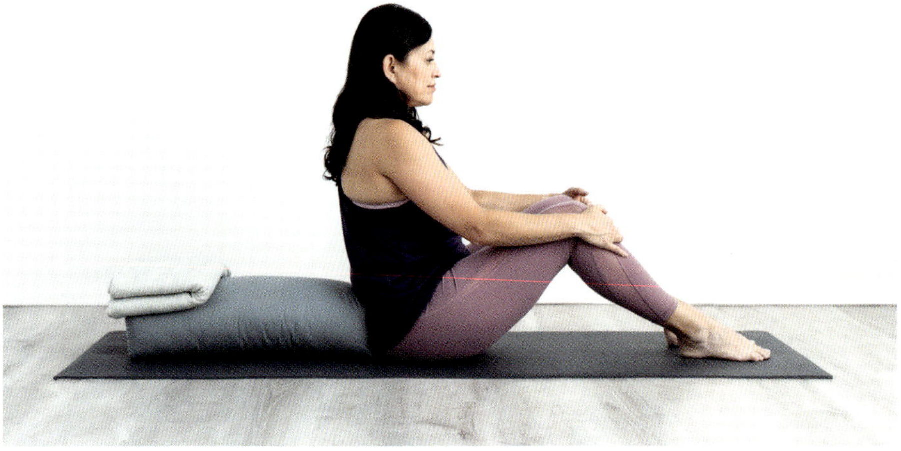

Positionieren Sie das Polster in Längsrichtung am Kopfende der Matte und legen Sie die Decke auf sein oberes Ende. Setzen Sie sich am unteren Ende des Polsters auf die Matte, der Rücken ist gegen das Polster gestützt. Die Knie sind gebeugt, die Füße stehen flach auf der Matte.

2

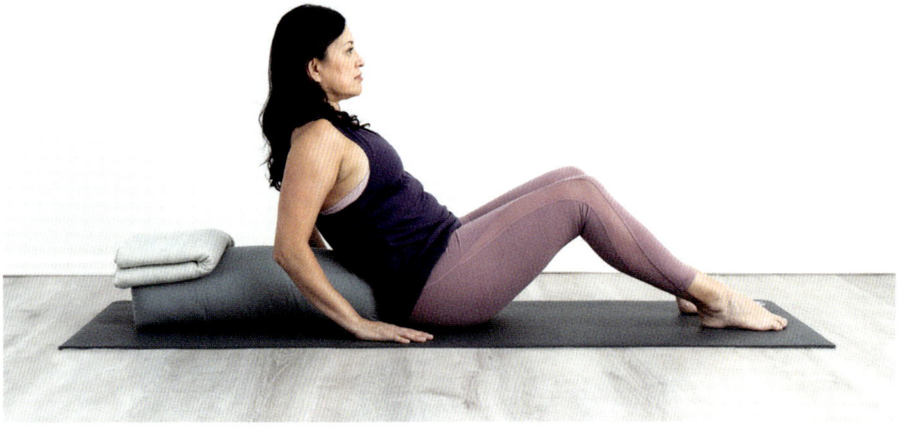

Stützen Sie sich mit den Händen auf der Matte ab. Atmen Sie ein und heben Sie die Brustwirbelsäule nach oben. Dann atmen Sie aus und lehnen sich nach hinten auf das Polster.

HINEINSPÜREN
Atmen Sie langsam, kommen Sie zur Ruhe, lassen Sie alle Anstrengungen los.

3

Auf dem Polster angekommen, passen Sie die Decke so an, dass der Kopf vollständig gestützt ist. Legen Sie das Augenkissen auf oder schließen Sie die Augen, wenn das für Sie angenehm ist. Strecken Sie die Beine aus. Legen Sie die Unterarme neben dem Polster am Boden ab. Die Handflächen sind nach oben gerichtet.

HALTUNG AUFLÖSEN: Knie beugen, Füße flach aufstellen. Vorsichtig von den Hilfsmitteln herunter auf die Seite rollen oder beim Ausatmen mit den Händen in die Sitzposition aufrichten.

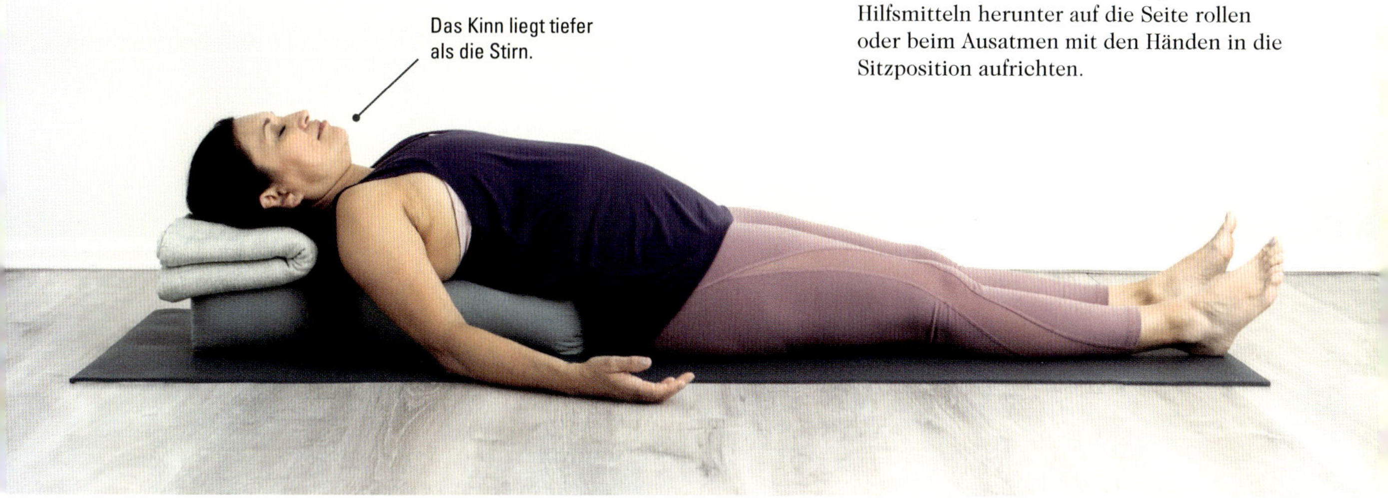

Variante

Wenn in der Haltung plötzlich Schmerzen im unteren Rücken auftreten, legen Sie ein rundes Polster unter Ihre Knie. Hält der Schmerz an, lagern Sie die Knie mit zusätzlichen Decken noch höher. Sobald Sie eine angenehme Position gefunden haben, unterlegen Sie die Fußgelenke mit einer gerollten Decke.

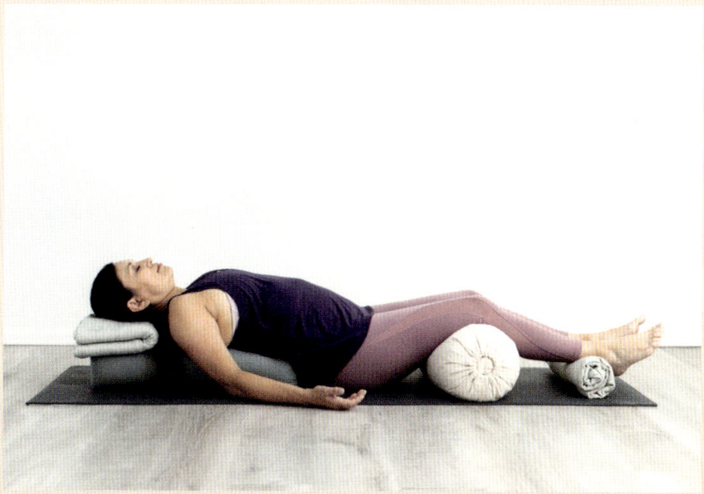

Unterstützter liegender Held

EMPFOHLENE HALTEDAUER // 3-5 MINUTEN

Genießen Sie das Gefühl von Leichtigkeit und Weite in Brustkorb, Lunge, Hüfte und Beinen, das diese unterstützte Rückbeuge hervorruft. Die Haltung gleicht die Folgen zu langen Sitzens aus, lindert Rückenschmerzen, verbessert Atmung und Verdauung und mildert Angstsymptome.

SIE BRAUCHEN

- Matte
- 4 Decken
  - » 1 × doppeltes kl. Rechteck
  - » 3 × Rechteck
- Flaches Polster
- Augenkissen (optional)

BEACHTEN SIE

Befolgen Sie bei Beschwerden im Rücken oder in den Sprunggelenken die Maßnahmen für sichere Yogapraxis (s. S. 28). Falls Sie eine Knie-OP hatten, wenden Sie sich vor dem Üben an Ihren Arzt. Nicht nach dem dritten Schwangerschaftsmonat üben.

1

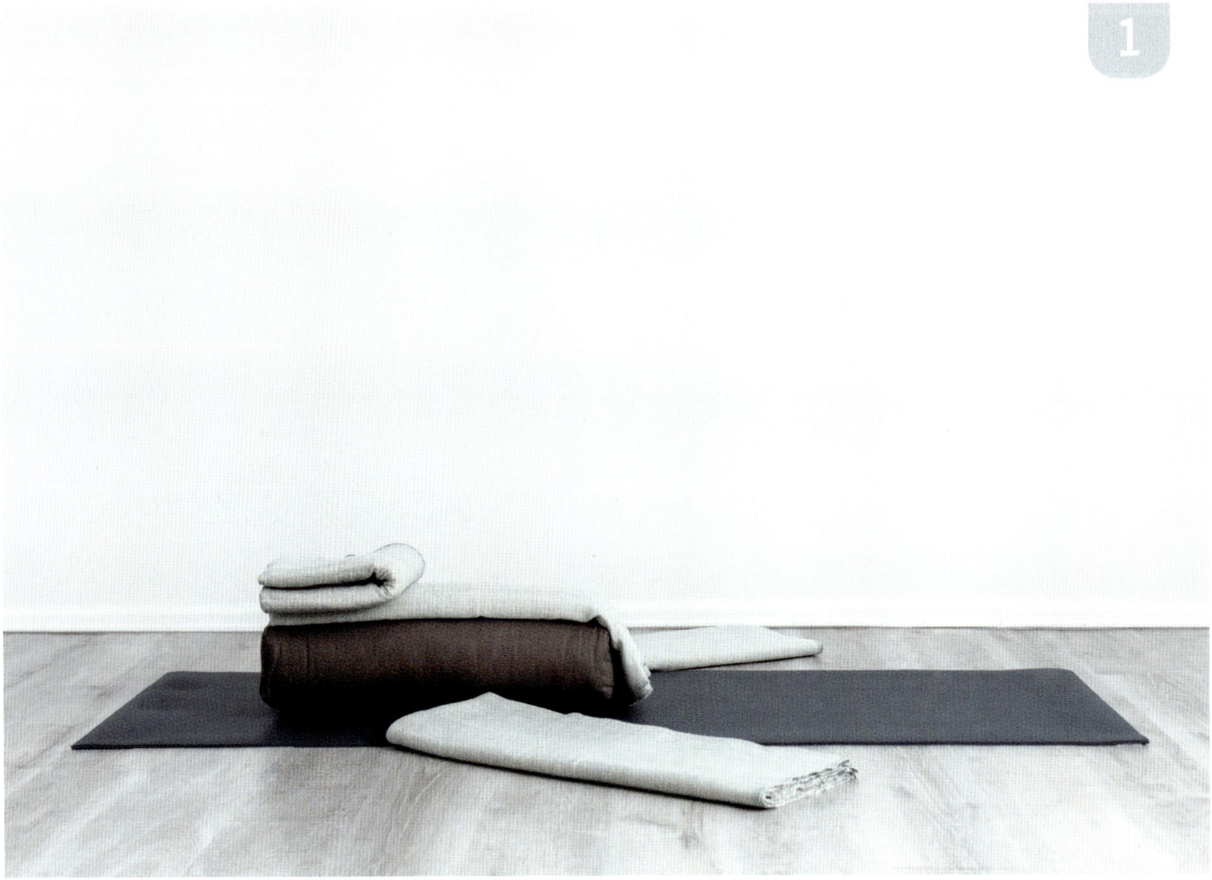

Positionieren Sie das flache Polster in Längsrichtung auf der oberen Hälfte der Matte. Legen Sie eine der rechteckig gefalteten Decken so auf das Polster, dass sie am unteren Ende zum Boden herabhängt. Die kleine doppelt gefaltete Decke legen Sie auf das Kopfende des Polsters. Die übrigen beiden Decken platzieren Sie auf beiden Seiten des Polsters diagonal, als Unterlage für Ihre Arme.

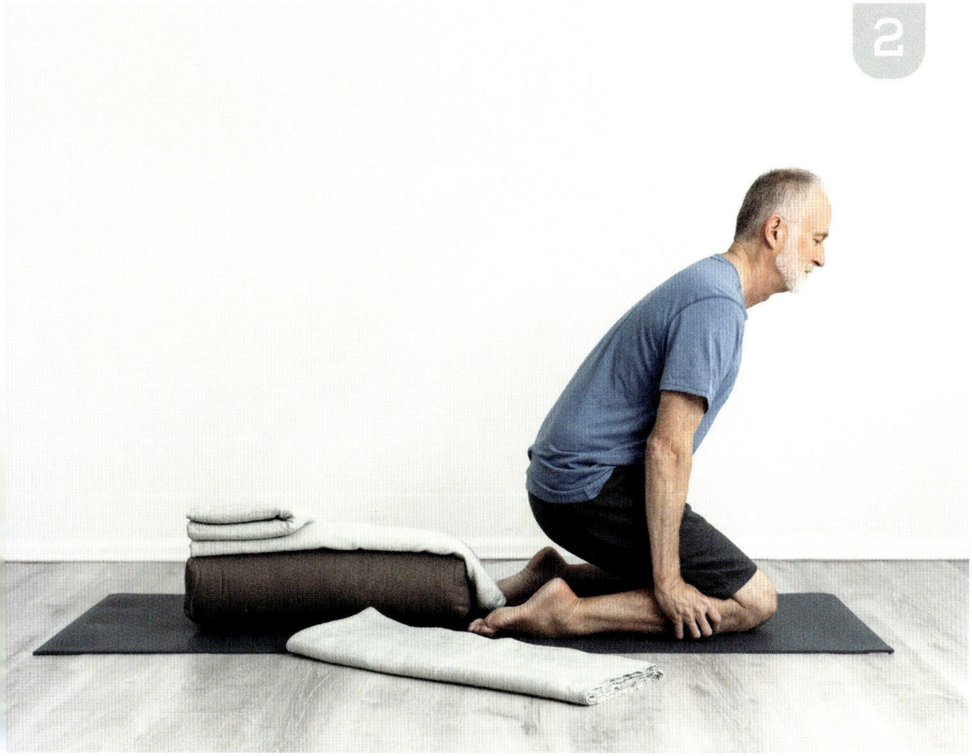

2

Knien Sie sich mit dem Rücken zum Polster so auf die Matte, dass die Fußrücken am Boden aufliegen. Legen Sie die Hände auf die Waden und ziehen Sie die Muskeln sanft nach hinten und etwas nach außen, während Sie Ihre Hüften zu Boden senken. Dann legen Sie die Hände locker neben Ihren Köper. *(Wenn das Knien für Sie unbequem ist, rollen Sie das Ende der langen rechteckigen Decke auf und setzen sich vor dem Polster darauf. Ist die Haltung unangenehm für Ihre Füße, lagern Sie Fußgelenke und Zehen mit einer zusätzlichen halb gerollte Decke höher.)*

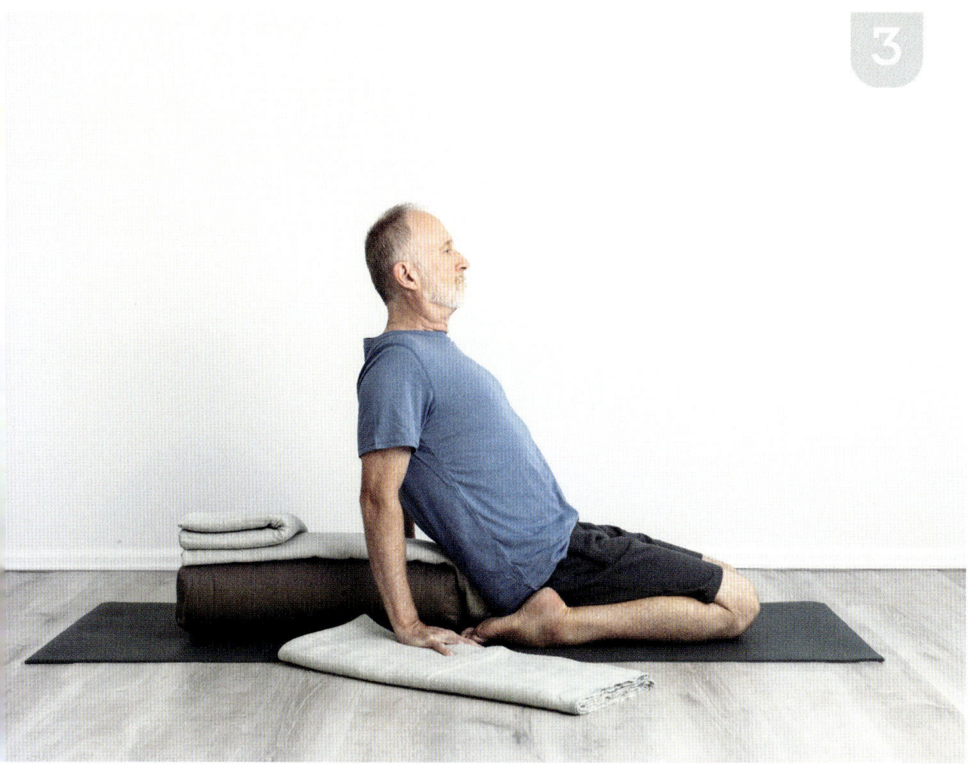

3

Rücken Sie die Knie etwas weiter auseinander (maximal auf äußere Hüftbreite), um mögliche Spannungen auf den Rückseiten zu lösen. Drücken Sie die Handflächen in den Boden, atmen Sie ein, heben Sie die Hüften etwas vom Boden und kippen Sie das Becken nach vorn. Gesäß und Steißbein verlängern sich in Richtung der Knie, und Unterbauch und Nabel wölben sich nach innen. Der Oberkörper nimmt nun einen 45-Grad-Winkel zum Boden ein. Atmen Sie aus und stützen Sie sich mit Händen und Unterarmen ab, während Sie Ihren Oberkörper auf das Polster senken.

4

Auf dem Polster angekommen, passen Sie die kleine Decke so an, dass der Kopf vollständig gestützt ist. Legen Sie das Augenkissen auf oder schließen Sie die Augen, wenn das für Sie angenehm ist. Legen Sie die Unterarme so auf den Decken am Boden ab, dass Ellbogen und Handgelenke abgestützt sind. Die Handflächen weisen nach oben.

HALTUNG AUFLÖSEN: Tief ausatmen, bis sich die Bauchmuskeln spannen und ein sicheres Aufsetzen ermöglichen. Kinn leicht anziehen, Hände in den Boden drücken und den Oberkörper aufrichten. Hüften heben und in den Vierfüßlerstand gehen. Die Hände sind unter den Schultern. Die Beine einzeln nach hinten ausstrecken, mit angezogenen Zehen abstützen, um die Durchblutung in den Beinen anzuregen. Wenn Sie spüren, dass Leben in die Beine zurückgekehrt ist, wechseln Sie in eine sitzende oder stehende Haltung.

HINEINSPÜREN

Bleiben Sie in jedem Atemzug präsent, während Sie sich auf den Unterschenkeln und Hüften am Boden niederlassen. Spüren Sie, wie die Einatmung Ihren Brustkorb weitet und die Ausatmung eine Art Auftrieb in der Brust erzeugt. (Da die Öffnung der Körpervorderseite sehr intensiv sein kann, fühlen Sie sich frei, die Haltung jederzeit zu verlassen.)

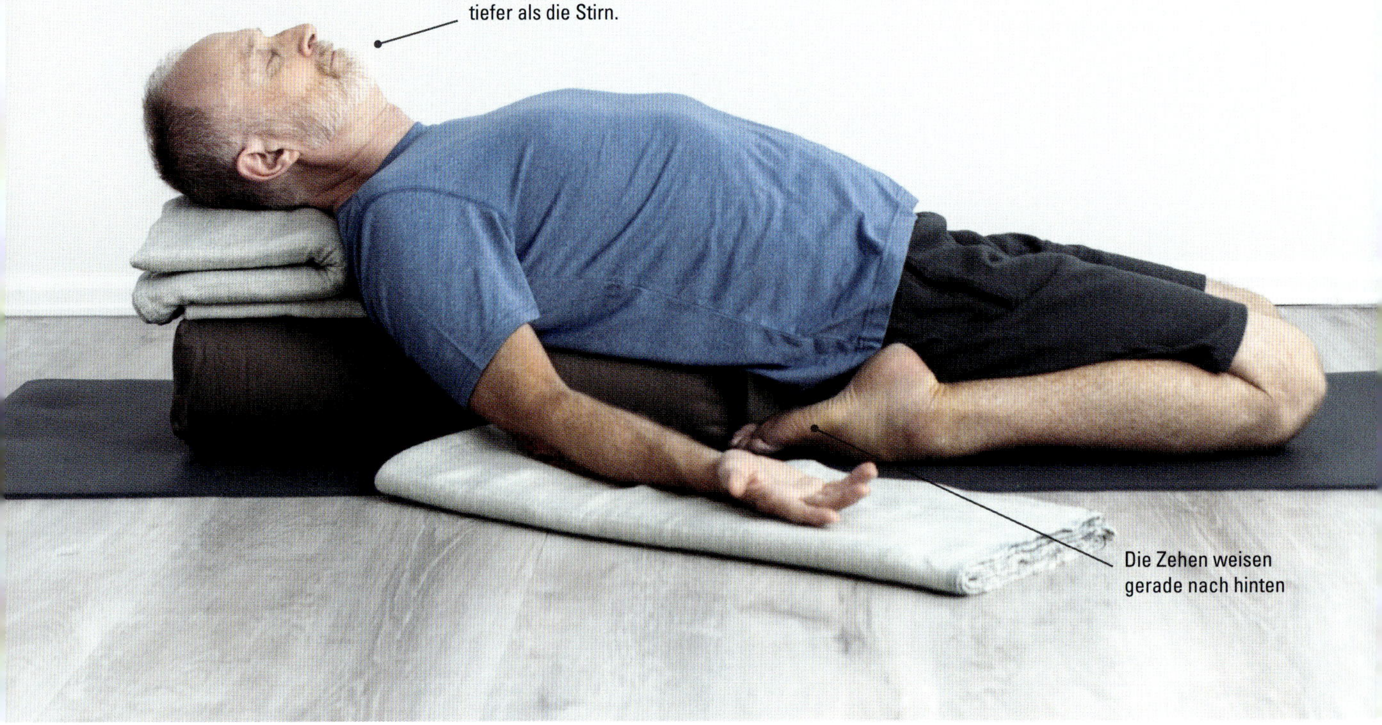
Das Kinn liegt etwas tiefer als die Stirn.
Die Zehen weisen gerade nach hinten

Variante mit Polster und Blöcken

Wenn die Standardhaltung Beschwerden in den Beinrückseiten verursacht, errichten Sie eine Rampe aus zwei Blöcken (einem hohen und einem mittleren, mit etwa 15 cm Abstand zueinander aufgestellt) und dem Polster. Nutzen Sie zwei zu doppelten Rechtecken gefaltete Decken als Armstützen. Führen Sie die Haltung wie beschrieben aus.

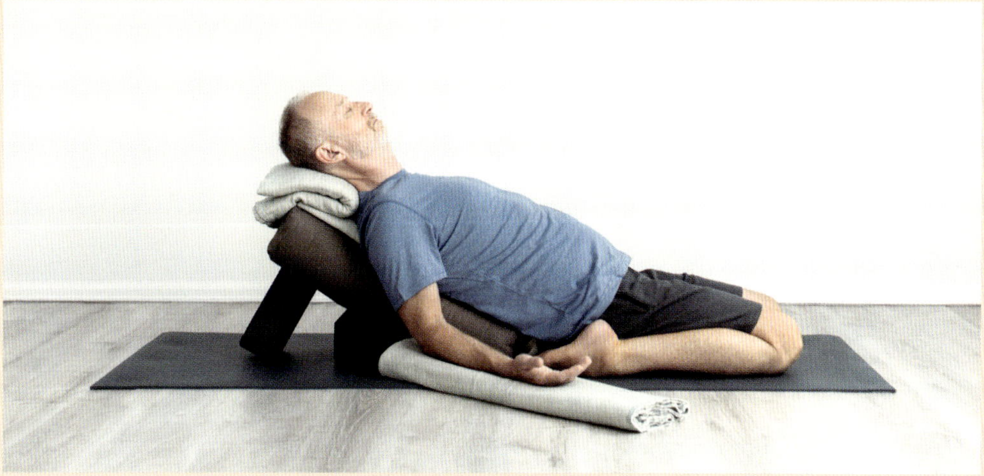

Variante: Halber liegender Held

Wenn die Öffnung bei zwei gebeugten Knien zu intensiv ist, beugen Sie nur ein Knie, danach das andere.. Setzen Sie sich mit gestreckten Beinen vor das Polster. Lehnen Sie sich nach links, beugen Sie das rechte Knie, schieben Sie den Unterschenkel in Richtung Gesäß. Eine gefaltete Decke unter der linken Hüfte gleicht den Höhenunterschied aus.

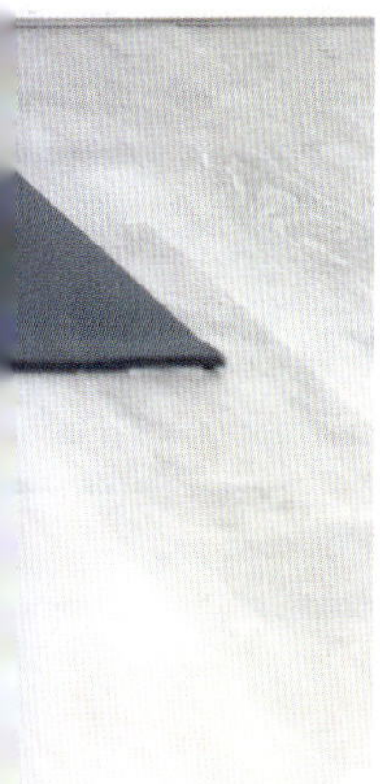

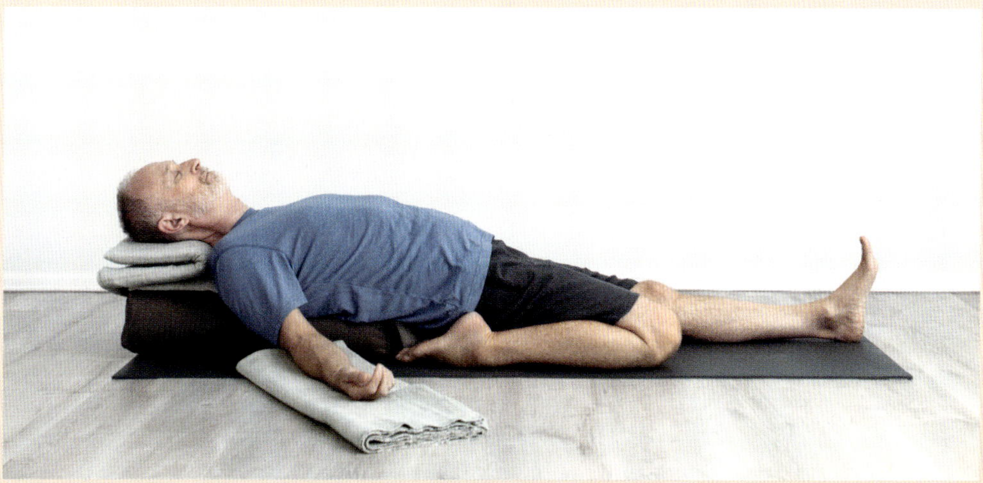

Unterstützter liegender Held

mit Stuhl

EMPFOHLENE HALTEDAUER // 3–5 MINUTEN

Diese Variante würdigt den physischen Körper. Sie verlängert den Rumpf und lässt Sie echte Entspannung erfahren. Lösen Sie sich von jeglichem Urteil über Ihre körperlichen Möglichkeiten – sich selbst so zu begegnen, wie Sie sind, ist der vollendete Akt der Selbstfürsorge.

SIE BRAUCHEN

- Matte
- 4 Decken
  - » 2 × kl. Rechteck
  - » 2 × gerollt
- 3 Blöcke
- Flaches Polster
- Rundes Polster
- Stuhl

BEACHTEN SIE

Befolgen Sie bei Beschwerden in Knien oder Sprunggelenken die Maßnahmen für sichere Yogapraxis (s. S. 28). Wenden Sie sich vor dem Üben an Ihren behandelnden Arzt, wenn Sie eine Knie-OP hatten.

1

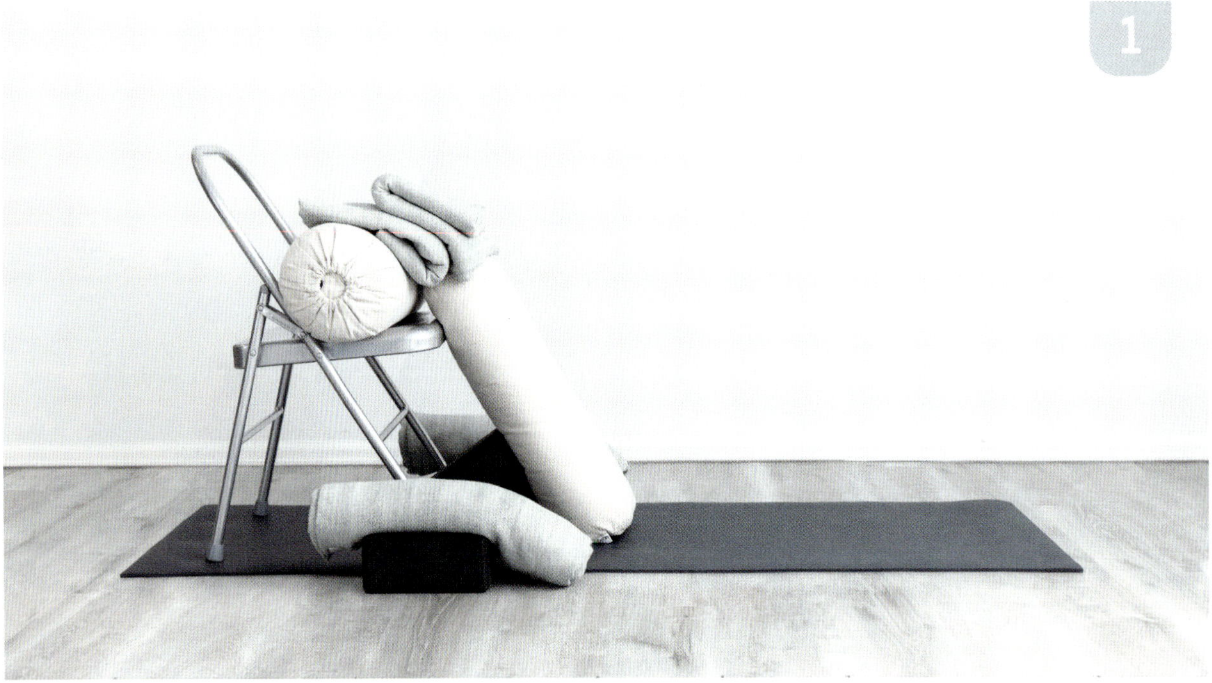

Stellen Sie den Stuhl so auf, dass alle vier Beine sicher auf der Matte stehen. Errichten Sie eine Rampe aus dem flachen Polster, indem Sie es in einem 60-Grad-Winkel gegen die Vorderkante der Sitzfläche lehnen. Ein dahinter schräg aufgestellter hoher Block bewahrt es vor dem Durchbiegen. Das Rundpolster platzieren Sie quer auf dem Stuhl. Aus zwei zu kleinen Rechtecken gefalteten Decken bauen Sie auf den beiden Polstern ein Nest für Ihren Kopf. Positionieren Sie zwei niedrige Blöcke zu beiden Seiten des flachen Polsters und legen Sie jeweils eine gerollte Decke darauf.

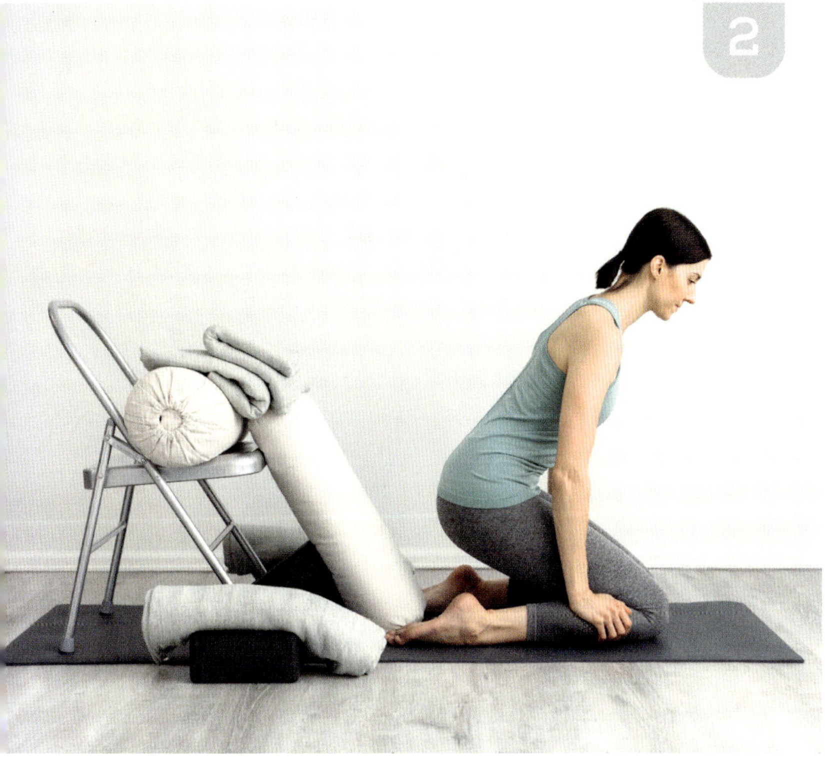

2

Knien Sie sich mit dem Rücken zum flachen Polster so auf die Matte, dass die Fußrücken am Boden aufliegen. Legen Sie die Hände auf die Waden und ziehen Sie die Muskeln sanft nach hinten und etwas nach außen, um in den Kniekehlen Platz zu schaffen, während Sie die Hüften in den Raum zwischen Ihren Füßen senken.

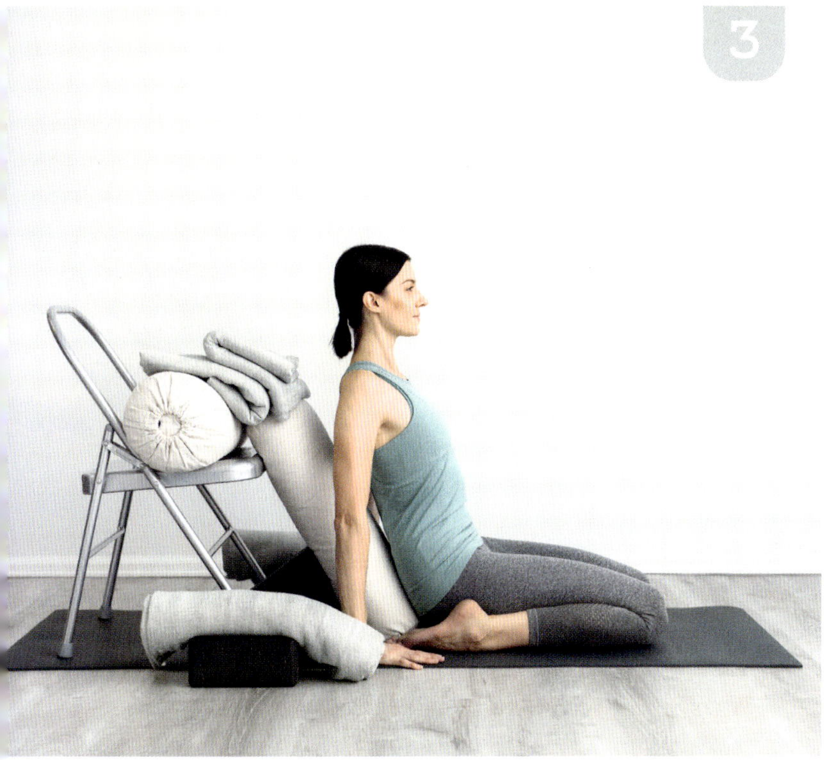

3

Lösen Sie die Hände und legen Sie sie neben Ihrem Körper ab. Rücken Sie die Knie etwas weiter auseinander (maximal auf äußere Hüftbreite), damit keine Spannungen auf den Rückseiten entstehen. Drücken Sie die Hände in den Boden und atmen Sie ein. Dann heben Sie die Hüften etwas vom Boden und kippen das Becken, um Gesäß und Steißbein in Richtung der Knie zu verlängern. Unterbauch und Nabel sinken dabei nach innen zur Wirbelsäule. *(Wenn das Knien für Sie unbequem ist, setzen Sie sich auf eine zum kleinen Rechteck gefaltete Decke. Ist die Haltung unangenehm für Ihre Füße, lösen Sie sie noch einmal und legen Sie eine halb gerollte Decke quer über die Matte, um Fußgelenke und Zehen erhöht zu lagern.)*

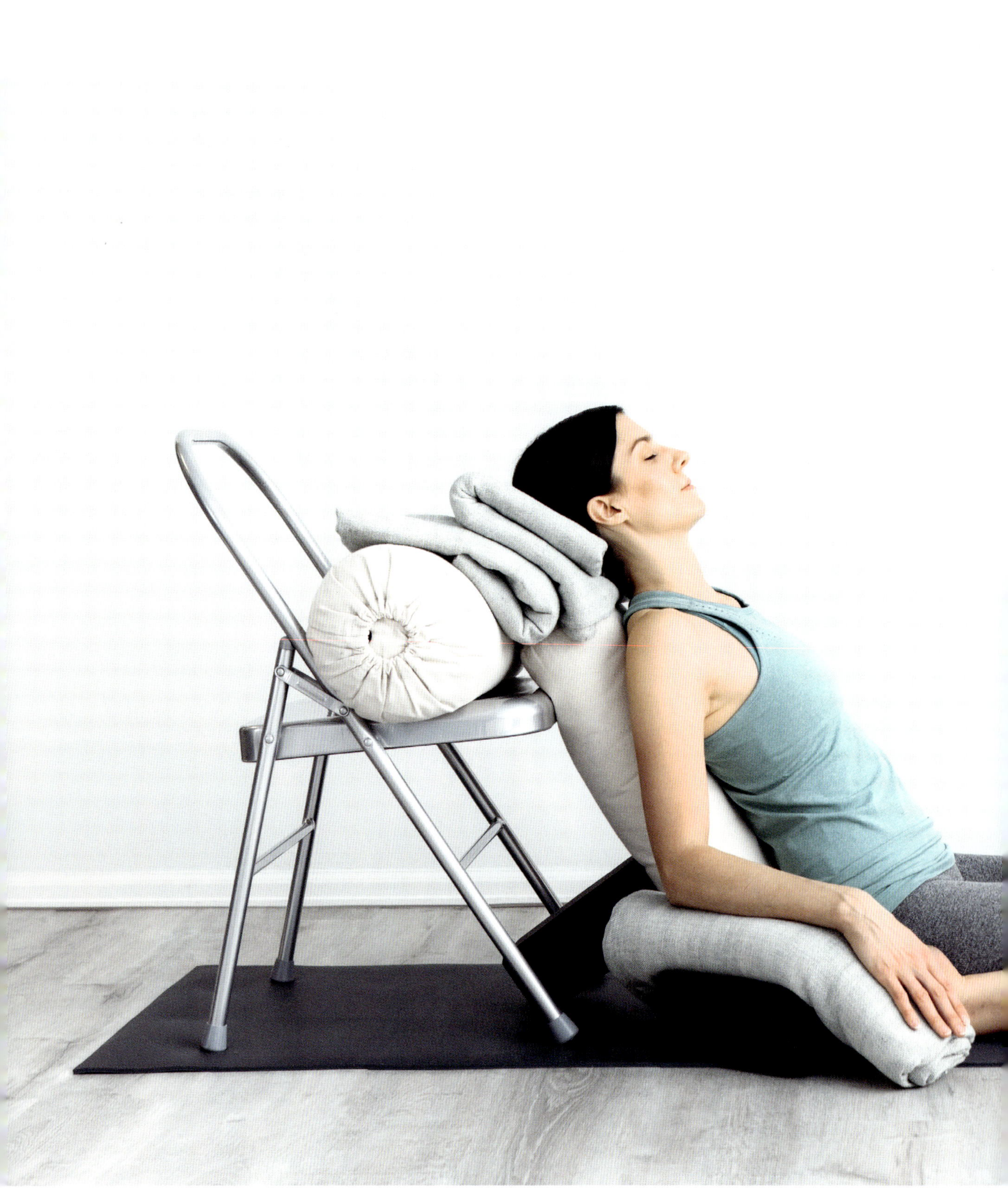

4

Atmen Sie aus und lehnen Sie sich nach hinten gegen das Polster. Den Kopf legen Sie auf den Decken ab. Ziehen Sie die Armblöcke mit den Decken zu sich, sodass Sie Ellbogen, Unterarme und Handgelenke darauf im 45-Grad-Winkel zu Ihrem Körper ablegen können. Wenn es für Sie angenehm ist, schließen Sie die Augen.

HALTUNG VERLASSEN: Tief ausatmen, bis die Bauchmuskeln sich spürbar spannen, dann mit den Händen zum Sitzen hochdrücken. Das Kinn bleibt zur Brust gezogen, um den Nacken zu schützen. Die Hände mit nach unten gerichteten Handflächen nach vorn bewegen und auf dem Boden abstützen, in den Vierfüßlerstand gehen. Die Beine einzeln nach hinten ausstrecken und auf den angezogenen Zehen aufstützen, um die Durchblutung der Knie wieder in Gang zu bringen. Von hier aus in sitzende oder stehende Haltung wechseln.

HINEINSPÜREN

Spüren Sie, wie Oberschenkel, Hüften, Rücken und Schultern mit jedem Atemzug mehr entspannen. Achten Sie beim Atmen auf die Leichtigkeit im Brustkorb.

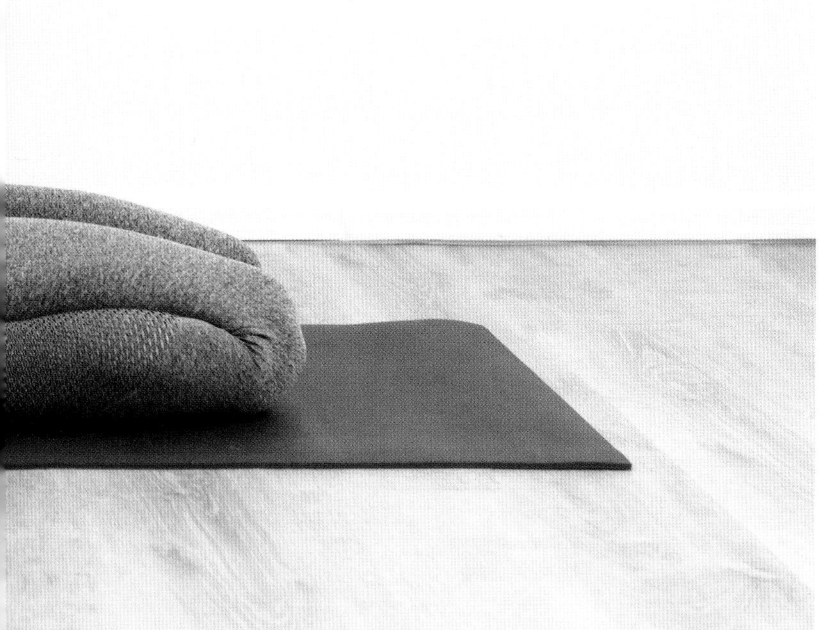

Unterstützte Schulterbrücke

mit zwei Polstern

EMPFOHLENE HALTEDAUER // 5–15 MINUTEN

Diese Haltung tut jedem gut: Sie öffnet Brust und Lunge, gleicht eine gebeugten Kopfhaltung aus, hilft bei Ermüdung, leichten Depressionen und Wechseljahresbeschwerden und bringt einen überaktiven Geist zur Ruhe.

SIE BRAUCHEN

- Matte
- Decke
  » Basisfaltung
- 2 flache Polster (oder 1 flaches, 1 rundes)
- Gurt
- Augenkissen (optional)

BEACHTEN SIE

Nicht empfehlenswert bei Erkältungen,Sinusitis, Bluthochdruck oder Magenverstimmung. Nicht nach dem dritten Schwangerschaftsmonat oder in den ersten drei Monaten nach einer Geburt üben.

1

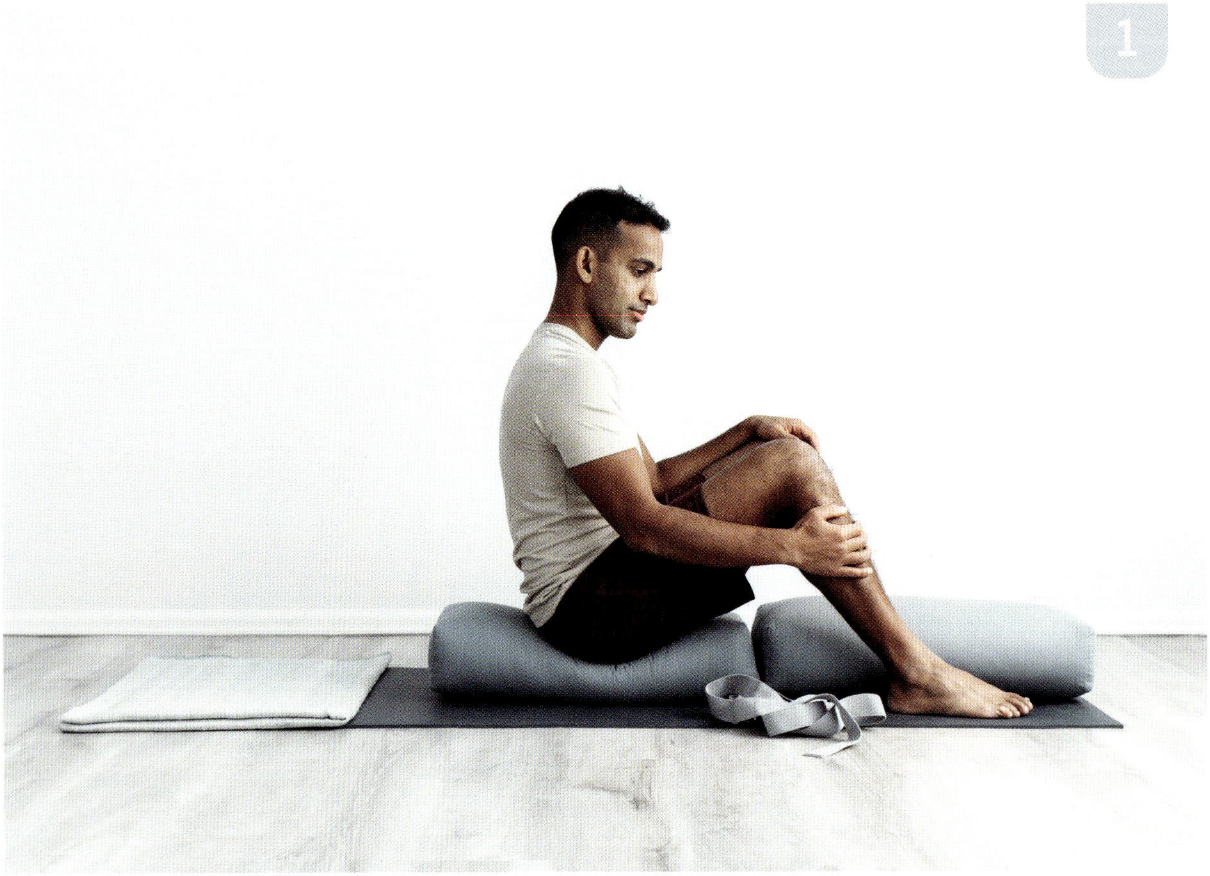

Positionieren Sie die beiden Polster der Länge nach hintereinander auf der unteren Hälfte der Matte. Die Decke legen Sie an das Kopfende der Matte, eine Handbreit von den Polstern entfernt. Setzen Sie sich mit gebeugten Knien in der Mattenmitte auf das Polster, der Blick geht zum unteren Ende der Matte. Der zur Schlinge gezogene Gurt liegt griffbereit neben Ihnen.

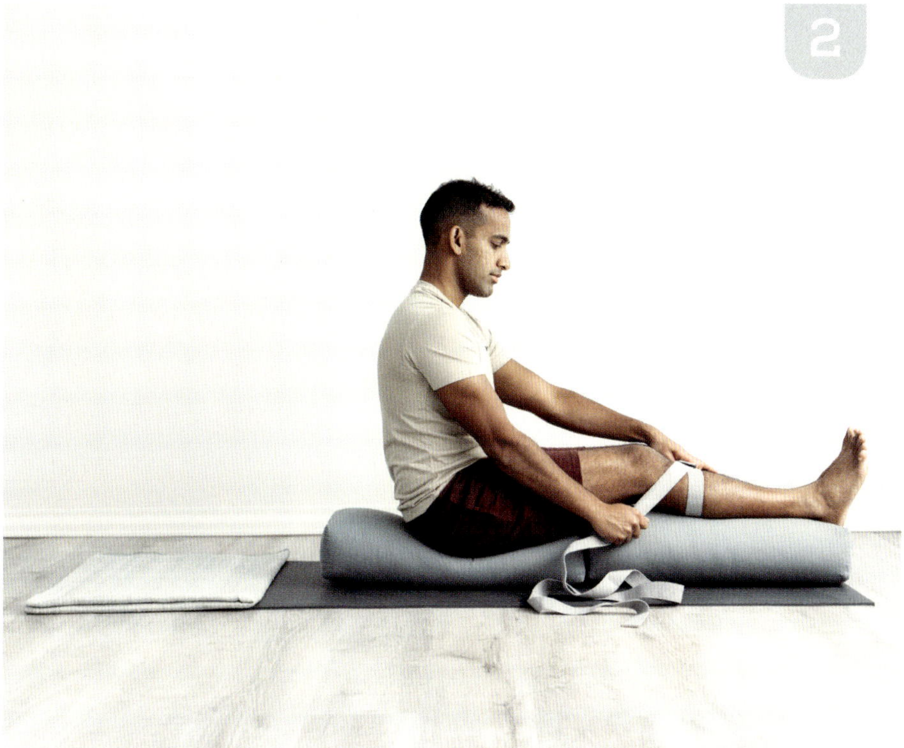

2

Schlüpfen Sie mit den Füßen in die Schlaufe des Gurts und fixieren Sie sie etwa auf der Mitte der Waden. Strecken Sie Ihre Beine gerade aus. Erlauben Sie Ihren Füßen, sich zu entspannen: Die Großzehen zeigen nach innen, während die Fersen leicht nach außen gedreht sind. *(Wenn die Fersen über die Kante des Polsters hängen, unterlegen Sie sie mit Blöcken, damit die Füße sich auf einer Höhe mit dem Polster befinden.)*

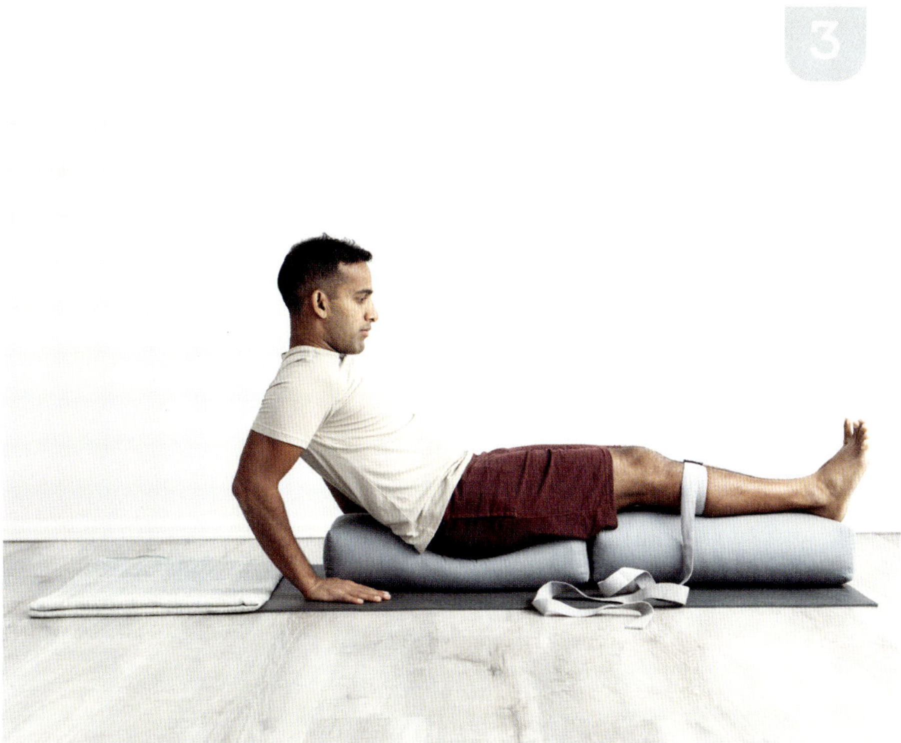

3

Stützen Sie sich mit den Händen ab und senken Sie den Oberkörper nach hinten, bis die Schultern am Boden ruhen und der Kopf auf der Decke liegt. *(Wenn Sie in dieser Haltung nicht entspannen können oder falls Ihr Kinn zu sehr kippt, ersetzen Sie die Polster durch gefaltete Decken. Wenn Beschwerden im unteren Rücken auftreten, beugen Sie die Knie und nehmen den Gurt ab. Setzen Sie die Füße breit rechts und links neben dem Polster auf und führen Sie die Knie zueinander, sodass sie sich berühren.)*

HINEINSPÜREN
Entspannen Sie Gesicht und Kiefer. Öffnen Sie sich der Dimension von Stille, Getragensein und Ruhe, die sich in Ihrem Geist ausbreitet, während Sie in der Haltung verharren. Atmen Sie natürlich und spüren Sie, wie Ihre Achtsamkeit sich nach innen richtet.

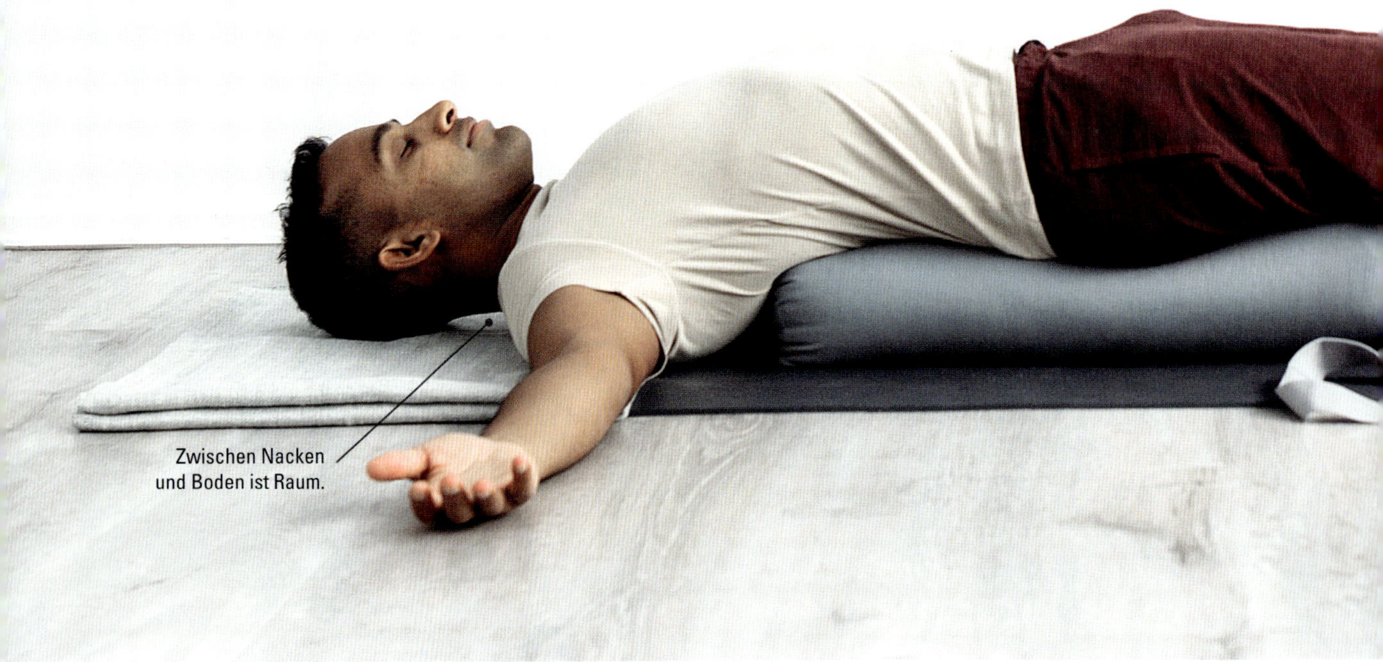

4

Legen Sie das Augenkissen auf oder schließen Sie die Augen, wenn das für Sie angenehm ist. Strecken Sie die Arme *T*-förmig zu den Seiten aus. Dehnen Sie sie bis in die Fingerspitzen, bis Sie spüren, dass die Schulterblätter sich weiten. Dann drehen Sie die Arme so, dass die Handflächen nach oben weisen.

HALTUNG AUFLÖSEN: Ganz langsam aus der Haltung gehen: Knie beugen, Füße auf dem Polster abstellen. Nach hinten schlängeln und sich so weit vom Polster gleiten lassen, dass der ganze obere Rücken auf der Matte zu liegen kommt. Den Gurt lösen, von den Polstern herunter auf die Seite rollen, der Kopf ruht auf einem Arm. Einige Atemzüge lang in dieser Position verharren, dann langsam zum Sitzen kommen.

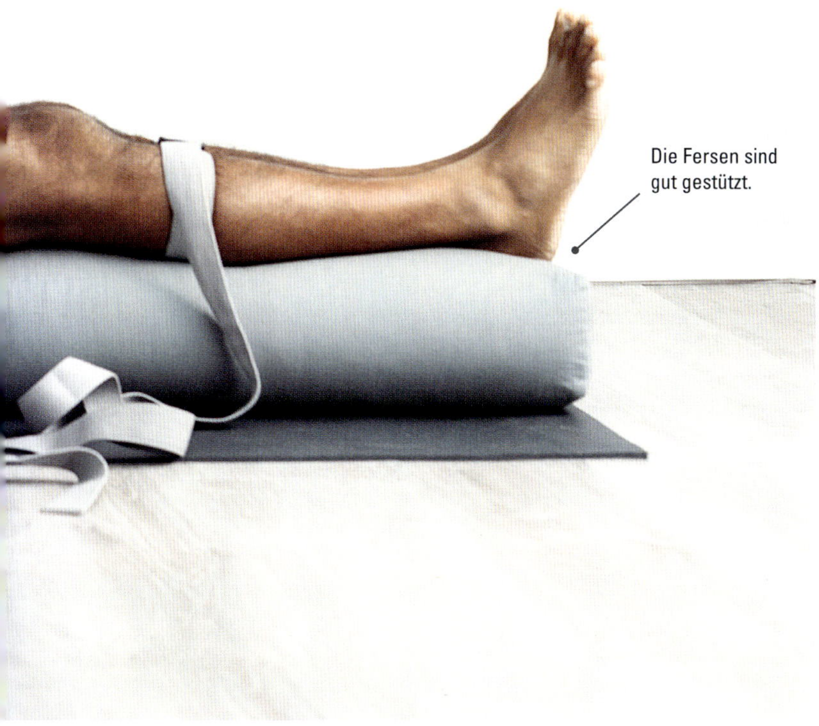

Die Fersen sind gut gestützt.

Unterstützte Schulterbrücke

mit einem Polster

EMPFOHLENE HALTEDAUER // 5–10 MINUTEN

Diese unkomplizierte Rückbeuge mit nur wenigen Hilfsmitteln löst Verspannungen im unteren Rücken und wirkt Schwermut entgegen. Sie eignet sich auch für Übende, denen die Variante mit zwei Polstern (Seite 104–107) zu belastend für den unteren Rücken ist.

SIE BRAUCHEN

- Matte
- Decke
  » Basisfaltung
- Flaches Polster
- Augenkissen (optional)

BEACHTEN SIE

Nicht empfehlenswert bei Erkältungen, Sinusitis oder Magenverstimmung. Nicht nach dem dritten Schwangerschaftsmonat üben. Bei Schmerzen im unteren Rücken üben Sie die einfache unterstützte Rückbeuge (S. 82).

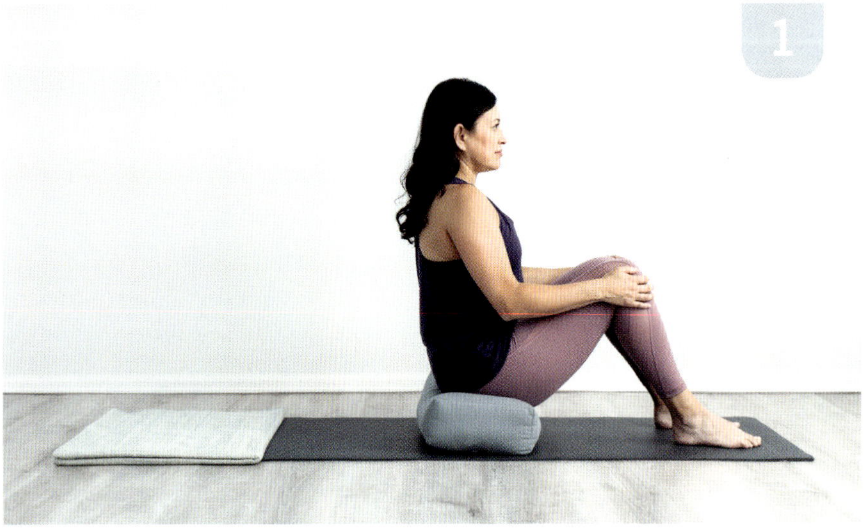

1

Legen Sie das Polster quer auf die Mitte und die gefaltete Decke ans Kopfende der Matte. Setzen Sie sich auf das Polster: Die Knie sind gebeugt, die Füße stehen flach auf der Matte, Gesäß und Kreuzbein werden vollständig gestützt.

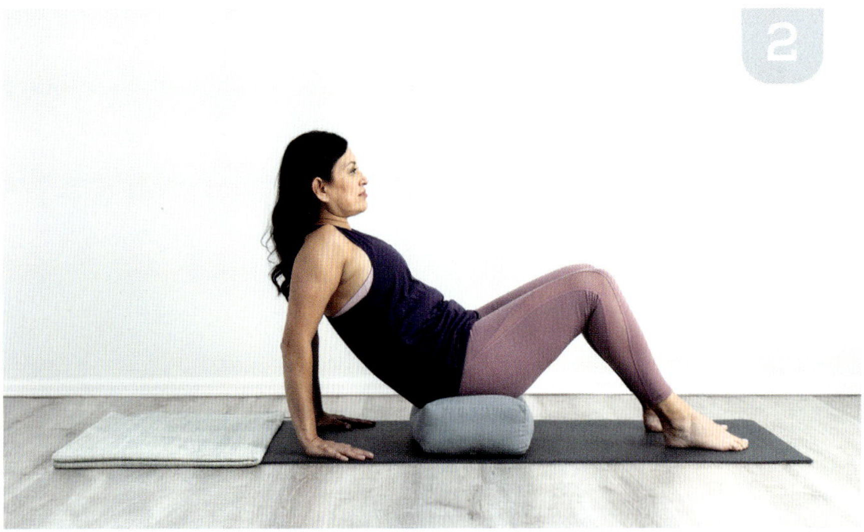

2

Stützen Sie sich seitlich hinter dem Körper mit den Händen ab und senken Sie den Oberkörper behutsam nach hinten in Richtung Boden, bis Ihr Kopf auf der Decke ruht.

HINEINSPÜREN
Lassen Sie die Schulterblätter schwer in den Boden sinken. Beobachten Sie alle Empfindungen im Bauchraum, während Sie langsam und fließend tief ein- und ausatmen. Sobald Sie den Zustand tiefer Entspannung erreichen, lassen Sie den Atem natürlich fließen und spüren sich in der Haltung.

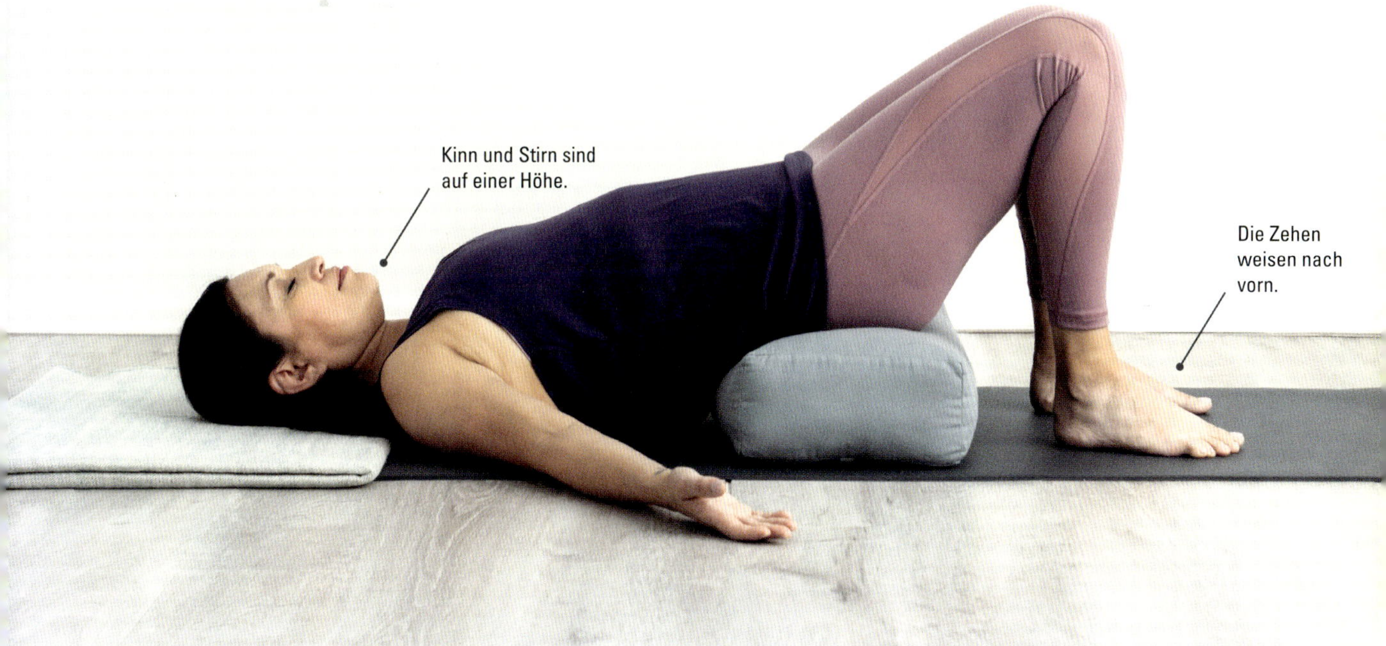
Kinn und Stirn sind auf einer Höhe.
Die Zehen weisen nach vorn.

Am Boden angekommen, wandern Sie mit den Fersen unter die Knie. Passen Sie die Position Ihrer Füße sorgfältig bis ins kleinste Detail an, bis Sie das Gefühl haben, Ihre Beine tragen sich mit minimalem Aufwand selbst. Legen Sie das Augenkissen auf oder schließen Sie die Augen, wenn das für Sie angenehm ist. Breiten Sie die Arme zu einem *V* aus. Die Handflächen weisen nach oben.

HALTUNG VERLASSEN: Fußsohlen in den Boden drücken, Hüften anheben, Polster von der Matte schieben, Hüften zum Boden senken. Beide Füße heben, Knie mit den Händen fassen und in Richtung Herz ziehen. Zur Seite rollen und einen Moment innehalten, dann in sitzende Haltung hochdrücken.

Unterstütztes Rad

EMPFOHLENE HALTEDAUER // 2–10 MINUTEN

Diese Rückbeuge unterstützt die ausgeglichene, gesunde Haltung der gesamten Wirbelsäule. Sie gleicht eine gebeugte Kopfhaltung und Rundrücken aus, die flache Atmung, Schmerzen, Kopfschmerzen und Wirbelsäulenverschleiß nach sich ziehen können.

SIE BRAUCHEN
- Matte
- 3 Decken
  » Basisfaltung
- Augenkissen (optional)

BEACHTEN SIE
Nicht nach dem dritten Schwangerschaftsmonat üben.

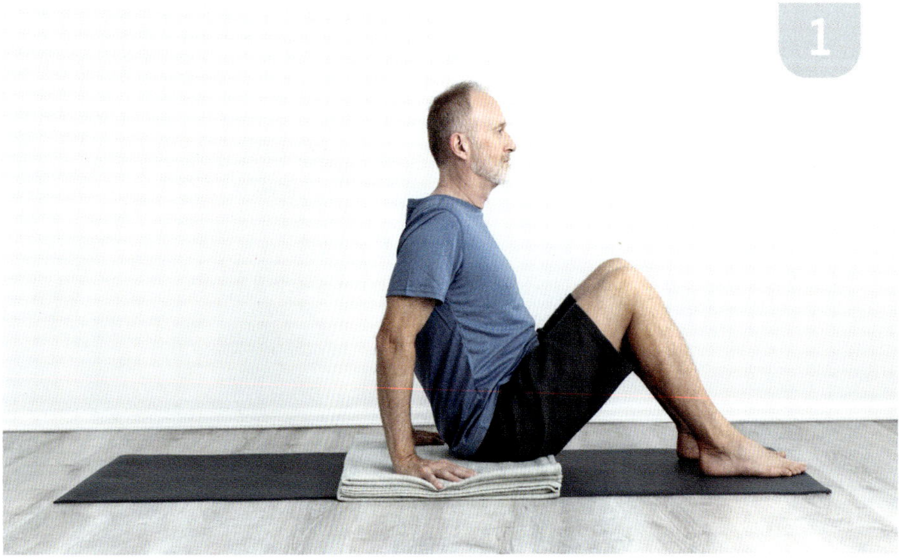

1

Stapeln Sie die gefalteten Decken der Breite nach so auf der Mitte der Matte, dass die Falze zum Kopfende weisen. Setzen Sie sich mit gebeugten Knien auf das untere Ende des Deckenstapels. Die Füße stellen Sie am Mattenende flach auf, die Handflächen setzen Sie hinter sich auf dem Deckenstapel ab.

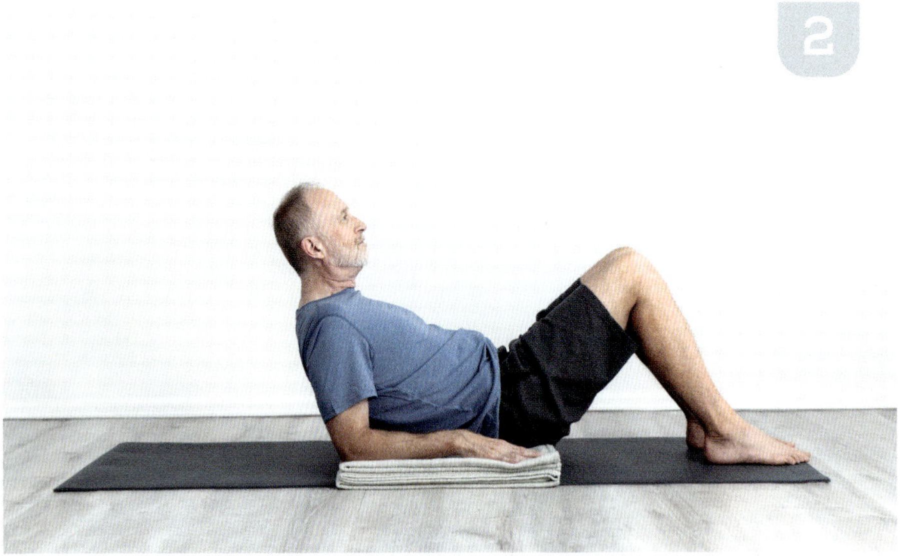

2

Füße und Beine bleiben unverändert. Stützen Sie sich auf den Unterarmen ab und lehnen Sie sich nach hinten, bis Ihr Oberkörper den Boden berührt. Schieben Sie sich so nach vorn oder hinten, dass nur die unteren Spitzen Ihrer Schulterblätter die Deckenfalze berühren. *(Wenn die Haltung Ihnen Mühe bereitet, üben Sie zunächst mit weniger Decken, bis Ihr Körper besser zurechtkommt.)*

3

Wandern Sie mit den Füßen nach vorn oder hinten, um das Gewicht gleichmäßig auf den Sohlen zu verteilen. Sie können die Knie geöffnet halten oder entspannt aneinander lehnen, indem Sie die Fersen leicht nach außen drehen. Legen Sie das Augenkissen auf oder schließen Sie die Augen, wenn das für Sie angenehm ist. Breiten Sie die Arme zu einem *T* oder *V* aus – wichtig ist, dass die Schultern entspannt sind. Drehen Sie die Händflächen nach oben.

HALTUNG AUFLÖSEN: Ausatmen, die Knie gegebenenfalls aufrichten. Füße sanft in den Boden drücken, den Rumpf so weit nach oben schieben, dass nur noch die Hüften auf den Decken liegen. Einige Atemzüge lang innehalten, dann über die Seite auf den Bauch rollen. Sich mit den Händen abstützen, langsam zum Sitzen kommen.

HINEINSPÜREN
Füllen Sie die Lungen mit Luft und atmen Sie vollständig aus. Spüren Sie dabei die natürliche Leere im Bauchraum. Wiederholen Sie den tiefen Atemzug noch 2-mal und überlassen Sie Ihren Körper der Schwerkraft. Dann atmen Sie normal. Lassen Sie alle Aktivität los, werden Sie innerlich ruhig.

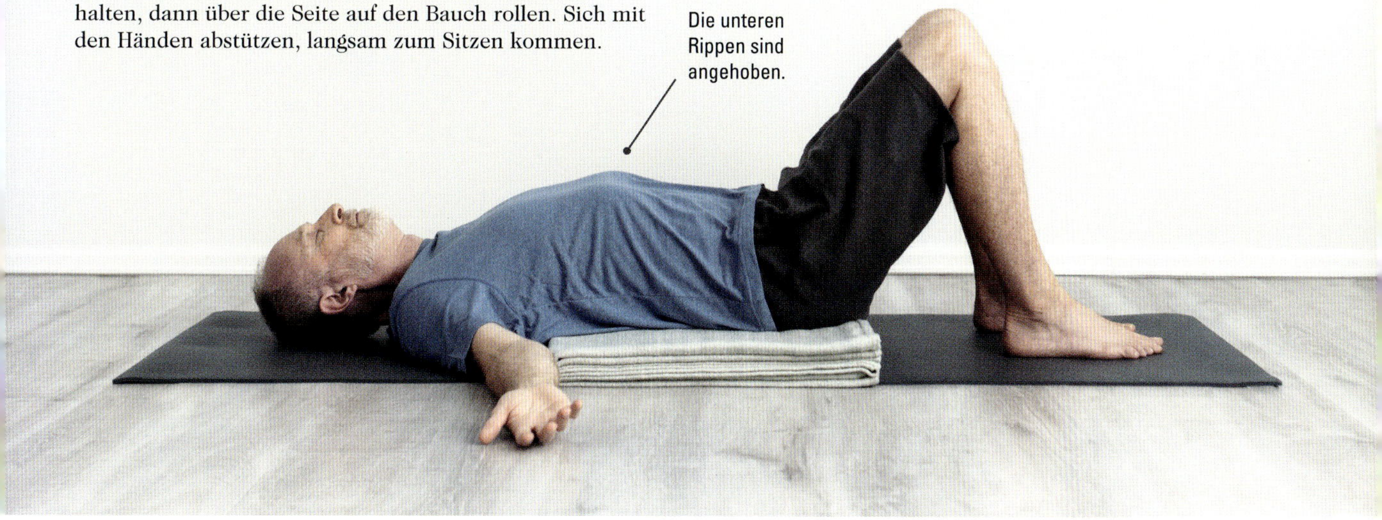
Die unteren Rippen sind angehoben.

Variante

Um die Rückbeuge zu intensivieren und die Lendenwirbelsäule dabei zu stützen, platzieren Sie drei gerollte Decken mit den offenen Kanten nach unten eng nebeneinander quer auf der Matte. Setzen Sie sich vor die Decken und gehen Sie wie beschrieben in die Haltung.

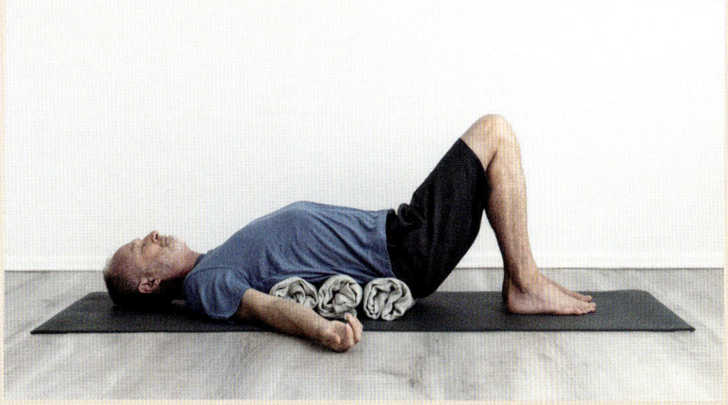

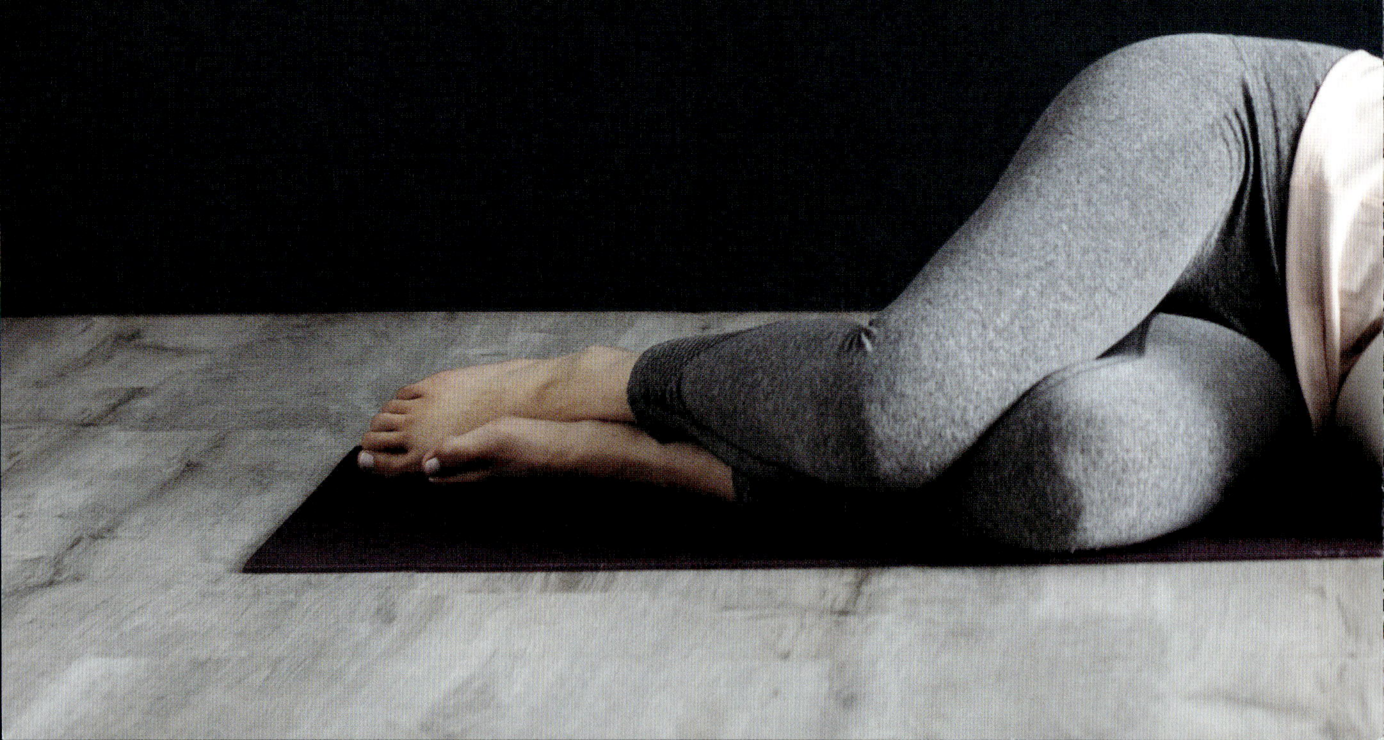

KAPITEL 4

Umkehrhaltungen, Drehungen und Seitbeugen

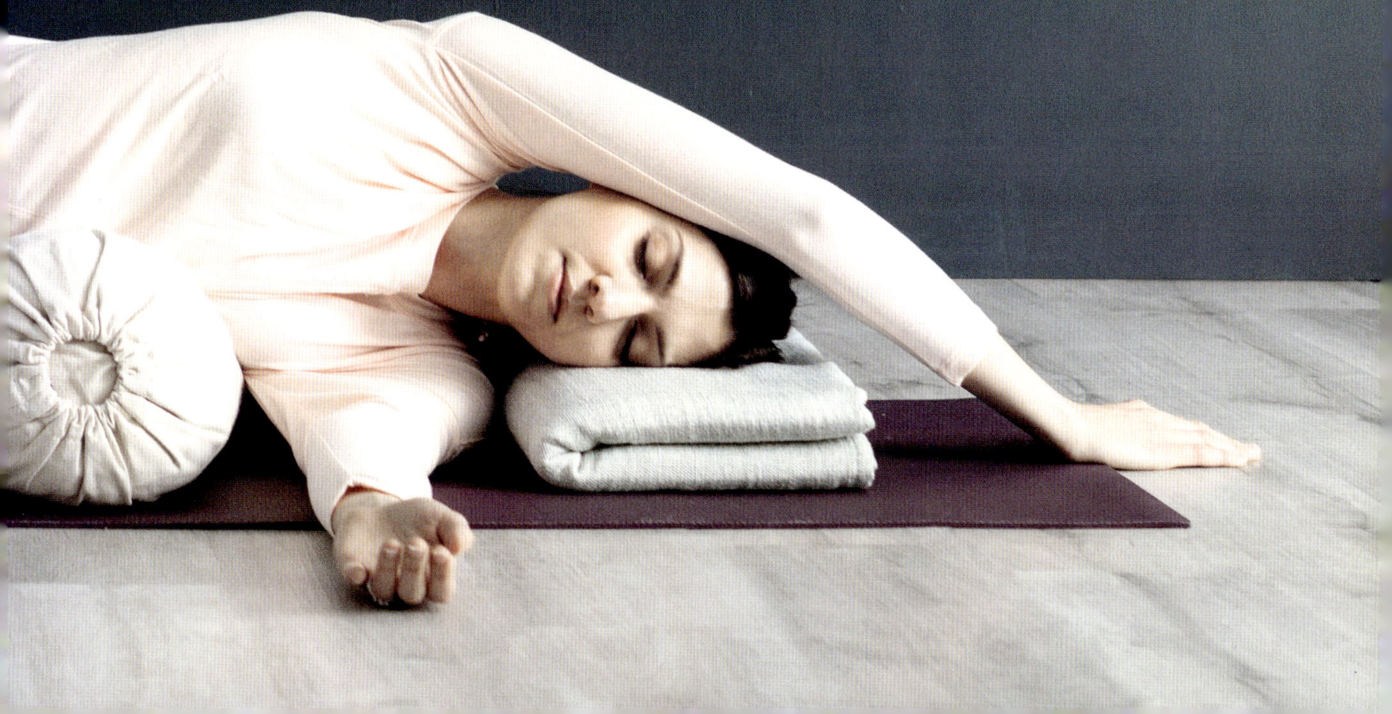

Beine gegen die Wand

EMPFOHLENE HALTEDAUER // 5–15 MINUTEN

Diese sanfte Umkehrhaltung entspannt das Nervensystem und regt den Lymph- und Blutfluss zum Rumpf an. Sie hilft bei schweren Beinen, Müdigkeit, Erschöpfung, Burn-out, niedrigem Blutdruck und beruhigt den Geist.

SIE BRAUCHEN

- Matte
- Wand
- 2 Decken
  - » 1 × kl. Rechteck
  - » 1 × Basisfaltung
- Gurt (optional)
- Augenkissen (optional)

BEACHTEN SIE

Wenden Sie sich vor dem Üben an Ihren behandelnden Arzt, wenn Sie Hiatushernie, Herzbeschwerden oder Augenerkrankungen haben. Nicht nach dem dritten Schwangerschaftsmonat, bei Fehlgeburtsrisiko oder während der Menstruation üben.

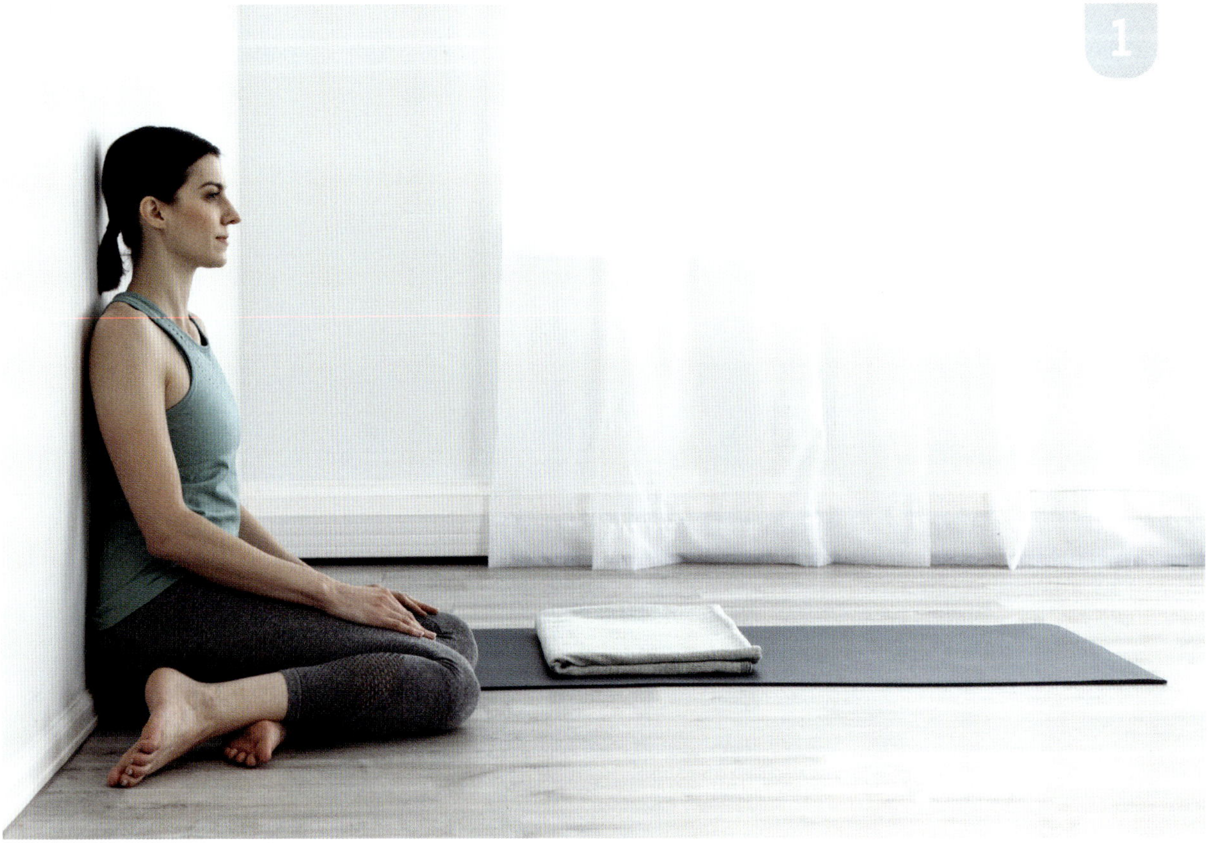

Richten Sie die Matte vor einer freien Wandfläche im rechten Winkel aus. Platzieren Sie die Decke in Basisfaltung am Mattenende direkt an der Wand und die kleiner gefaltete Decke auf der Mattenmitte. Setzen Sie sich mit dem Rücken an der Wand auf die linke Hüfte neben die Matte. Die Beine sind rechts neben dem Körper angezogen. Wenn Sie einen Gurt verwenden möchten, binden Sie ihn zur Schlinge und legen ihn in Reichweite.

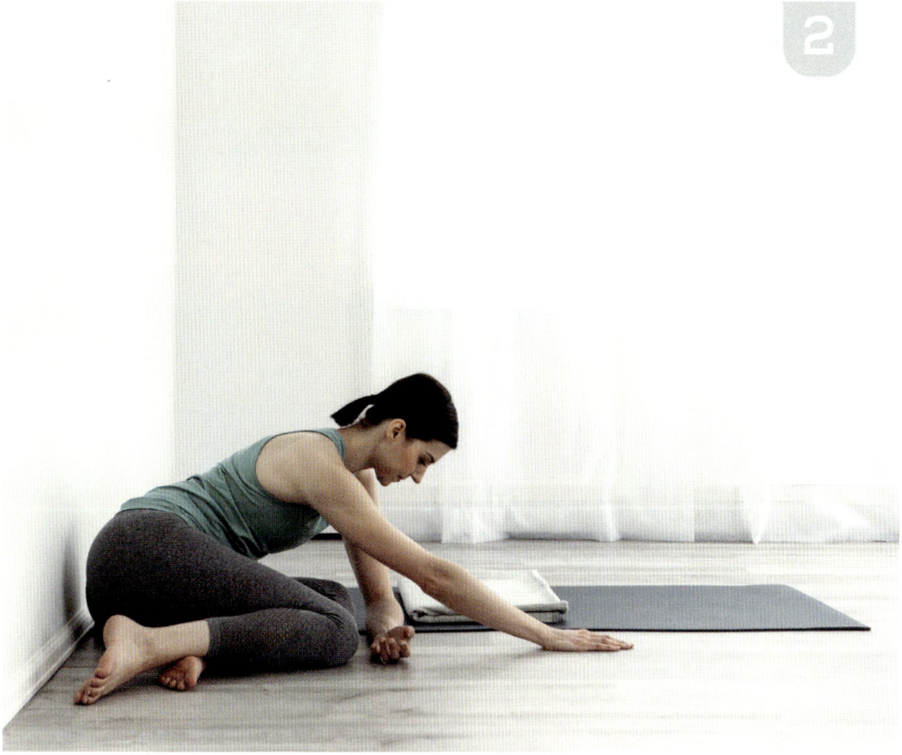

2

Lehnen Sie sich nach vorn und strecken Sie den linken Arm quer vor dem Körper unter dem rechten hindurch, sodass der linke Unterarm am Boden aufliegt.

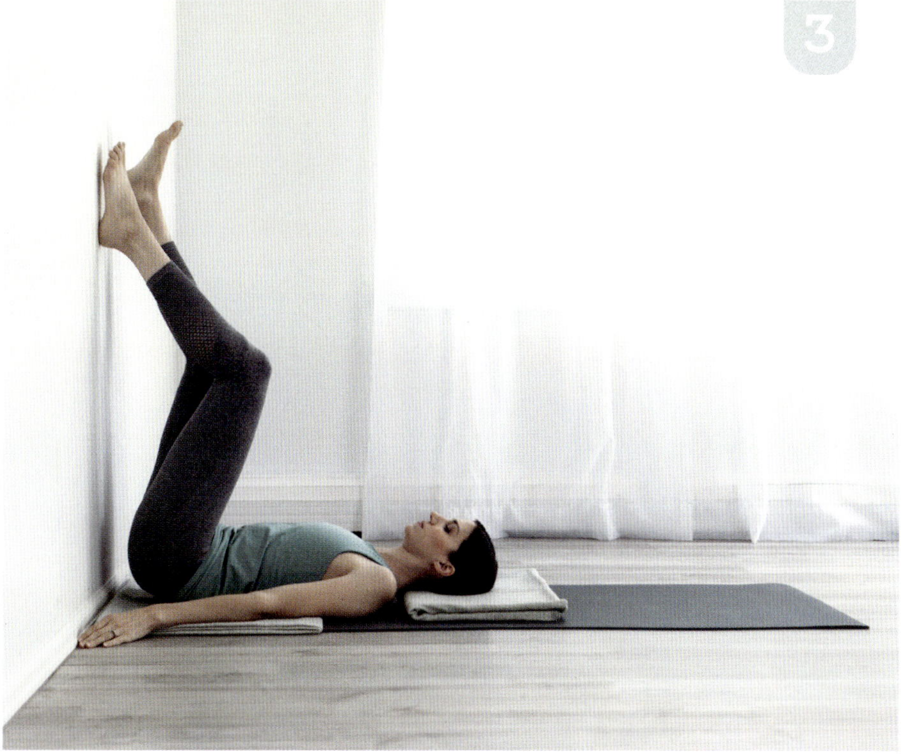

3

Rollen Sie sich mit Schwung sanft auf den Rücken, und schwingen Sie gleichzeitig die Beine an der Wand entlang hoch. *(Es ist in Ordnung, wenn die Beine nicht an der Wand anliegen. Wenn die Hüften in der Luft hängen oder Sie ein Ziehen in der Rückseite der Oberschenkel spüren, schieben Sie die Hüften so weit von der Wand weg, dass sie vollständig auf dem Boden aufliegen.)*

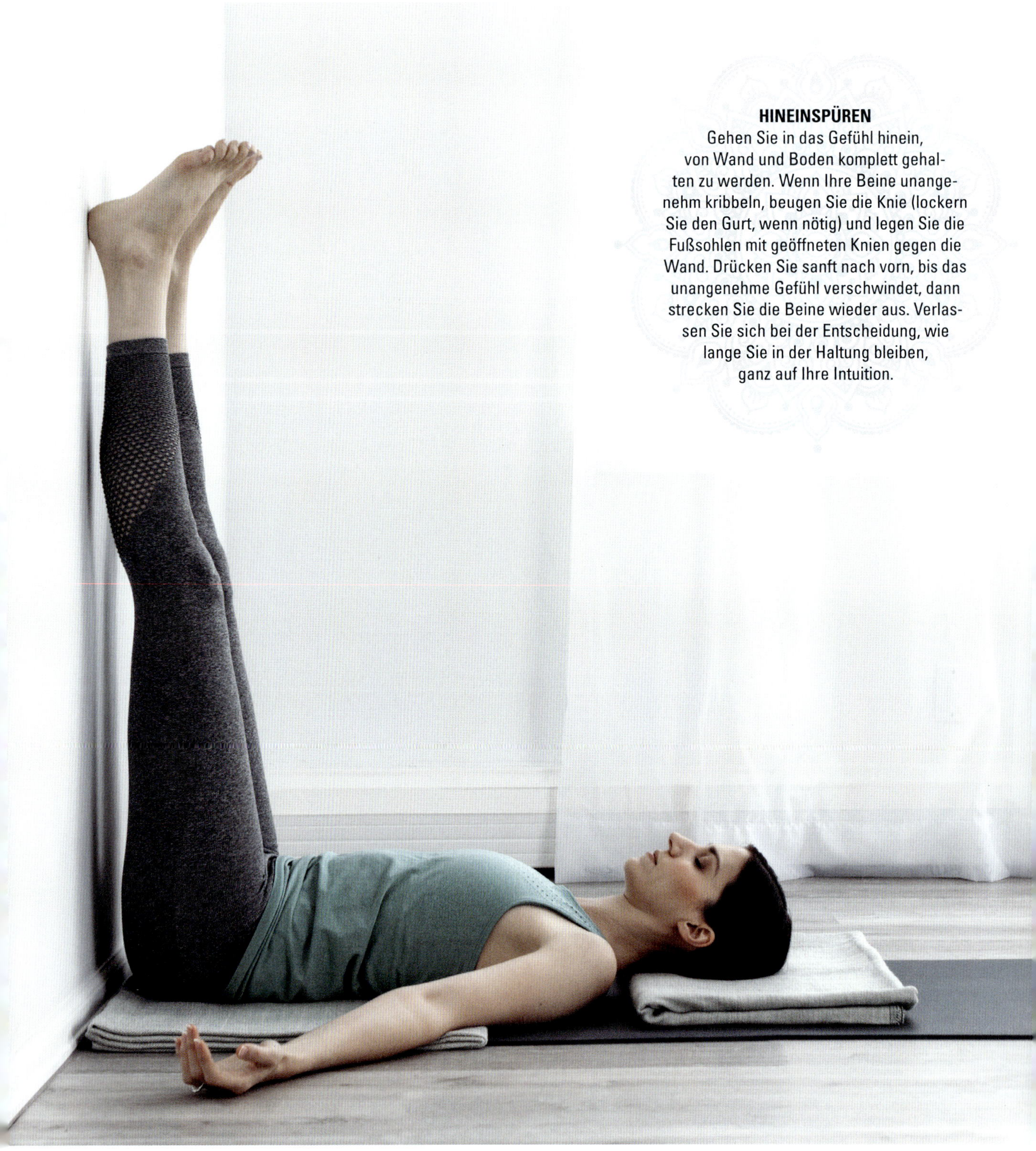

HINEINSPÜREN

Gehen Sie in das Gefühl hinein, von Wand und Boden komplett gehalten zu werden. Wenn Ihre Beine unangenehm kribbeln, beugen Sie die Knie (lockern Sie den Gurt, wenn nötig) und legen Sie die Fußsohlen mit geöffneten Knien gegen die Wand. Drücken Sie sanft nach vorn, bis das unangenehme Gefühl verschwindet, dann strecken Sie die Beine wieder aus. Verlassen Sie sich bei der Entscheidung, wie lange Sie in der Haltung bleiben, ganz auf Ihre Intuition.

4

Passen Sie die Decke unter dem Kopf so an, dass das Kinn etwas niedriger liegt als die Stirn. Legen Sie das Augenkissen auf oder schließen Sie die Augen, wenn Sie möchten. Breiten Sie die Arme seitlich zu einem *V* aus, die Handflächen zeigen nach oben. *(Wenn der Abstand zwischen Beinen und Wand groß ist, schieben Sie ein Polster hinter die Beine. Wenn sich die Beine zu den Seiten spreizen oder es anstrengend ist, sie an der Wand zu halten, sichern Sie sie im oberen Bereich der Schienbeine lose mit dem Gurt, sodass etwa zwei Faust breit Raum zwischen Ihren Waden bleibt.)*

HALTUNG AUFLÖSEN: Füße und Zehen mit kleinen Bewegungen aktivieren, dann langsam die Wand hinunterwandern und einige lockere Atemzüge lang die Sohlen flach gegen die Wand legen. Füße von der Wand lösen und Knie mit den Armen zur Brust ziehen. Einen Arm über dem Kopf ausstrecken, den Kopf auf den Bizeps legen und langsam auf die Seite rollen. Kurz innehalten, die Hände in den Boden drücken und sich langsam aufsetzen.

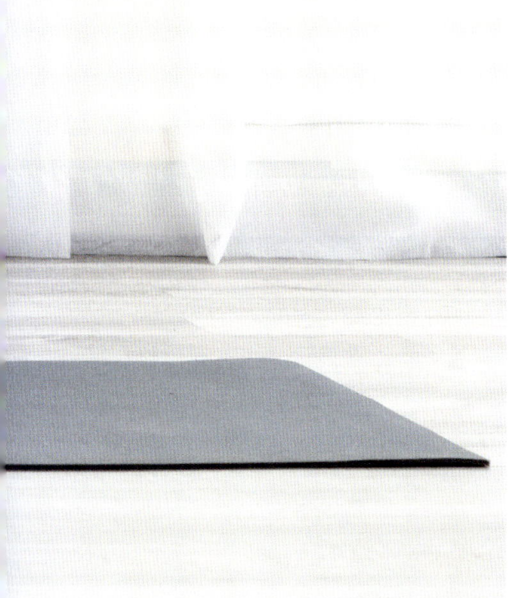

Variante

Bei dieser Variante ist das Becken erhöht, um eine sanfte Rückbeuge zu erzeugen. Die Haltung regt die Verdauung an, schafft Weite im oberen Brustbereich und vertieft die Atmung nach der Übung. Platzieren Sie ein flaches Polster etwa 10–15 cm von der Wand entfernt unter Ihren Hüften. Das Steißbein ruht zwischen Wand und Polster. Diese Variante nicht praktizieren bei Spondylolyse, Spondylolisthese, Reflux, Sinusitis oder Erkältungen. *(Bei Schmerzen im unteren Rücken obere Wirbelsäule und Kopf mit einer zum Rechteck gefalteten Decke unterlegen.)*

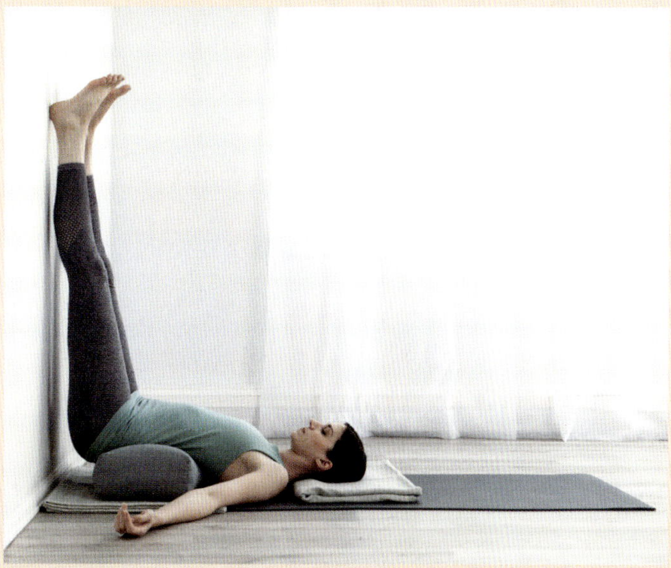

Beine gegen die Wand

Variante für Schwangere

EMPFOHLENE HALTEDAUER // 5–10 MINUTEN

Diese Variante der Umkehrhaltung eignet sich für Frauen nach der zwölften Schwangerschaftswoche. Sie hilft bei geschwollenen Beinen, Knöcheln und Füßen. Das Baby wird weiter ausreichend mit Sauerstoff versorgt, da das Herz der werdenden Mutter erhöht liegt.

SIE BRAUCHEN

- Matte
- 4 Decken
  - » 1 × kl. Rechteck
  - » 3 × gerollt
- 3 Blöcke
- 2 flache Polster
- Gurt (optional)
- Augenkissen (optional)

BEACHTEN SIE

Wenden Sie sich vor dem Ausführen der Übung an Ihren Arzt oder Gynäkologen.

1

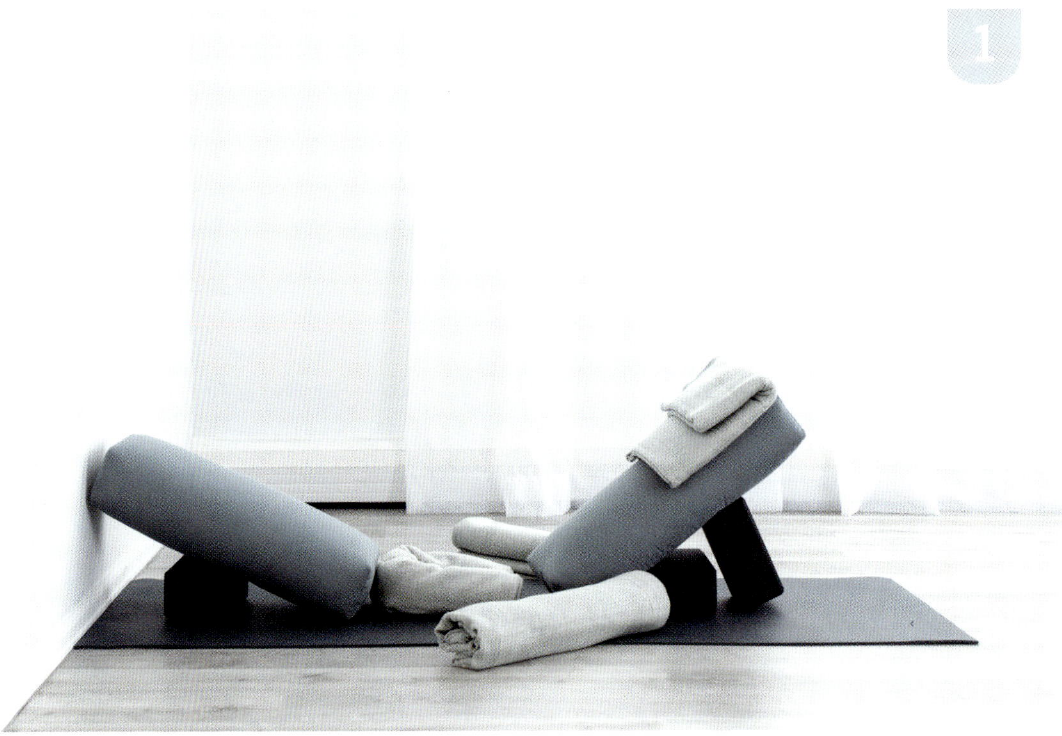

Richten Sie die Matte im rechten Winkel zur Wand aus. Platzieren Sie etwa 15 cm von der Wand entfernt einen niedrigen Block und legen Sie ein Polster gegen die Wand gestützt schräg darüber. Legen Sie eine gerollte Decke am Boden vor dem Polster zu einer kreisrunden Sitzfläche. Dann errichten Sie gegenüber der ersten Rampe eine weitere, indem Sie das zweite Polster mit einem niedrigen Block und einem im 45-Grad-Winkel aufgestellten hohen Block abstützen. Schlagen Sie die gefaltete Decke noch einmal um und legen Sie sie auf das obere Ende dieses Polsters. Die beiden übrigen gerollten Decken positionieren Sie so zu beiden Seiten dieser Rampe, dass sie um 45 Grad nach außen weisen.

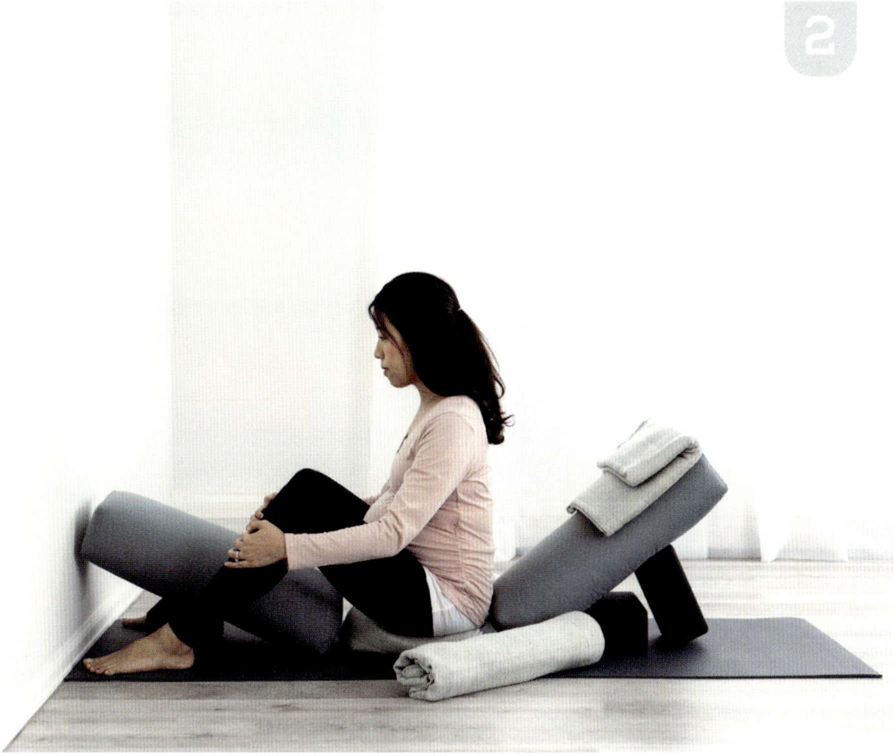

2

Setzen Sie sich mit dem Gesicht zur Wand so auf die Sitzfläche, dass die Decke das Becken komplett umschließt und das Steißbein im Zentrum der Decke ein wenig vom Boden abgehoben ist. Die Knie sind gebeugt und die Füße stehen zu beiden Seiten des Wandpolsters flach auf der Matte. Richten Sie Ihren Abstand zur Wand so ein, dass die Zehen die Wand fast berühren und Ihre Beine eine bequeme Haltung einnehmen.

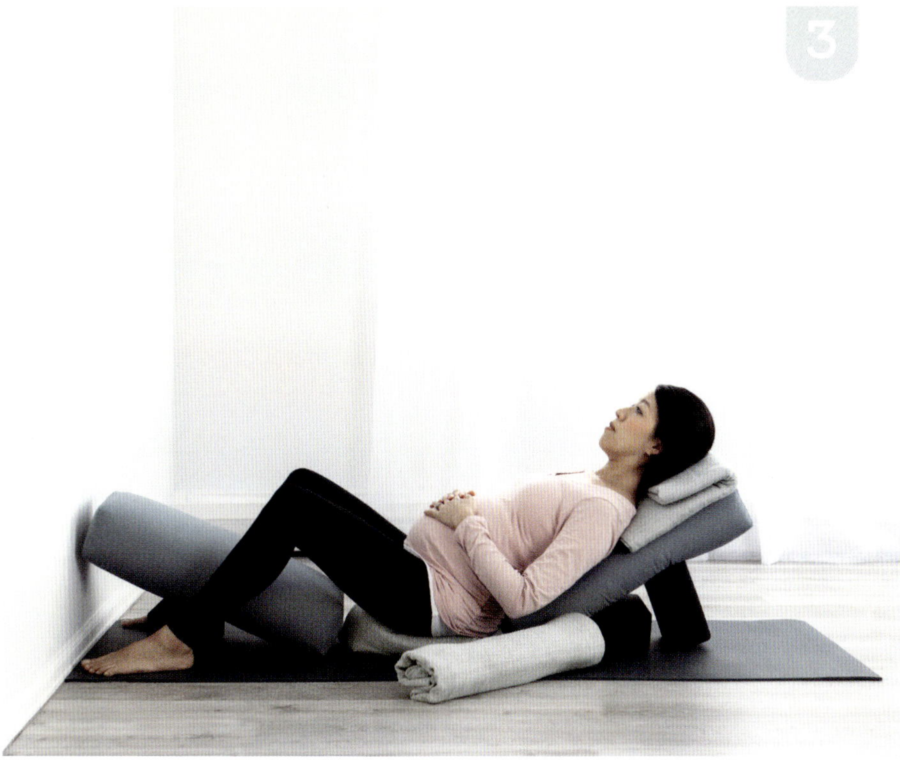

3

Stützen Sie sich mit den Händen ab und lassen Sie sich vorsichtig nach hinten auf das schräge Polster sinken. Passen Sie die obere Decke so an, dass Kopf und Nacken vollständig gestützt sind und Ihr Kinn niedriger liegt als Ihre Stirn.

HINEINSPÜREN
Überlassen Sie das Gewicht Ihres Körpers der Schwerkraft. Spüren Sie, wie die Erde Sie trägt und die Hilfsmittel Sie halten. Lassen Sie Ihren Atem mit jedem Atemzug langsamer und fließender werden und gehen Sie mit jeder Ausatmung noch tiefer in die Entspannung.

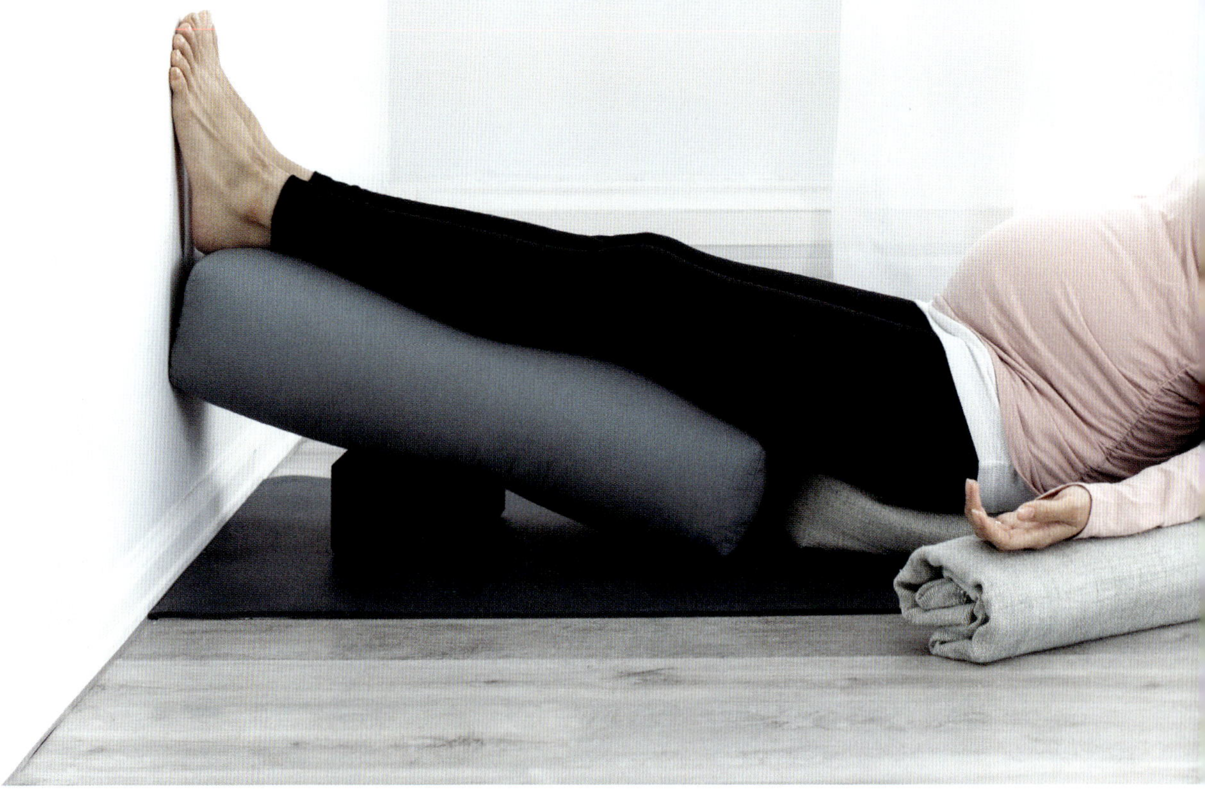

4

Stellen Sie beide Füße auf das Wandpolster und wandern Sie nach oben, bis Ihre Beine ausgestreckt sind. Legen Sie das Augenkissen auf oder schließen Sie die Augen, wenn das für Sie angenehm ist. Legen Sie die Ellbogen und Unterarme auf den gerollten Armstützen ab, die Handflächen zeigen nach oben. *(Wenn Sie die Beine nicht ohne erhebliche Anstrengung auf dem Polster halten können, schlingen Sie einen Gurt lose oben um die Schienbeine, um sie zusammenzuhalten. Achten Sie darauf, zwischen Ihren Knien ausreichend Platz für Ihren Bauch zu lassen. Sollten Ihre Arme und Hände nicht vollständig abgestützt sein, unterlegen Sie zusätzliche Decken.)*

HALTUNG AUFLÖSEN: Am Ende der Zeit die Aufmerksamkeit zunächst den entspannten Beinen und Füßen zuwenden. Dann sanft die Zehen bewegen, langsam die Knie beugen (gegebenenfalls zuvor den Gurt lösen) und die Füße rechts und links neben das Wandpolster stellen. Auf den Atem konzentrieren. Den Beinen einen Moment Zeit geben, sich daran zu gewöhnen, dass sie wieder auf dem Boden stehen. Den rechten Fuß über das Polster auf die linke Seite heben. Gleichzeitig die Handflächen in die Matte drücken und die Knie nach links sinken lassen, um den Oberkörper aufzurichten. Von den Hilfsmitteln herunterkommen und sich bequem hinsetzen.

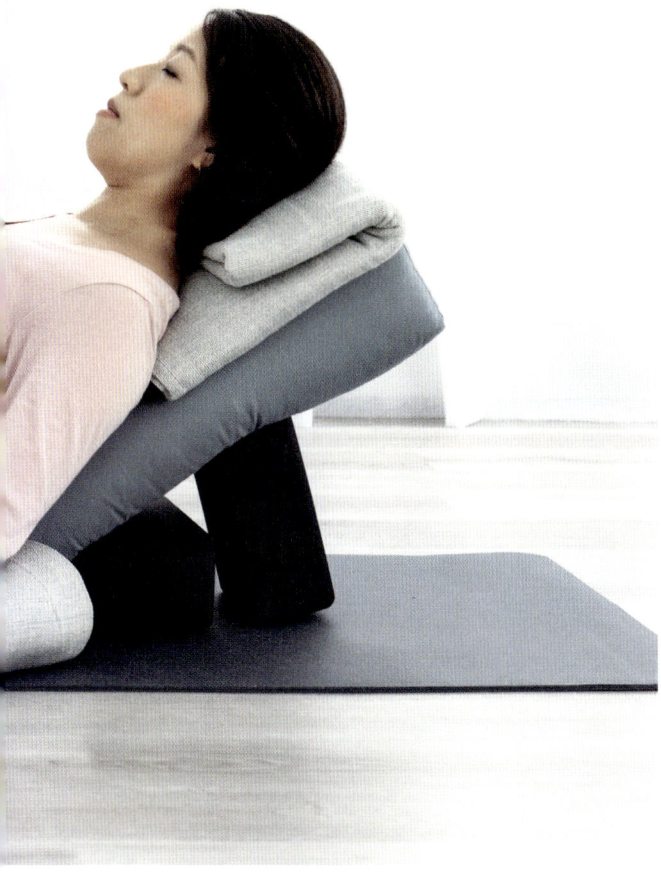

Dehnen in Seitlage

EMPFOHLENE HALTEDAUER // ½–2 MINUTEN JE SEITE

Diese Haltung verhilft zu einer leichteren Atmung, denn sie dehnt die Zwischenrippenmuskeln, die sich bei jedem Atemzug zusammenziehen und wieder ausdehnen. Durch die aktive Dehnung verbessern Sie Ihre Atemkapazität. Bei der Behandlung von Atemwegserkrankungen wie Asthma kann dies unterstützend wirken.

SIE BRAUCHEN

- Matte
- Flaches Polster
- Rundes Polster
- 3 Decken (optional)

BEACHTEN SIE

Wenden Sie sich vor dem Üben an Ihren behandelnden Arzt, wenn Sie Hiatushernie, Osteoporose haben oder nach einer Bauch-OP. Nicht nach dem dritten Schwangerschaftsmonat üben. Wenn in der Haltung Schmerzen im unteren Rücken auftreten, zur unterstützten Variante (S. 126) wechseln.

1

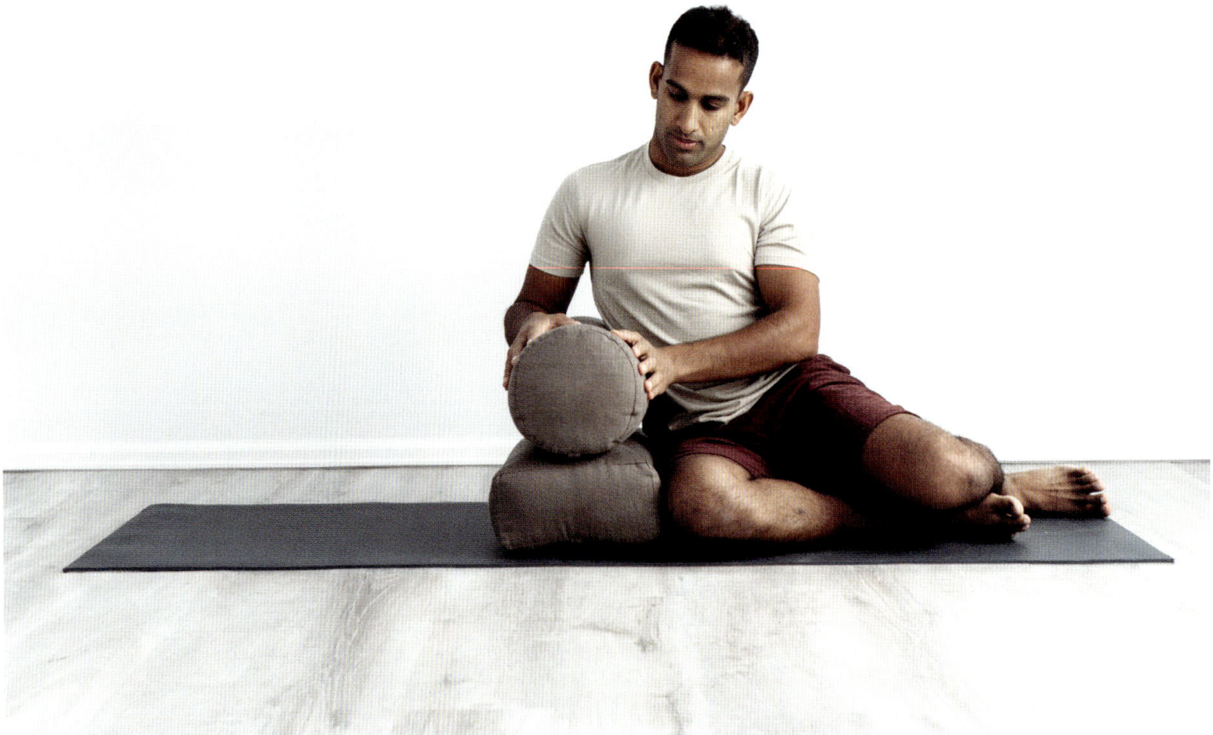

Positionieren Sie das flache Polster quer auf der Mattenmitte und legen Sie das runde Polster darauf. Setzen Sie sich direkt neben den Stapel auf die rechte Hüfte und halten Sie das runde Polster mit den Händen fest. *(Wenn der Stapel für Sie zu hoch ist, ersetzen Sie das runde Polster durch drei Decken in Rechteckfaltung.)*

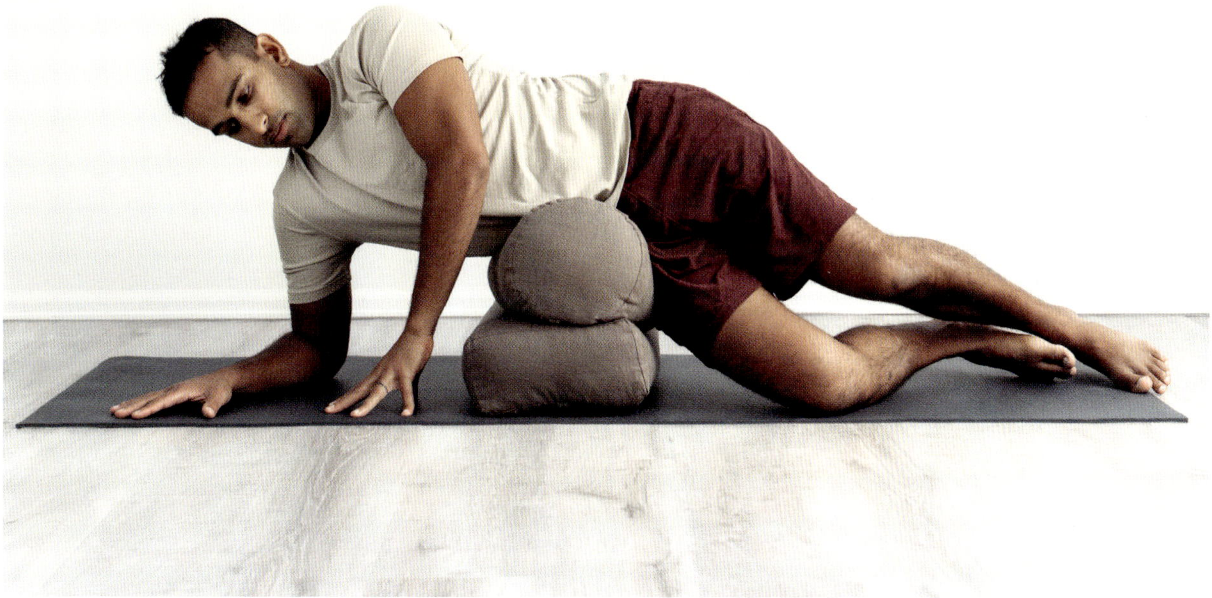

Senken Sie den Oberkörper zur Seite, sodass Ihre Taille vollständig von den Polstern gestützt und Ihr Gewicht gleichmäßig auf beiden Seiten des Stapels verteilt ist. Achten Sie darauf, dass Sie sich wirklich zur Seite beugen und im Ober- und Unterkörper nicht verdreht sind. Hüften und Schultern sollten gerade ausgerichtet sein. *(Wenn die Haltung unangenehm ist, rutschen Sie auf den Hilfsmitteln etwas nach oben oder unten, bis Sie sich optimal abgestützt fühlen.)*

3

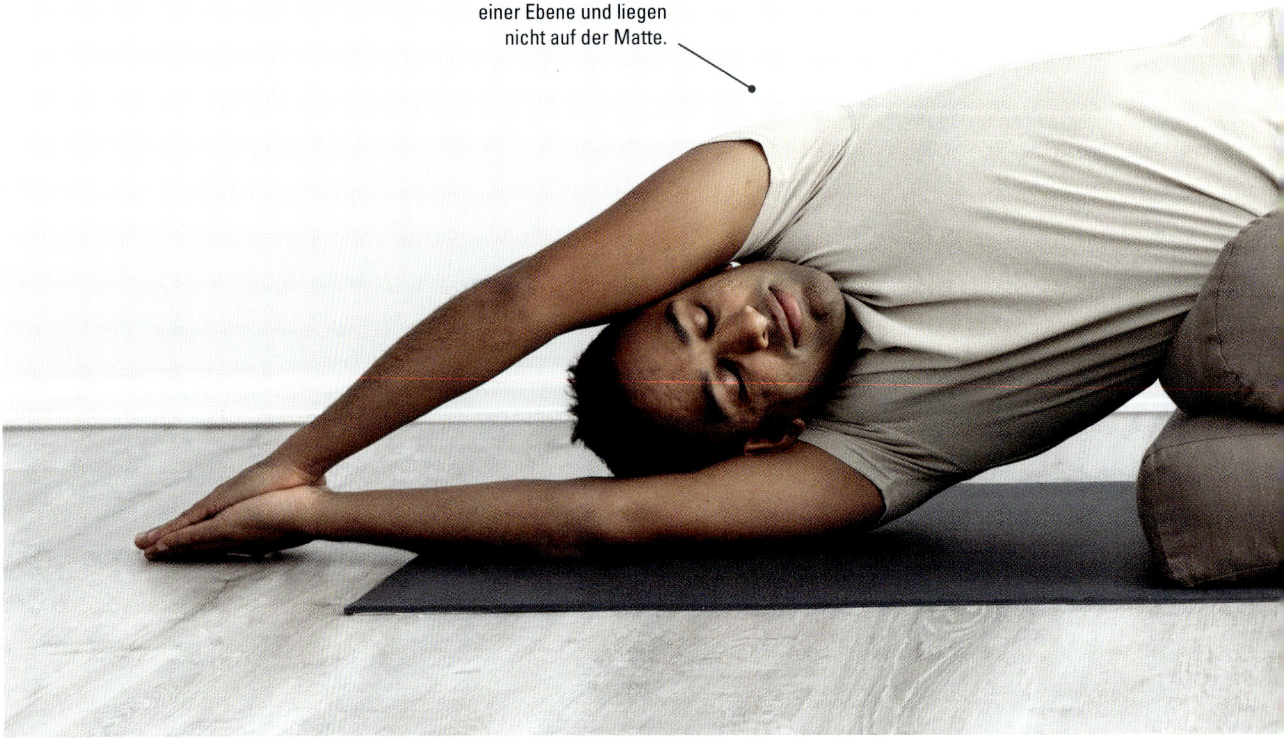
Die Schultern sind in
einer Ebene und liegen
nicht auf der Matte.

Strecken Sie die Arme nach oben aus, führen Sie die Handflächen zusammen und legen Sie den Kopf auf dem unteren Arm ab. Kreuzen Sie die Beine auf Höhe der Knöchel und schieben Sie die Fersen nach unten raus, um das obere Bein etwas weiter nach vorn und das untere Bein etwas nach hinten zu bringen. Lassen Sie den Boden das Gewicht Ihrer Beine tragen. Die Fersen bleiben aktiv, damit die Beine gerade bleiben.

HALTUNG AUFLÖSEN: Ellbogen beugen und in Richtung der Polster ziehen, dabei gleichzeitig Knie beugen. Hüfte auf die Matte sinken lassen. Handflächen auf den Boden stützen und zum Sitzen kommen. Einen Atemzug lang innehalten, dann die Haltung auf der anderen Seite ausführen.

HINEINSPÜREN
Atmen Sie in langen, fließenden Atemzügen und beobachten Sie, wie der Atem vor allem die oben liegende Rumpfseite bewegt. Stellen Sie sich vor, Sie würden den kompletten Rumpf ausfüllen beim Atmen. Spüren Sie die Dehnung beim Ein- und das Loslassen beim Ausatmen.

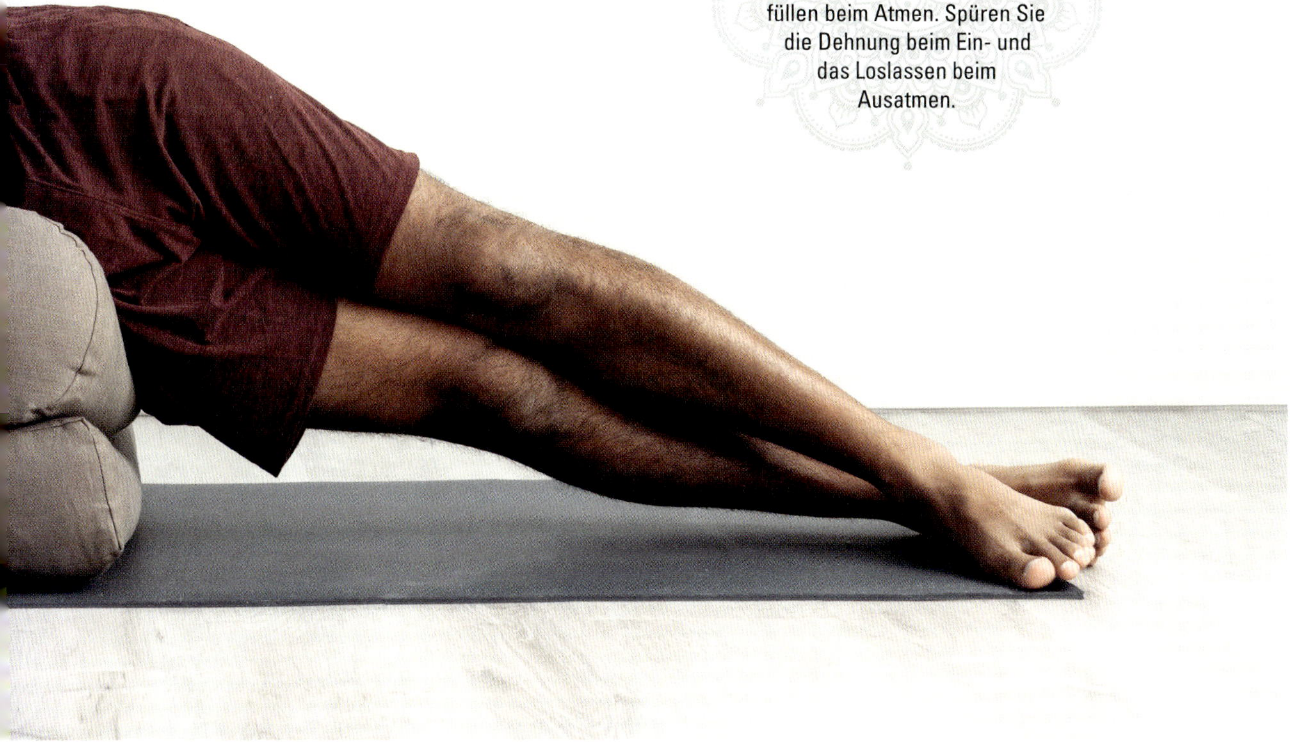

Variante

Umfassen Sie das obere Handgelenk und ziehen Sie es leicht nach oben, um den Brustkorb noch weiter zu öffnen.

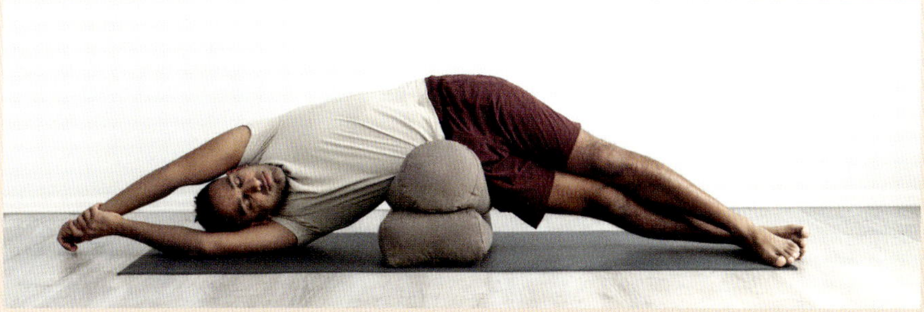

Unterstütztes Dehnen in Seitlage

EMPFOHLENE HALTEDAUER // 3 MINUTEN JE SEITE

Diese passive Variante der seitlichen Dehnung hat dieselben positiven Effekte wie die aktive. Die Atmung verbessert sich. Wenn Sie auf der linken Seite liegen, unterstützen Sie die Funktion von Gallenblase und Leber, und vom Liegen auf der rechten Seite profitieren Magen und Milz.

SIE BRAUCHEN

- Matte
- 2–3 Decken
  - » 2 × doppeltes kl. Rechteck
  - » 1 × gerollt (optional)
- Rundes Polster
- Flaches Polster

BEACHTEN SIE

Wenden Sie sich vor dem Üben an Ihren behandelnden Arzt, wenn Sie Hiatushernie, Osteoporose haben oder nach einer Bauch-OP. Nicht nach dem dritten Schwangerschaftsmonat üben.

1

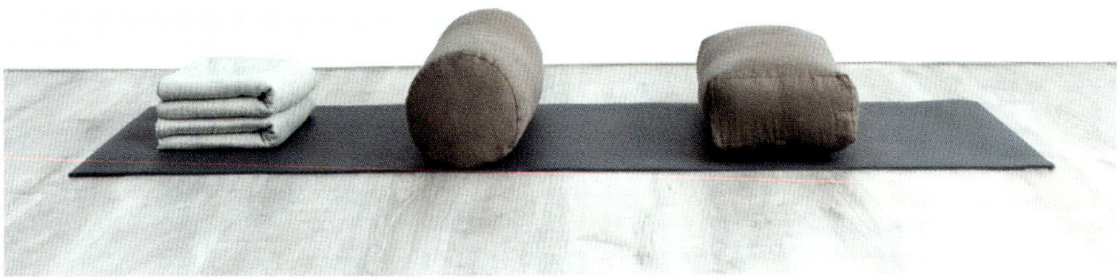

Stapeln Sie die beiden gefalteten Decken am Kopfende der Matte. Legen Sie das runde Polster 30 cm weiter unten quer auf die Matte und das flache Polster noch einmal 30 cm davon entfernt. Falls Sie die gerollte Decke verwenden, legen Sie sie in Reichweite neben die Matte.

2

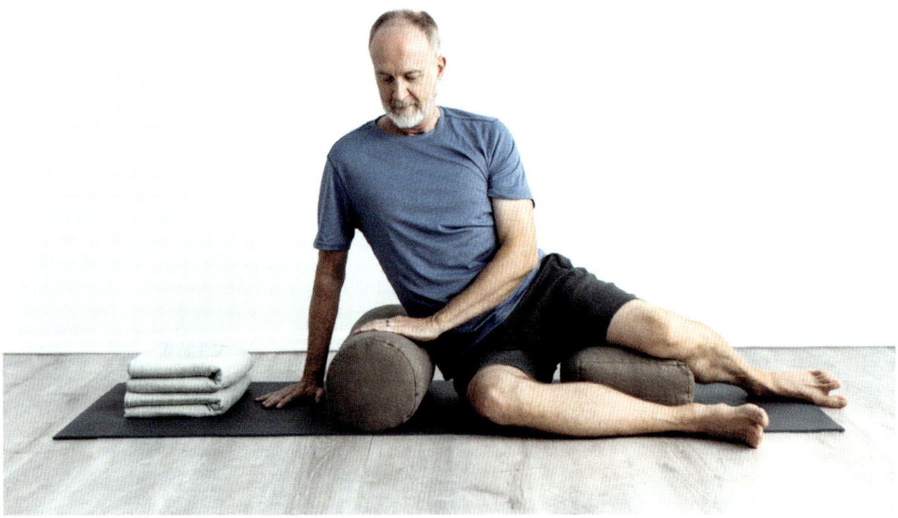

Setzen Sie sich zwischen die beiden Polster auf die rechte Hüfte. Das rechte Knie und der rechte Unterschenkel liegen vor dem flachen Polster auf der Matte, das linke Knie legen Sie auf das flache Polster. Das rechte Knie ist in der Hüfte etwa um 90 Grad gebeugt, das linke um 45 Grad. Halten Sie das runde Polster mit der linken Hand an Ihrer Taille und drücken Sie die rechte Handfläche zwischen Deckenstapel und rundem Polster fest in den Boden.

3

Atmen Sie ein und strecken Sie Ihre gesamte rechte Seite nach oben, weg vom Rundpolster. Beim Ausatmen senken Sie den Rumpf zur Seite und bewegen den rechten Unterarm nach vorn, bis die rechte Schulter den Boden berührt und die Wange auf den Decken ruht. Strecken Sie den linken Arm nach oben, legen Sie den Bizeps auf dem Kopf ab. Handgelenk und Finger liegen weich am Boden. Wenn Sie möchten, schließen Sie die Augen.

(Bei Beschwerden in Armen oder Schultern umarmen Sie die zusätzliche gerollte Decke auf Brusthöhe und legen den Ellbogen auf das runde Polster.)

HALTUNG AUFLÖSEN: Linke Hand vor dem Gesicht zum Boden führen. Ausatmen, Handfläche leicht in den Boden drücken und sich so zur Seite aufrichten. Vom Rundpolster wegdrehen, die Knie aufstellen, dann nach links sinken lassen und Übung auf dieser Seite wiederholen.

HINEINSPÜREN
Lassen Sie alle Spannung los. Spüren Sie, wie Ihre Wirbelsäule wie eine Welle über die Polster fließt. Atmen Sie weich und gleichmäßig.

Schultern sollten in einer Ebene bleiben.

Hüften sollten in einer Ebene bleiben.

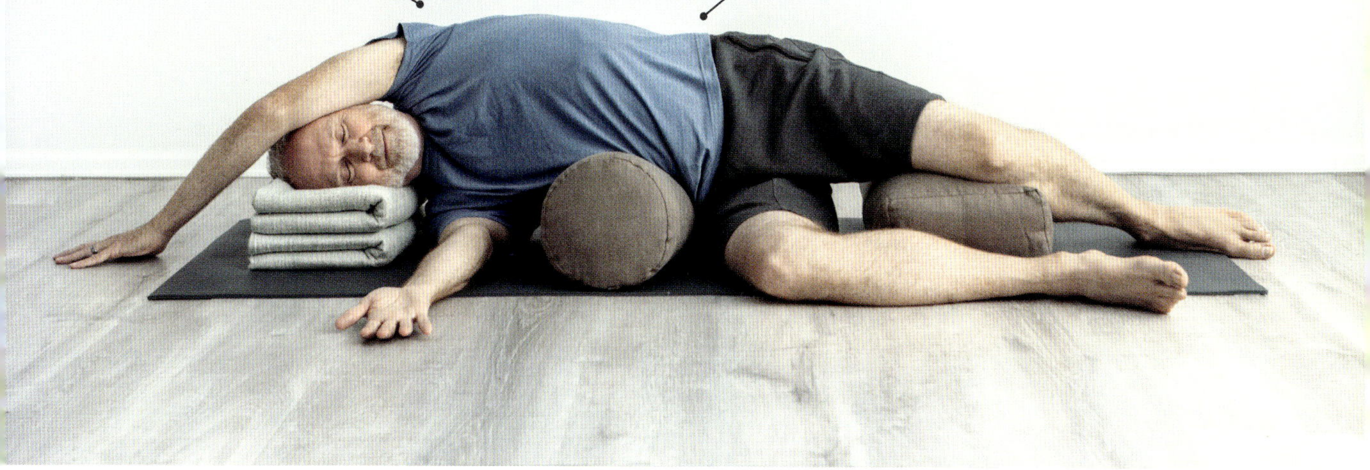

Variante

Wenn es für Sie unangenehm ist, den Arm über den Kopf zu strecken, können Sie ihn auch auf dem Rumpf ablegen, die Hand auf der Hüfte.

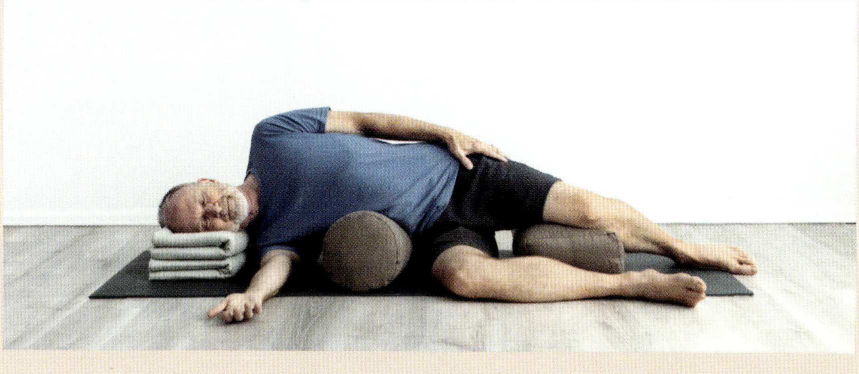

Unterstützte Wirbelsäulenrotation

EMPFOHLENE HALTEDAUER // 1–3 MINUTEN JE SEITE

Diese sanfte Drehung löst Verspannungen zwischen den Schulterblättern und verbessert durch die Öffnung der Zwischenrippenmuskeln die Atmung. Sie wirkt auch auf den Kopfwendermuskel, dessen Verspannung Kopfschmerzen, Migräne und Nackenschmerzen hervorrufen kann.

SIE BRAUCHEN
- Matte
- 1–2 Decken
  - » 1 × doppeltes kl. Rechteck
  - » 1 × Rechteck (optional)
- Flaches Polster

BEACHTEN SIE
Bei Ischiasproblemen, Bandscheibenerkrankungen, Spondylolyse oder Spondylolisthese mit dem Arzt Rücksprache halten. Schwangere setzen sich weiter vom Polster weg, um Raum für den Bauch zu schaffen, und legen den Fokus auf die Rotation im oberen Brust- statt im Bauchbereich.

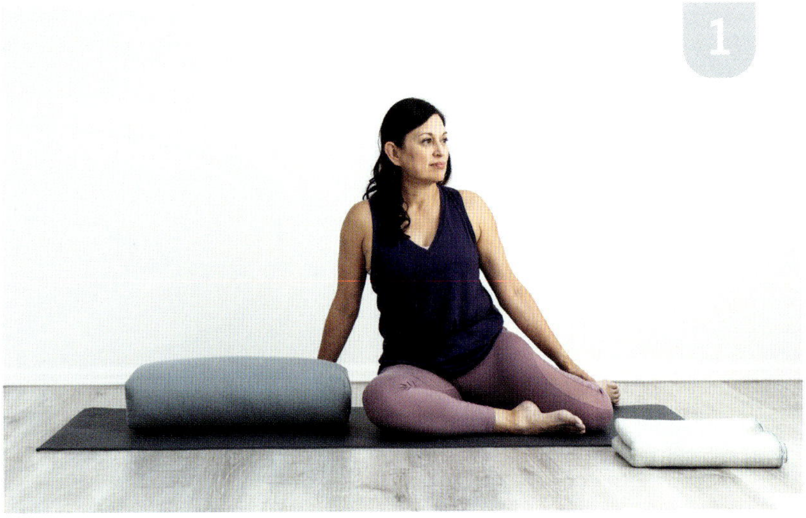

1

Positionieren Sie das flache Polster der Länge nach auf der oberen Mattenhälfte. Die doppelt gefaltete Decke legen Sie in Reichweite. Setzen Sie sich in der unteren Mattenhälfte mit gebeugten Knien auf Ihre rechte Hüfte. Die Beinhaltung ähnelt einem liegenden Windrad. *(Wenn Sie eine zusätzliche Kopfstütze benötigen, legen Sie die optionale rechteckig gefaltete Decke längs auf das Polster.*

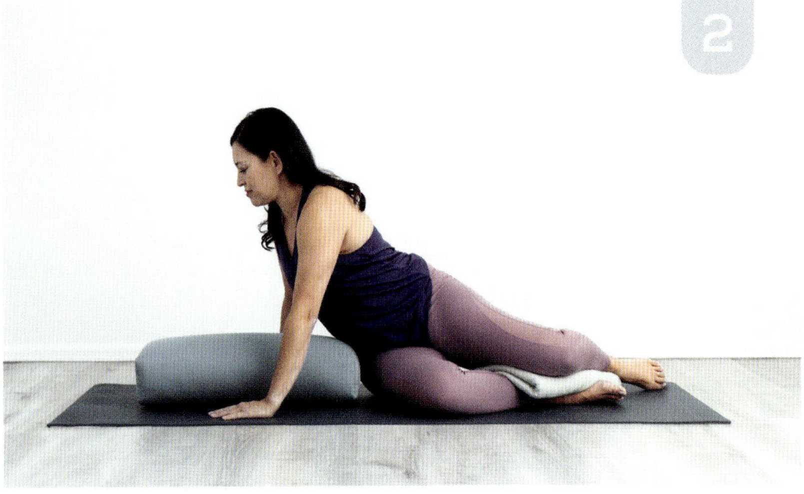

2

Legen Sie die linke Wade auf dem rechten Fuß ab. Suchen Sie eine bequeme Beinposition und legen Sie die vorbereitete Decke zwischen Knie und Fußgelenk. Stützen Sie sich mit den Händen auf beiden Seiten des Polsters ab. Dann wenden Sie Oberkörper und Nabel zur Mitte des Polsters. Drücken Sie die Handflächen in den Boden, atmen Sie ein und strecken Sie sich in der Körpervorderseite. Atmen Sie aus und senken Sie langsam den Rumpf auf das Polster.

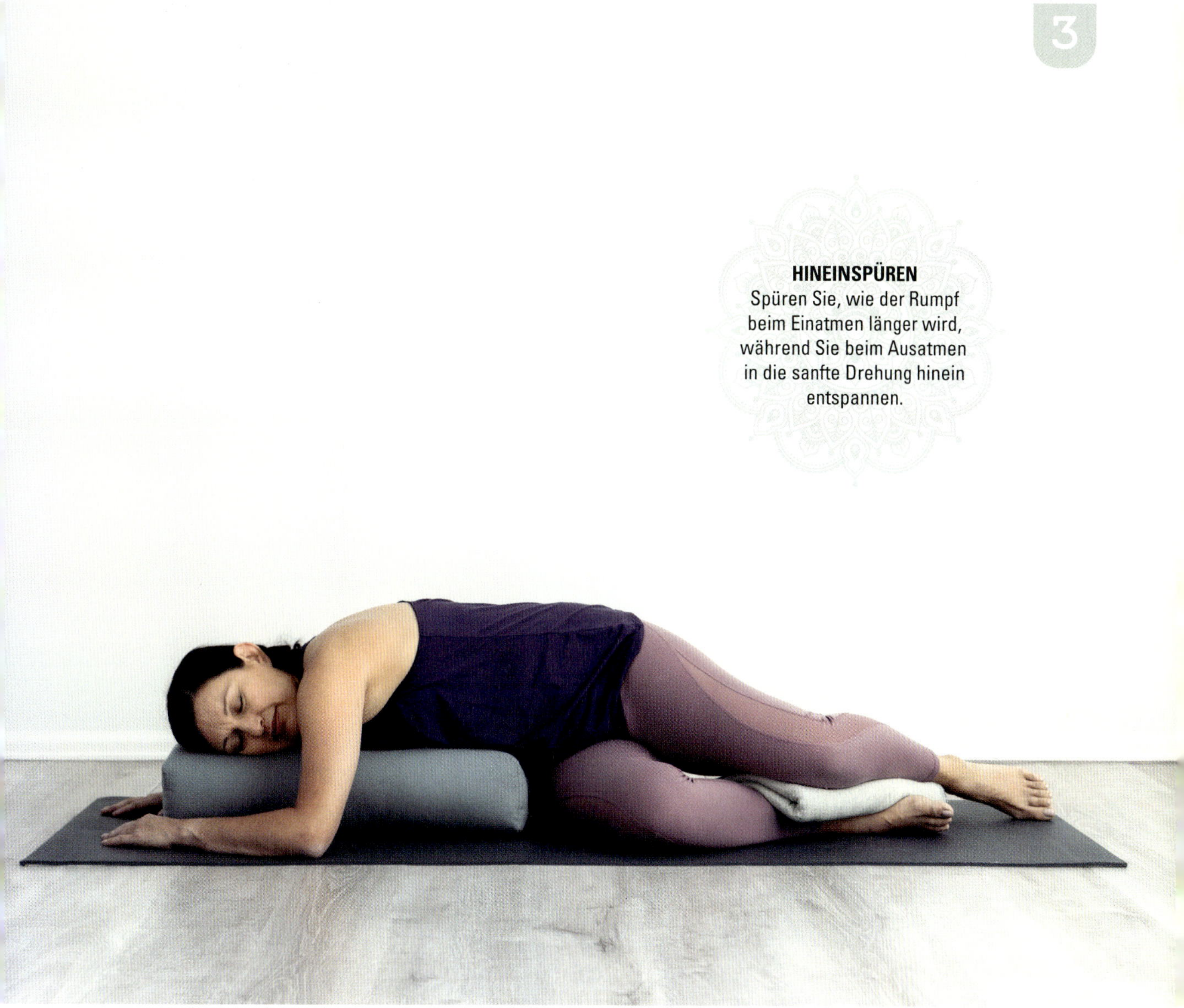

HINEINSPÜREN
Spüren Sie, wie der Rumpf beim Einatmen länger wird, während Sie beim Ausatmen in die sanfte Drehung hinein entspannen.

Auf dem Polster angekommen, wenden Sie die rechte Wange zum Polster. Schieben Sie die Unterarme mit gebeugten Ellbogen und flach am Boden liegenden Handflächen vor das Polster. Schließen Sie die Augen, wenn das für Sie angenehm ist.

HALTUNG AUFLÖSEN: Ellbogen gebeugt lassen und Handflächen nach hinten unter die Schultern ziehen. Einatmen, über den Druck der Hände sanft aufrichten und gleichzeitig aus der Drehung kommen. Zur anderen Seite drehen und die Haltung mit der linken Hüfte zum Polster ausführen.

Unterstützte Wirbelsäulen-rotation in Rückenlage

EMPFOHLENE HALTEDAUER // 2-3 MINUTEN JE SEITE

Diese Drehung ist einer meiner Favoriten, um Spannungen in Brust, Schultern und Rücken zu lösen. Zuerst nach rechts, dann nach links ausgeführt, fördert die Haltung außerdem die Verdauung und gesunde Ausscheidung.

SIE BRAUCHEN
- Matte
- 3 Decken
  - » 1 × doppeltes Rechteck
  - » 1 × Rechteck
  - » 1 × kl. Rechteck
- Flaches Polster

BEACHTEN SIE
Nicht nach dem dritten Schwangerschaftsmonat üben. Bei ISG-Beschwerden, Bandscheibenerkrankungen, Spondylolyse, Spondylolisthese oder nach OPs in der Bauchregion vorher Rücksprache mit dem Arzt halten.

1

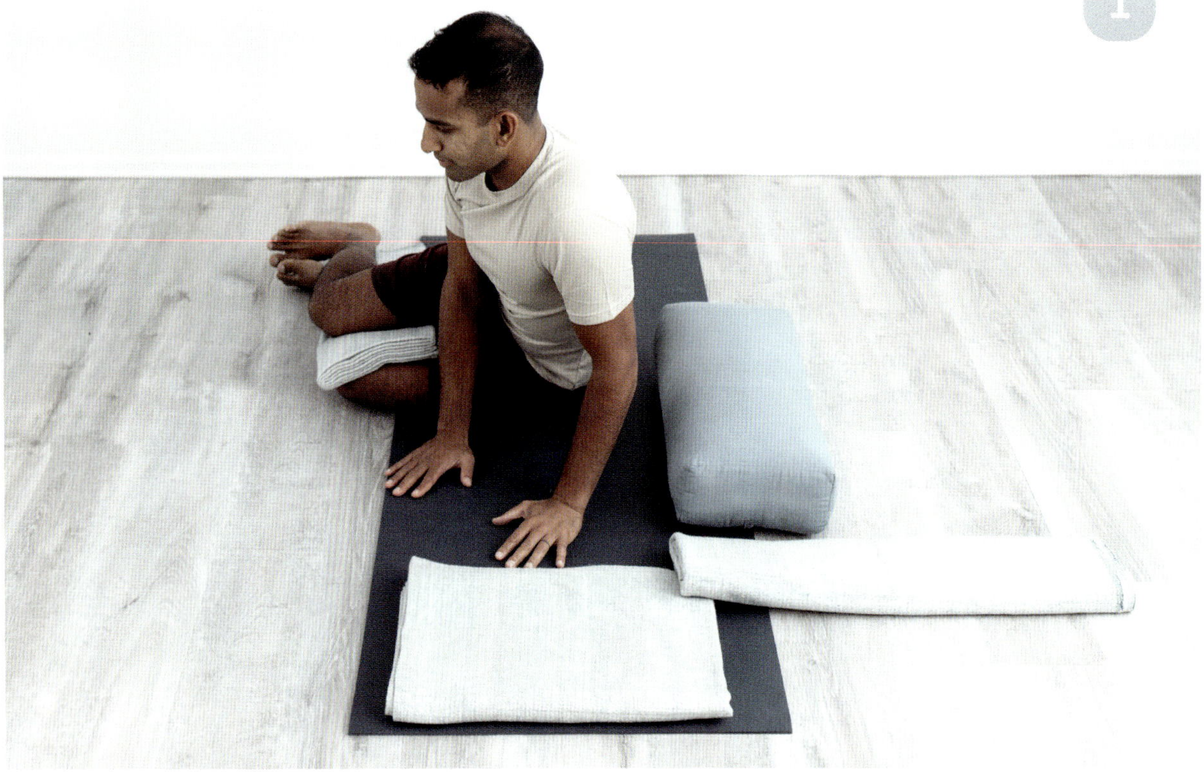

Platzieren Sie die zum kleinen Rechteck gefaltete Decke quer auf dem Kopfende der Matte. Die zum doppelten Rechteck gefaltete Decke lassen Sie davon ausgehend seitlich über die Matte ragen. Legen Sie das flache Polster längs auf die Mattenkante. Setzen Sie sich auf der Mattenmitte auf die linke Hüfte. Die Beine liegen übereinander. Zwischen Knie und Fußgelenke klemmen Sie die verbliebene Decke. *(Bei Schmerzen im Kreuzbein hilft eine dickere Decke zwischen den Knien.)*

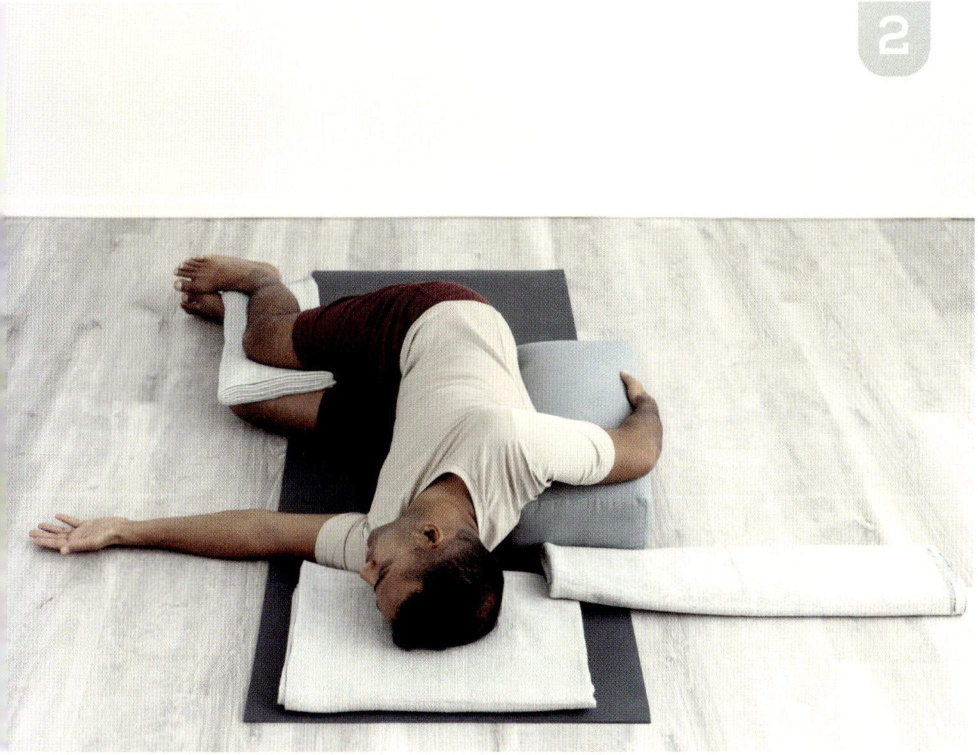

2

Stützen Sie sich auf den Händen ab und legen Sie sich auf die linke Seite. Strecken Sie den linken Arm nach vorn, die Handfläche zeigt nach oben. Dann strecken Sie den rechten Arm nach hinten und ziehen das Polster an Ihren Rücken heran. Die Kante befindet sich nahe Ihrer Armbeuge, hinter der Schulter bleibt ein wenig Raum.

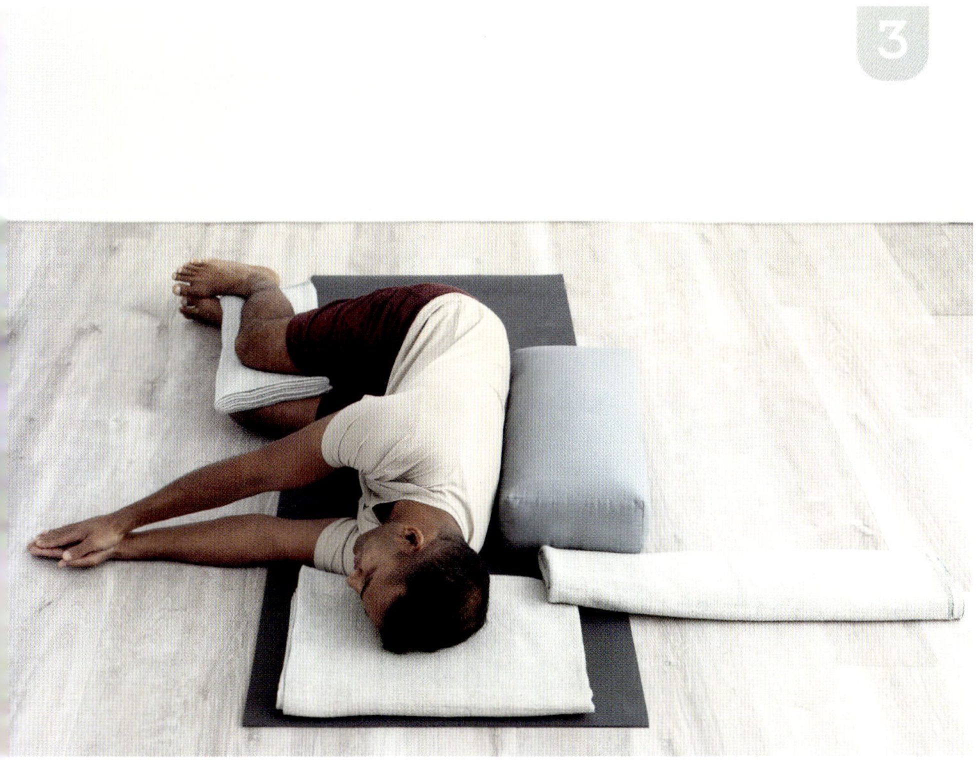

3

Passen Sie die Decke unter Ihrem Kopf so an, dass Nacken und Kopf entspannt liegen und die linke Schulter eine Linie mit der linken Hüfte bildet. Führen Sie die rechte Hand wieder nach vorn und legen Sie sie auf die linke. Beugen Sie die Beine von der Hüfte ausgehend im 90-Grad-Winkel. Die Füße liegen in gerader Linie unterhalb der Knie aufeinander.

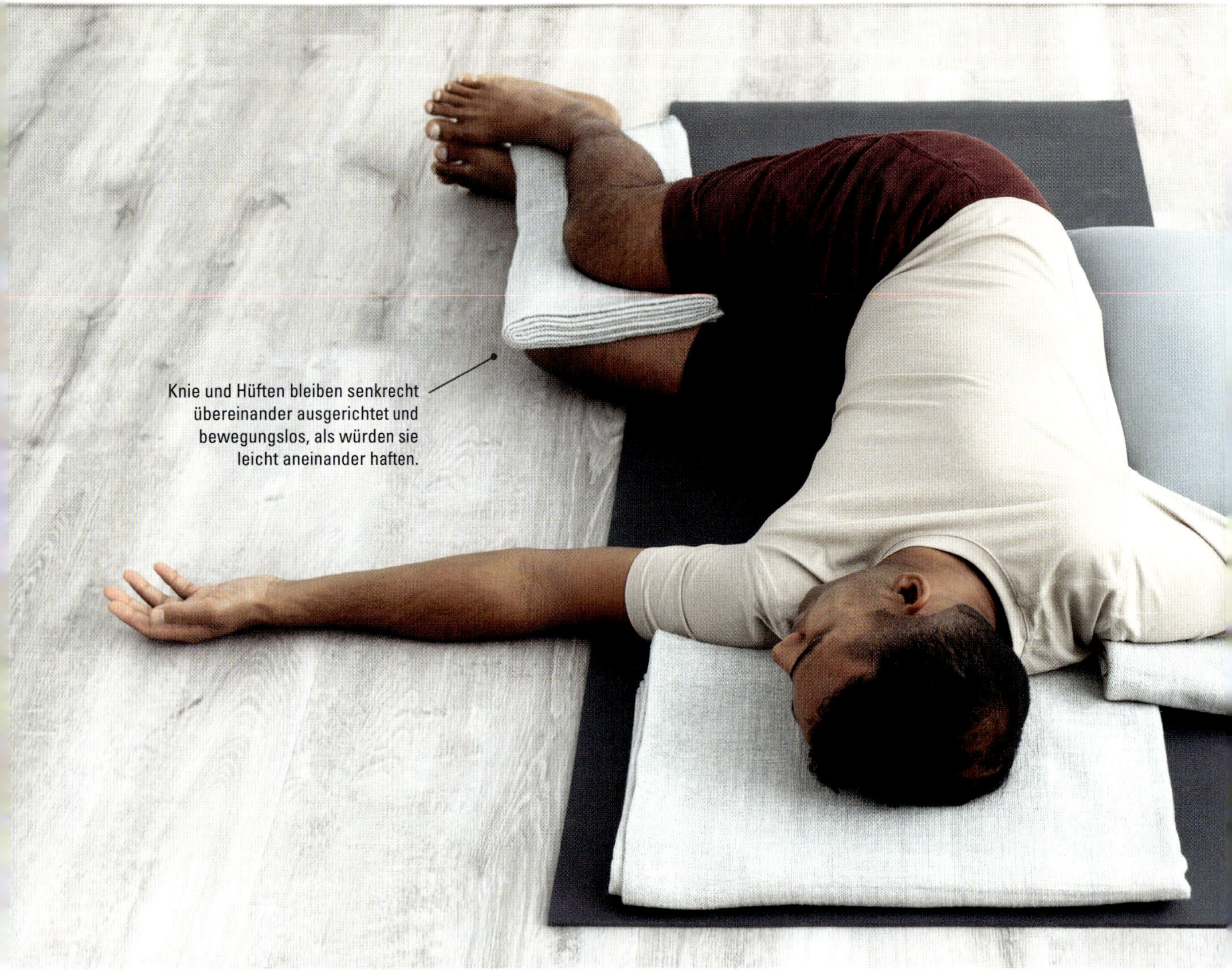

Knie und Hüften bleiben senkrecht übereinander ausgerichtet und bewegungslos, als würden sie leicht aneinander haften.

HINEINSPÜREN
Fühlen Sie die Dehnung von Armen und Brustkorb und die stabile Stütze des Polsters hinter sich. Lassen Sie den Atem frei fließen.

4

Atmen Sie aus und führen Sie den rechten Arm in einem großen Bogen hinter sich. Der Oberkörper dreht sanft in die Öffnung. Unterstützen Sie die Weite in Schultern und vorderem Brustbereich, indem Sie den rechten Arm 3–5-mal nach vorn und hinten führen und den Fingern mit dem Blick folgen. Dann verharren Sie mit nach hinten gestrecktem Arm in geöffneter Position. Wenden Sie den Blick nach links, rechts oder oben, wie es Ihnen angenehm ist. Wenn Sie möchten, schließen Sie die Augen. *(Bei Kribbeln oder Taubheit in den Fingern senken Sie die Arme ein wenig, bis es aufhört.)*

HALTUNG AUFLÖSEN: Einatmen und den rechten Arm heben. Ausatmen und den rechten Arm nach vorn zum linken führen. Die Decke mit den Beinen halten, auf den Rücken rollen und das Polster, wenn nötig, wegschieben. Die Füße breit auf der Matte aufstellen und die Knie 3 lockere Atemzüge lang sanft zusammenpressen. Das Gewicht der Schulterblätter am Boden spüren. Die Hilfsmittel auf der anderen Mattenseite platzieren und die Übung mit der rechten Körperhälfte ausführen.

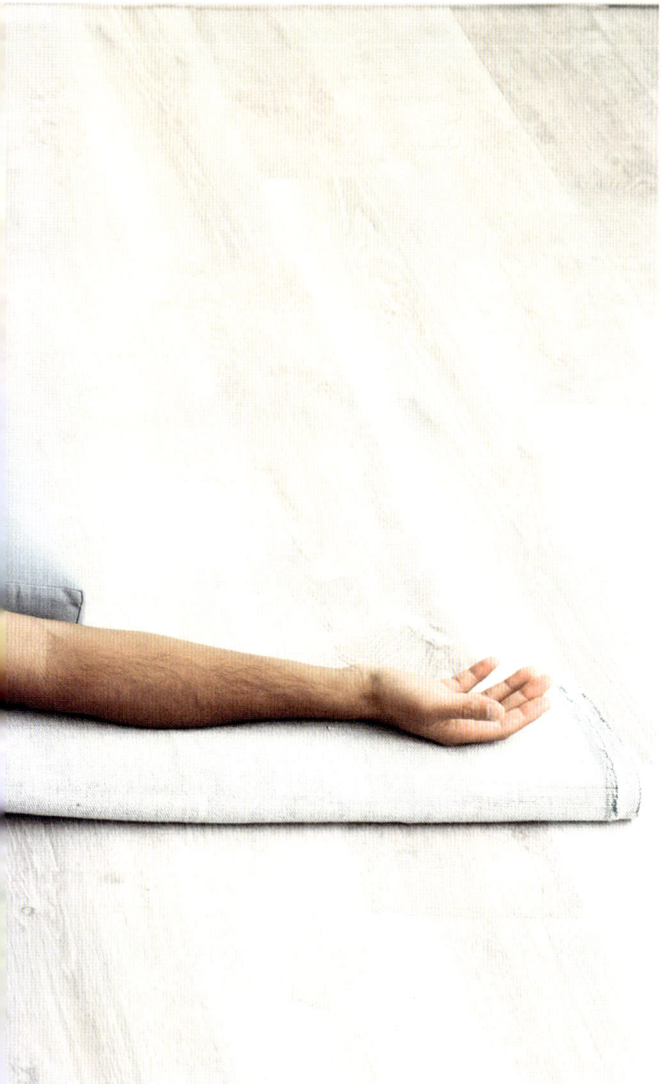

Variante

Diese Drehung können Sie auch mit quer unter der Hüfte liegendem Polster ausführen. Dabei liegen die Knie unterhalb des Polsters näher am Boden, wenn sich der Oberkörper in der Drehung öffnet. Sie spüren in dieser Position ein Gefühl der Weite und Ausdehnung im gesamten Brustkorb, in der Taille und der Hüftregion, Ihre Atmung wird tiefer. Wenn die Drehung Ihren unteren Rücken reizt, legen Sie statt des Polsters eine zum doppelten Rechteck gefaltete Decke unter die Hüften.

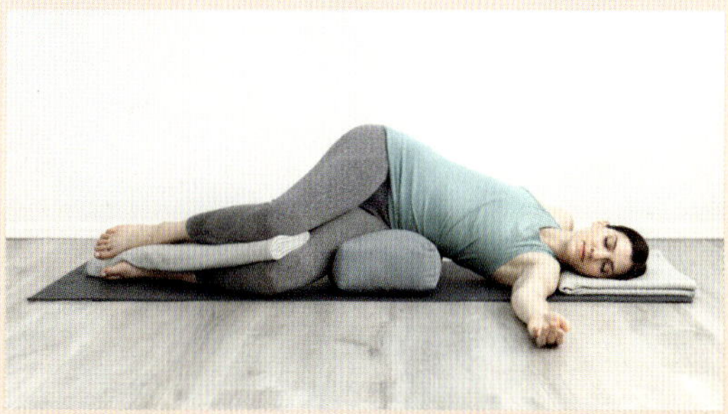

Vorbeuge in Rückenlage

EMPFOHLENE HALTEDAUER // 2–5 MINUTEN

Die Umkehrhaltung mit nach oben gewendeten Beinen übt sanften Druck auf die Bauchorgane aus und fördert ihre Durchblutung und damit ihre gesunde Funktion. Sie entspannt müde Beine. Bei Frauen mit Gebärmutter- oder Blasenvorfall kann diese Position zu einer Verbesserung der Symptome führen. (Warten Sie nach einer Mahlzeit mindestens zwei Stunden, bevor Sie die Haltung einnehmen.)

SIE BRAUCHEN
- Matte
- Flaches Polster
- Augenkissen (optional)

BEACHTEN SIE
Nicht bei Bandscheibenerkrankungen, Reflux, Erkältung und Sinusitis, während der Menstruation, nach dem dritten Schwangerschaftsmonat und in den ersten drei Monaten nach einer Geburt.

1

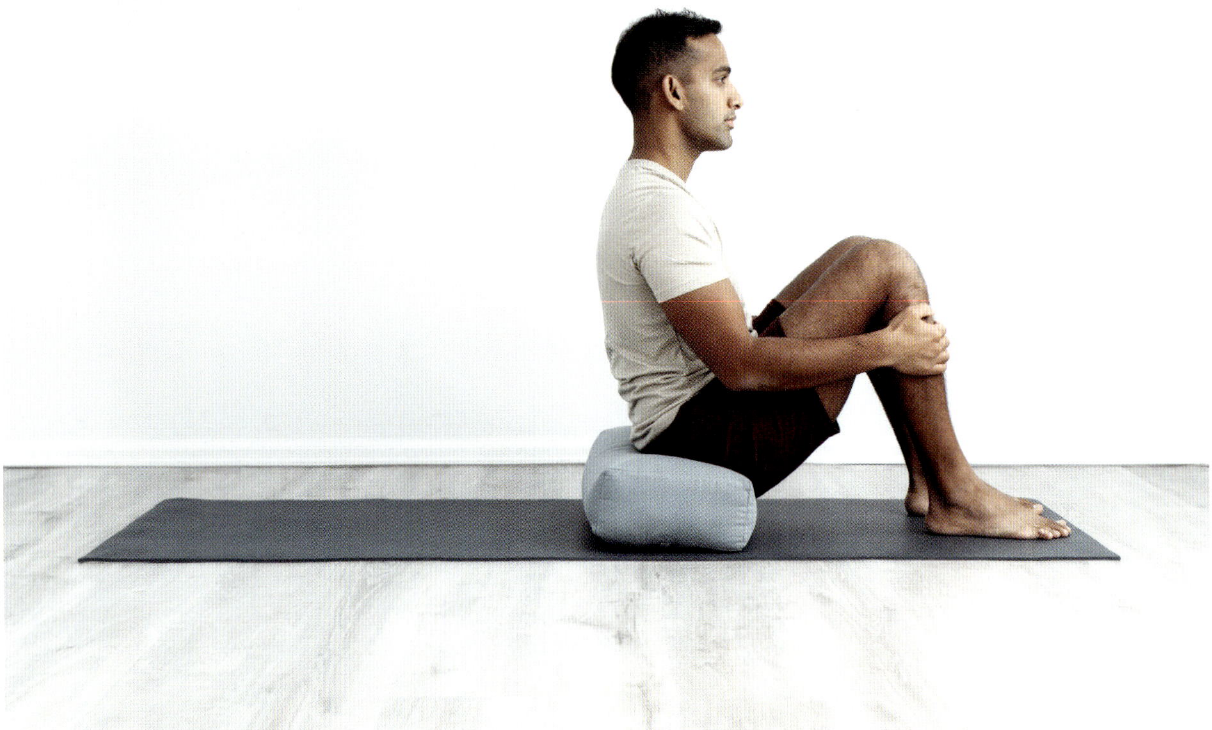

Legen Sie das flache Polster quer auf die Mitte der Matte. Setzen Sie sich mittig darauf und stellen Sie die Füße am unteren Ende der Matte flach auf.

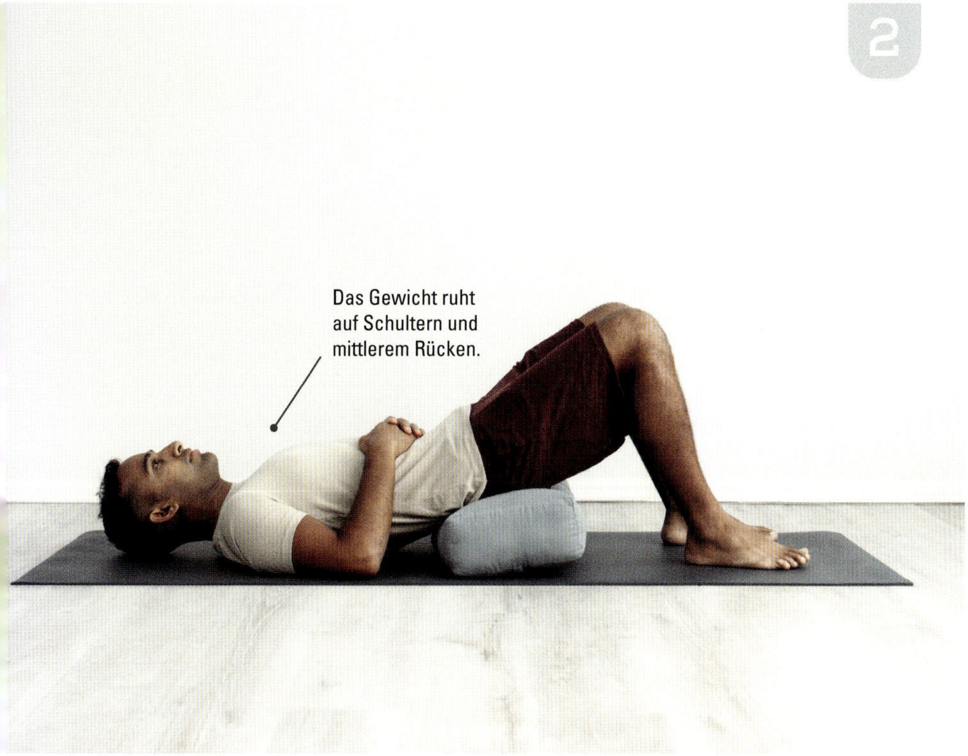

2

Stützen Sie sich mit den Händen ab und senken Sie langsam den Oberkörper nach hinten, bis Schultern und Kopf auf der Matte liegen. Das Kreuzbein und der untere Rücken liegen mit ihrem ganzen Gewicht vollständig gestützt auf dem Polster.

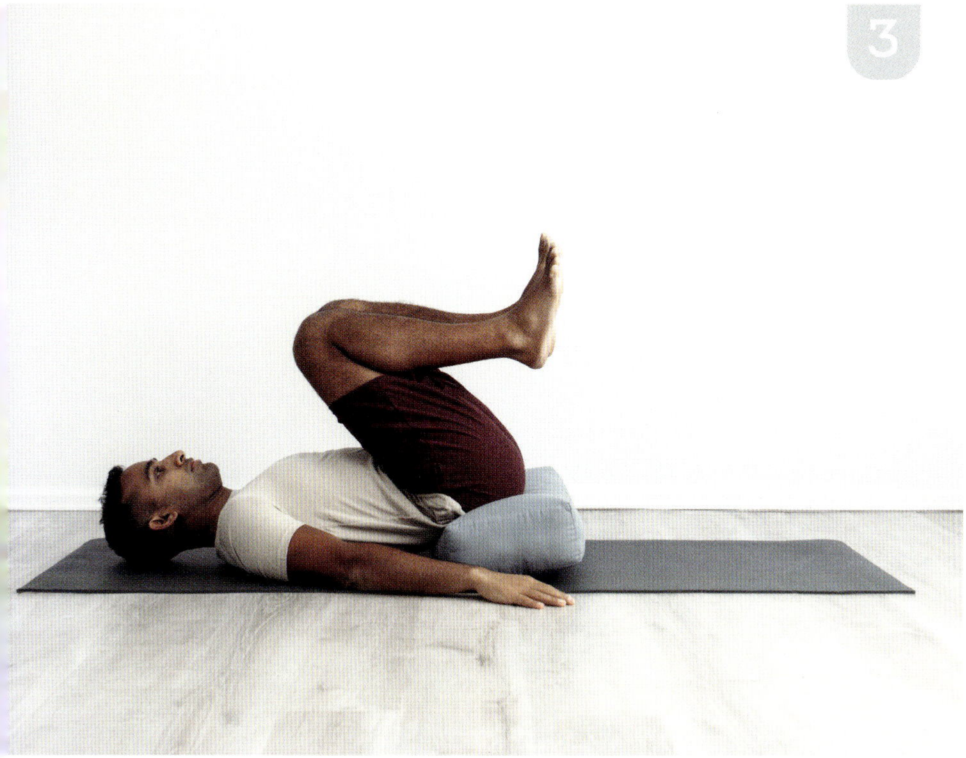

3

Stützen Sie sich mit seitlich etwas abgespreizten Armen am Boden ab und ziehen Sie die Knie bei der Ausatmung nacheinander in Richtung Brust.

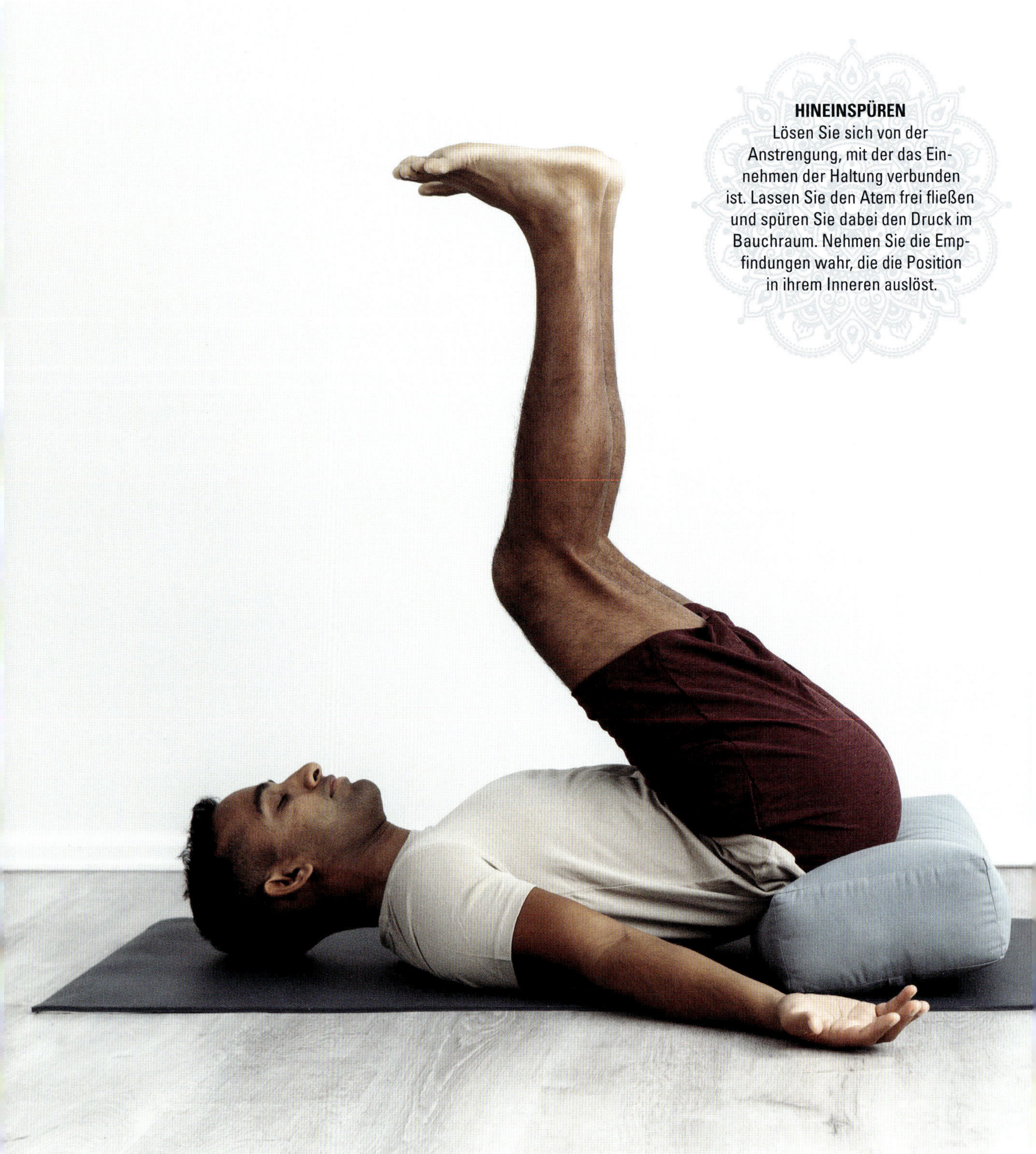

HINEINSPÜREN
Lösen Sie sich von der Anstrengung, mit der das Einnehmen der Haltung verbunden ist. Lassen Sie den Atem frei fließen und spüren Sie dabei den Druck im Bauchraum. Nehmen Sie die Empfindungen wahr, die die Position in ihrem Inneren auslöst.

4

Strecken Sie die Beine in Richtung des Kopfes so zur Decke, dass sie mühelos über dem Körper schweben. Legen Sie das Augenkissen auf oder schließen Sie die Augen. Breiten Sie die Arme mit den Handflächen nach oben V-förmig zu den Seiten aus.

HALTUNG AUFLÖSEN: Das Augenkissen abnehmen. Beim Ausatmen die Knie beugen und die Füße vor dem Polster absenken. Die Fersen in den Boden drücken, um den Körper nach oben zu schieben, bis das Polster unter den Kniekehlen liegt. Ruhig atmen und die Weite im Bauchraum wahrnehmen.

Variante

Wenn Ihre Oberschenkelrückseiten in dieser Haltung zu sehr gedehnt werden, legen Sie eine gerollte Decke zwischen Bauch und Oberschenkel. Passen Sie die Dicke der Rolle und die Position Ihrer Knie so an, dass es für Ihre Beine bequem ist. Reicht das nicht aus, ersetzen Sie das Polster durch 1–2 gefaltete Decken.

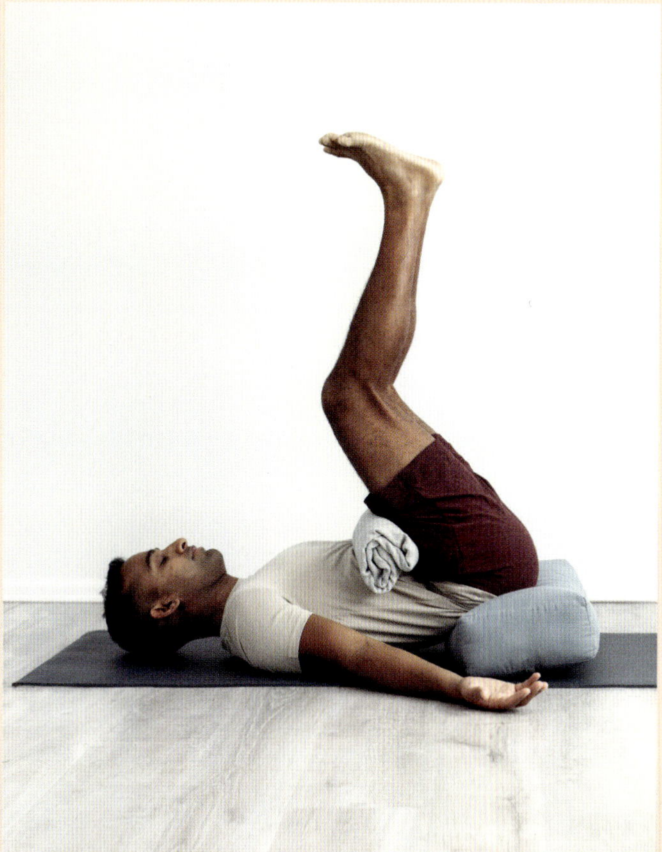

Stonehenge-Position

EMPFOHLENE HALTEDAUER // 10-20 MINUTEN

Diese Haltung ist nach dem berühmten prähistorischen Monument im Süden Englands benannt. Sie stärkt unsere Präsenz und entfaltet ihre regenerierende Kraft, wenn man sie achtsam ausübt. Die Haltung ist zudem außerordentlich wirksam gegen Schmerzen im unteren Rücken.

SIE BRAUCHEN
- Matte
- 2–3 Decken
  - » 1 × Basisfaltung
  - » 1 × Kopfstütze
  - » 1 × doppeltes Rechteck (optional)
- 2 Blöcke
- Flaches Polster
- Gurt (optional)
- Augenkissen (optional)

BEACHTEN SIE
Nicht nach dem dritten Schwangerschaftsmonat. Variante für Schwangere ab Seite 140.

1

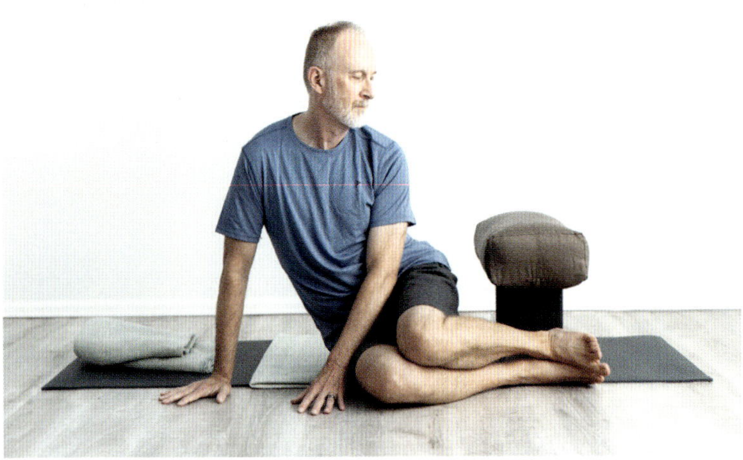

Positionieren Sie zwei hohe Blöcke im unteren Drittel der Matte, parallel zueinander und etwa zwei Faustbreit voneinander entfernt. Legen Sie das flache Polster darauf. Platzieren Sie die Decke in Basisfaltung quer auf der Mattenmitte und die Kopfstütze am oberen Ende. Setzen Sie sich auf der Decke auf die rechte Hüfte. Die Beine liegen angezogen aufeinander, die Hände legen Sie flach vor sich am Boden auf.

2

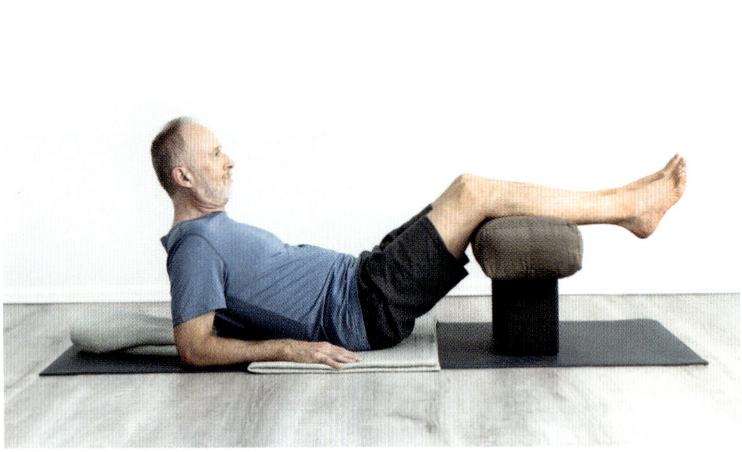

Bringen Sie die Beine mit Schwung auf das Polster, sodass die Kniekehlen an dessen Vorderkante anliegen. Die Beine sind leicht in einem 45-Grad-Winkel mit der Hüfte gebeugt. Stützen Sie den Oberkörper mit den Unterarmen ab. *(Wenn Sie in dieser Haltung Mühe haben, die Beine geschlossen zu lassen oder sie zu entspannen, schlingen Sie einen Gurt locker um die Oberschenkel, sodass Ihre Beine sanft gehalten werden.)*

3

Stützen Sie sich mit den Händen ab, um Ihren Oberkörper vollständig auf die Matte zu senken. Passen Sie die Kopfstütze so an, dass Ihre Stirn etwas höher liegt als Ihr Kinn. Legen Sie das Augenkissen auf oder schließen Sie die Augen, wenn das für Sie angenehm ist. Breiten Sie die Arme mit den Handflächen nach oben V-förmig zu den Seiten aus. *(Sollte Ihr unterer Rücken stark gekrümmt sein, falten Sie eine zusätzliche Decke zum doppelten Rechteck und legen Sie sie auf das Polster. Dann heben Sie das Becken etwas an, kippen das Steißbein nach oben und senken das Becken wieder.)*

HALTUNG AUFLÖSEN: Die Aufmerksamkeit auf die Zehen richten. Dann mit den Zehen wackeln und die Fußgelenke sanft bewegen. Die Bewegung nach oben wogen lassen, die Beine vom Polster heben und die Knie Richtung Herz ziehen. Einen Arm über den Kopf strecken, auf die Seite rollen und den Kopf auf dem Bizeps ablegen. Kommen Sie in Ihrer eigenen Zeit langsam zum Sitzen.

HINEINSPÜREN
Genießen Sie die angenehme Empfindung der Leichtigkeit in den Beinen und das Gehalten- und Geerdetsein des Rumpfes. Gehen Sie in die Stille, folgen Sie dem Atem und lassen Sie alle Anstrengung los. Erlauben Sie sich, nichts zu tun.

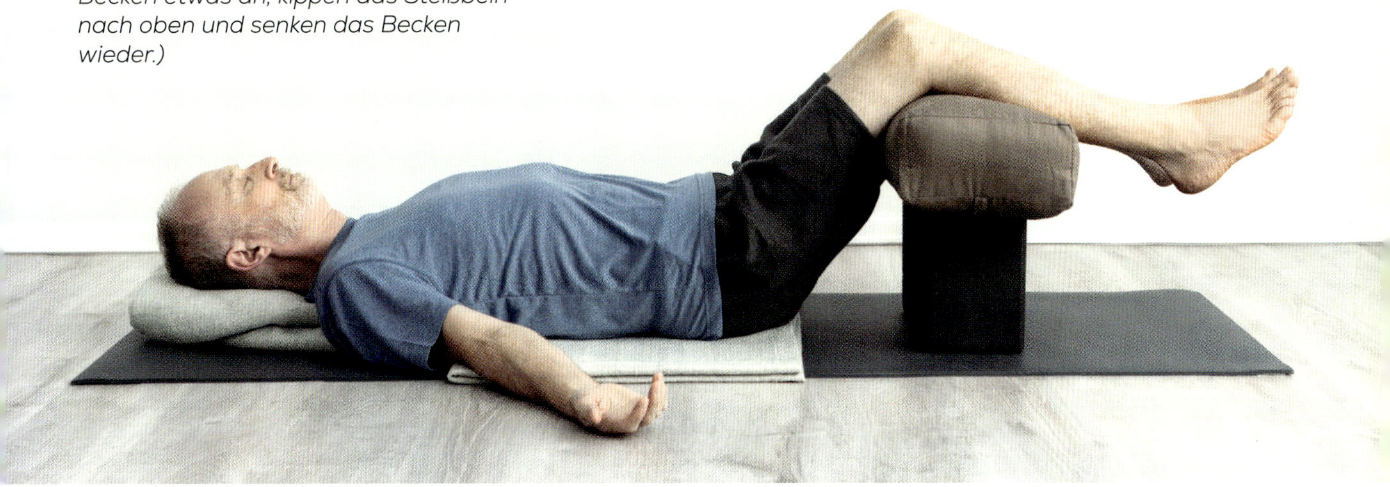

Variante

Wenn Sie eine stärkere Stütze benötigen oder an Schmerzen im Rücken leiden, legen Sie die Unterschenkel auf einen mit einer gefalteten Decke gepolsterten Stuhl, einen Hocker oder ein Sofa. Die Füße sind auf gleicher Höhe wie die Knie oder darunter, die Knie senkrecht über den Hüften. Führen Sie die Übung wie beschrieben aus.

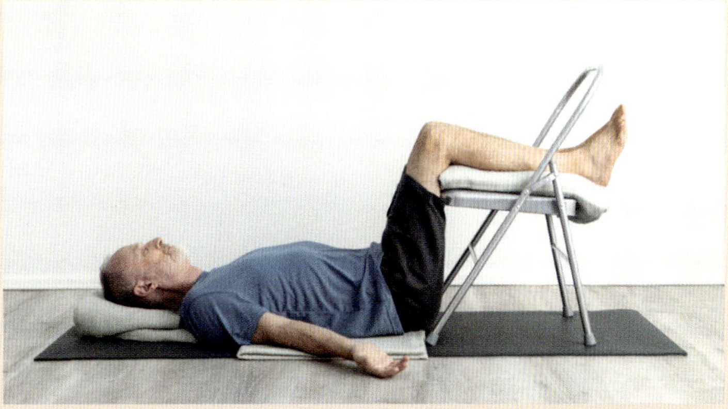

Stonehenge-Position

Variante für Schwangere

EMPFOHLENE HALTEDAUER // 10–20 MINUTEN

Diese Variante der Stonehenge-Position ist für Frauen nach dem dritten Schwangerschaftsmonat bestimmt. Sie verschafft Erleichterung bei Flüssigkeitsansammlungen und Schwellungen in Beinen und Füßen. Für das Baby ist sie absolut sicher.

SIE BRAUCHEN
- Matte
- 6 Decken
  - » 2 × gerollt
  - » 2 × doppeltes Rechteck
  - » 1 Basisfaltung
  - » 1 kl. Rechteck
- 2 Blöcke
- Flaches Polster
- Rundes Polster
- Augenkissen (optional)

BEACHTEN SIE
Nur nach Rücksprache mit dem Arzt oder Gynäkologen.

1

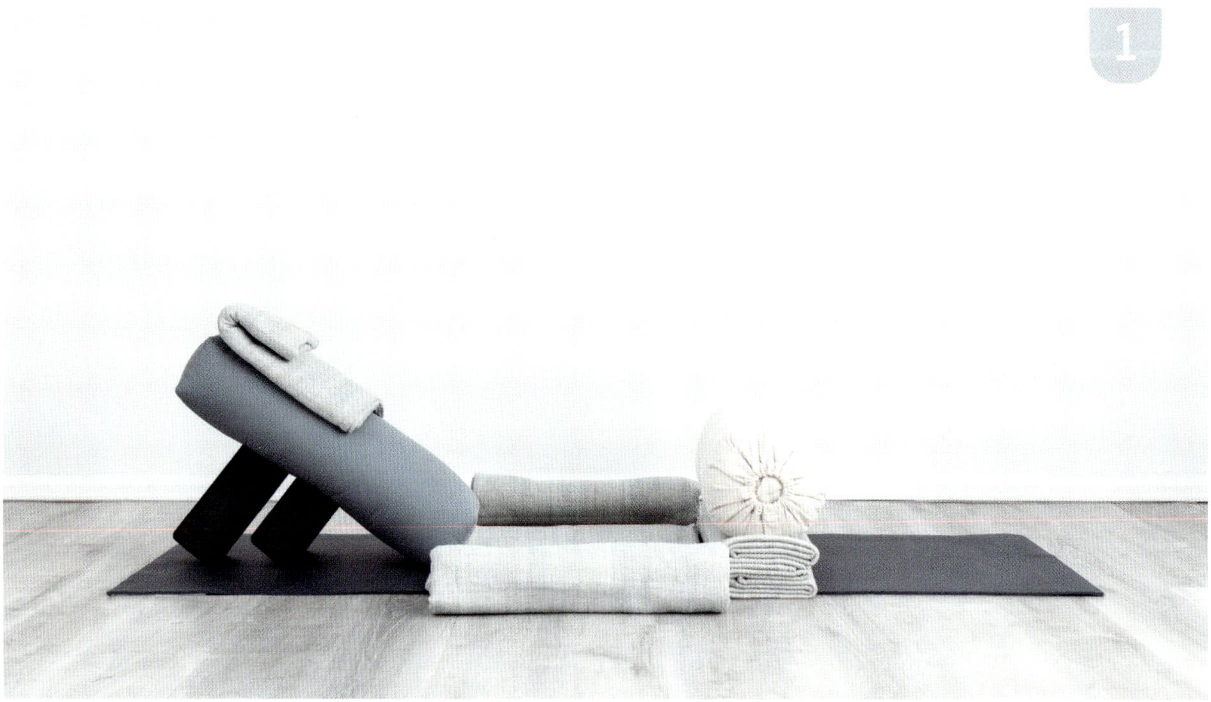

Stapeln Sie die zu doppelten Rechtecken gefalteten Decken auf dem unteren Drittel der Matte und legen Sie das Rundpolster darauf. Platzieren Sie die Decke in Basisfaltung in der Mitte der Matte, die gerollten Decken rechts und links davon. Stellen Sie zwei Blöcke, einen hohen und einen mittleren, auf den oberen Teil der Matte und errichten Sie darauf mit dem flachen Polster eine Rampe. Die zum kleinen Rechteck gefaltete Decke schlagen Sie noch einmal um ein Drittel um und legen sie dann oben auf das Polster.

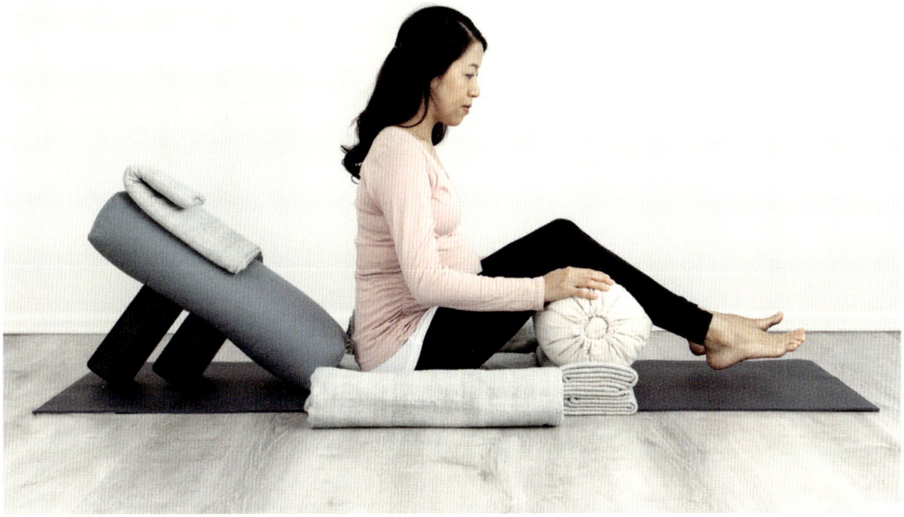

2

Setzen Sie sich auf die Decke, mit dem Rücken nah an der Rampe. Schwingen Sie die Beine über das runde Polster, beugen Sie die Beine und nehmen das Polster in die Kniekehlen.

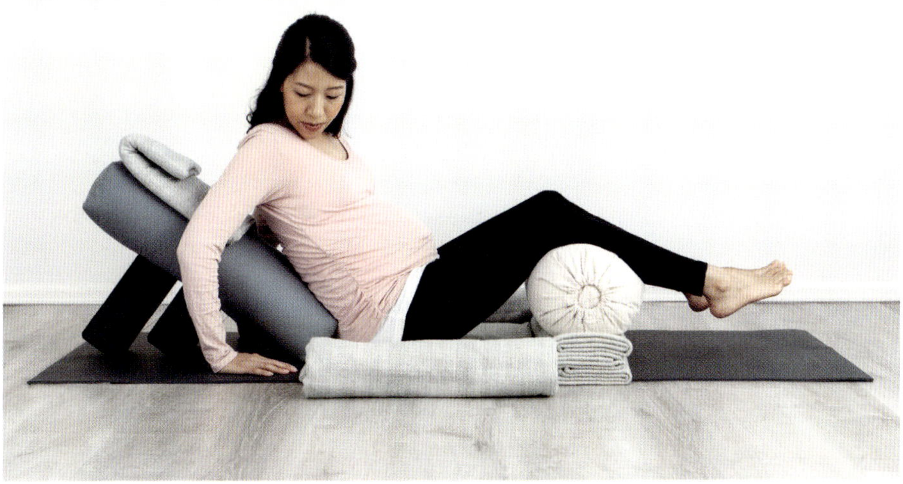

3

Stützen Sie sich mit den Händen ab und senken Sie den Oberkörper nach hinten auf das Polster. Passen Sie die Decke darauf so an, dass Ihre Stirn etwas höher liegt als Ihr Kinn. Legen Sie das Augenkissen auf oder schließen Sie die Augen, wenn das für Sie angenehm ist. *(Sollte die Haltung noch nicht bequem sein, können Sie zusätzliche Decken unter das Steißbein, die Arme oder den Kopf legen.)*

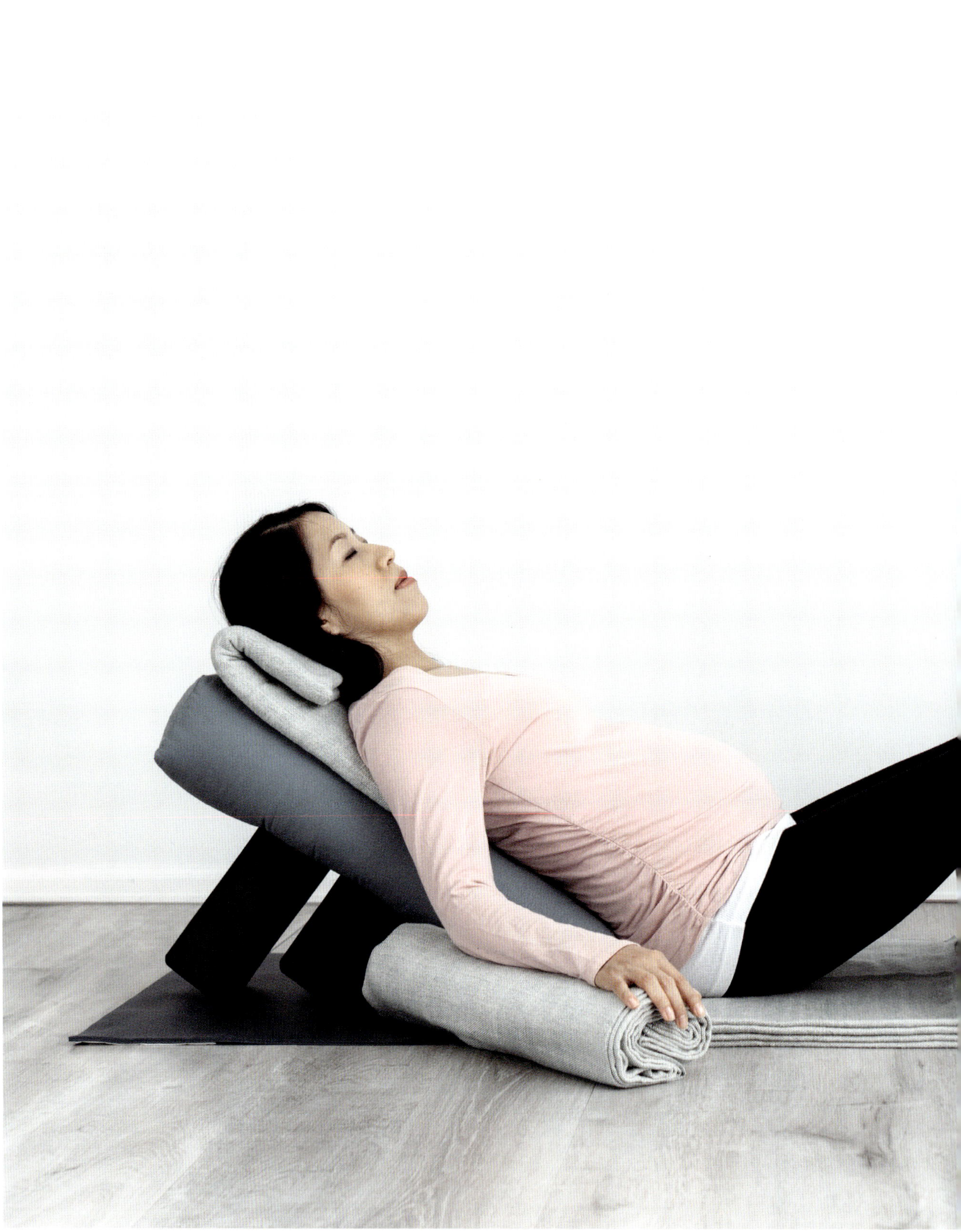

4

Strecken Sie die Arme seitlich auf den gerollten Decken aus, sodass die Ellbogen und Handgelenke vollständig gestützt werden. Die Handflächen können Sie nach oben oder unten wenden. Nehmen Sie alle nötigen Anpassungen vor, um dafür zu sorgen, dass Sie bequem liegen, und bleiben Sie dann ruhig in der Haltung.

HALTUNG AUFLÖSEN: Ausatmen und nacheinander die Knie beugen. Dann die Füße auf das runde Polster stellen und es nur so weit wegrollen, dass Sie die Füße mit geöffneten, gebeugten Knien sicher vor dem Deckenstapel auf der Matte abstellen können. Zum Aufsetzen stützen Sie die Handflächen in den Boden, lassen die Knie gleichzeitig nach links sinken und nutzen den Schwung, um sich aufzurichten.

HINEINSPÜREN
Verbinden Sie sich mit dem Gefühl mühelosen Ankommens in Beinen und Füßen und dem Atem, der Ihren Körper sanft durchströmt.

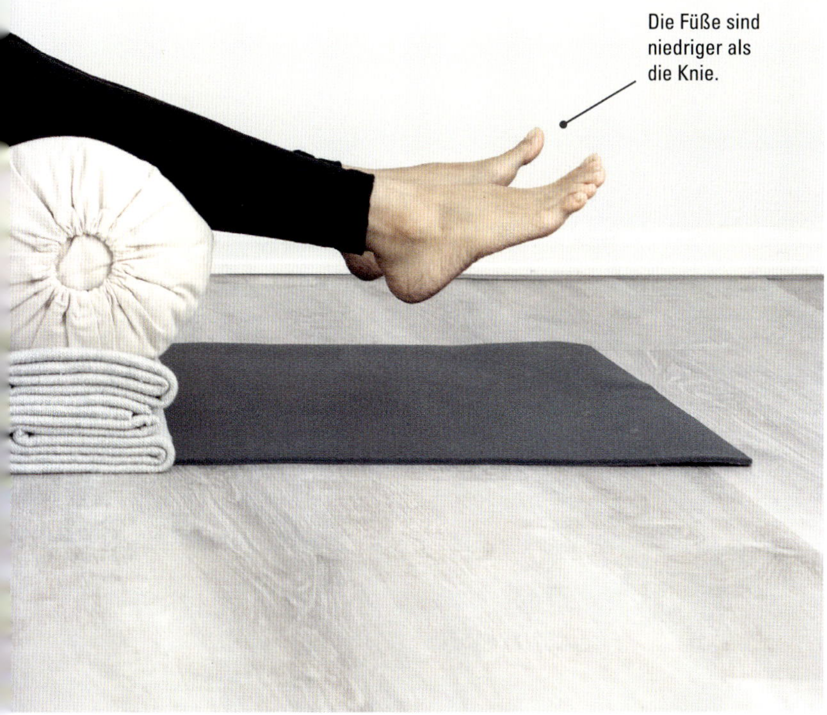

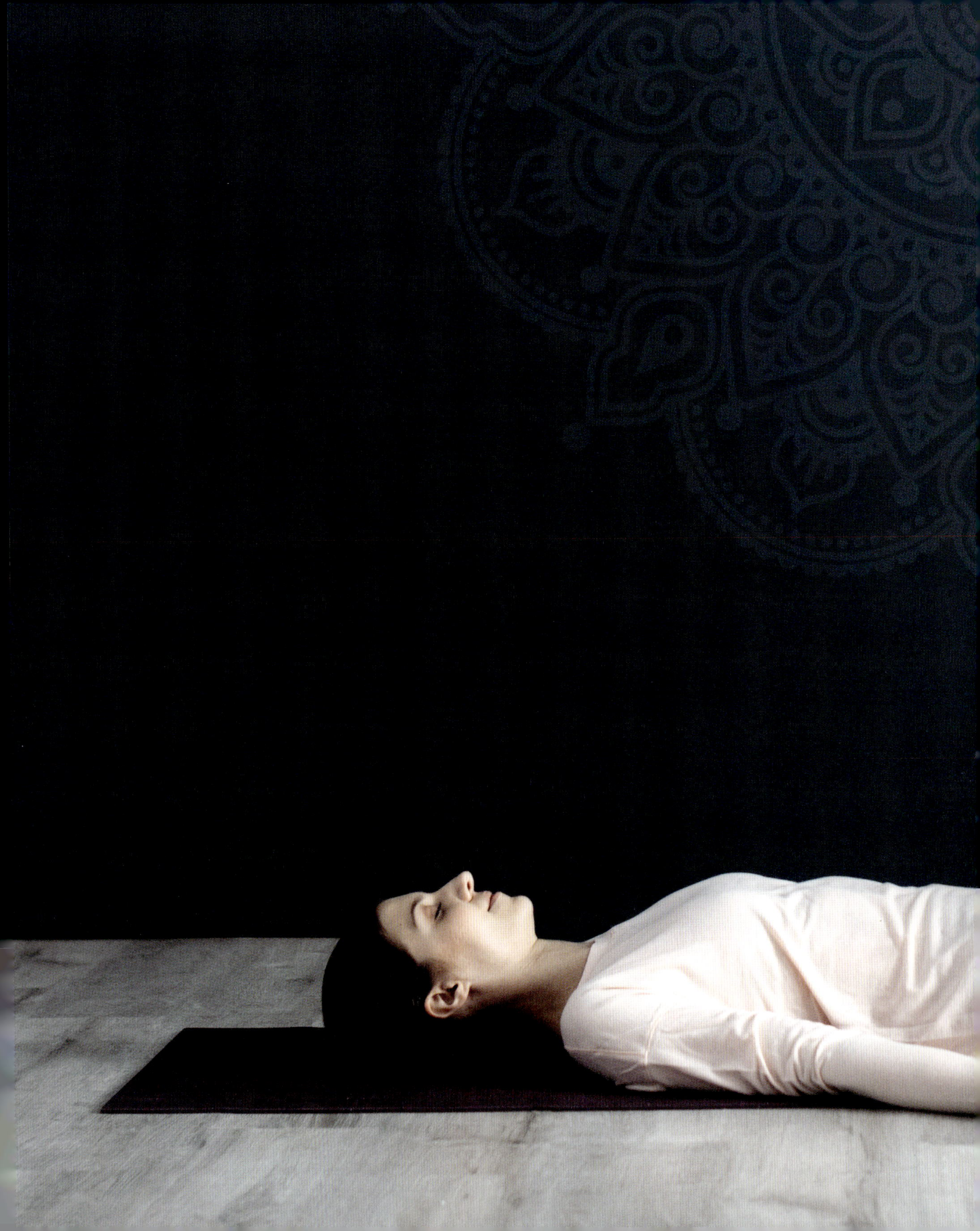

KAPITEL 5

Yogasequenzen

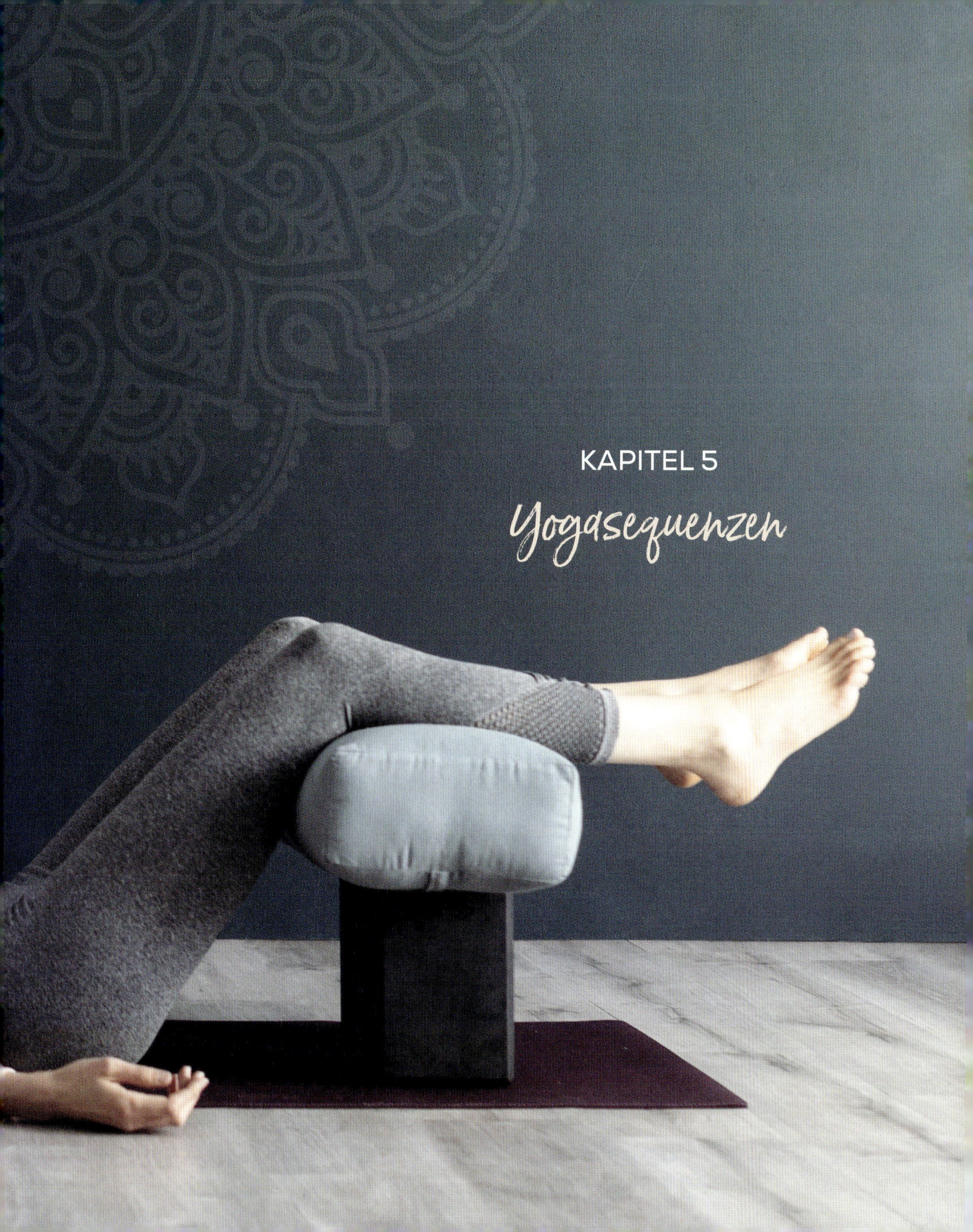

Minimalprogramm

GESAMTDAUER // 40 MINUTEN

SIE BRAUCHEN
- Timer
- Matte
- Wand
- Stuhl
- Kissen (optional)

Für diese Sequenz brauchen Sie kaum Hilfsmittel. Das ist praktisch, wenn Sie auf Reisen sind oder das Bedürfnis nach Einfachheit haben. Oft gehen wir neue Dinge nicht an, weil wir uns unvorbereitet fühlen. Diese Übungsreihe erinnert Sie daran, dass Sie nichts brauchen als sich selbst.

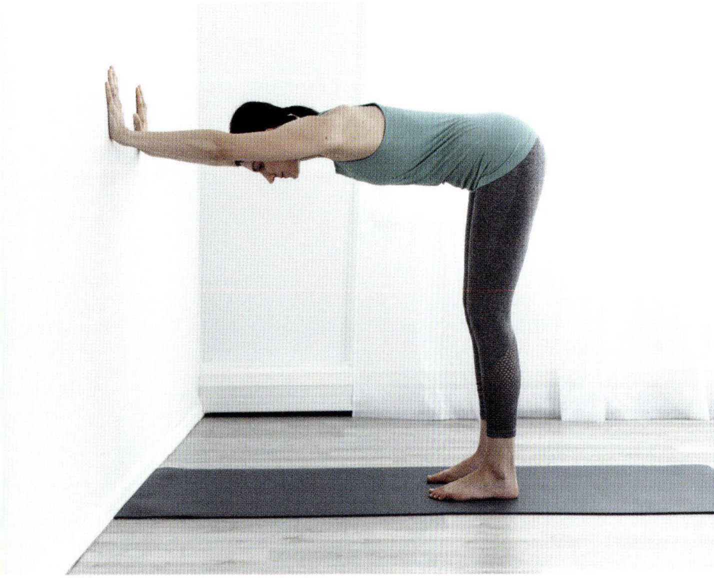

1. Platzieren Sie die Matte für den **Halben Hund an der Wand (S. 44)** und gehen Sie in die Haltung. Atmen Sie tief in den gesamten Brustkorb und Bauchraum, nach vorn, in die Seiten und nach hinten, während Sie Ihre Handflächen mit der Wand verbinden und die Fußsohlen am Boden verwurzeln.

HALTUNG AUFLÖSEN: Einatmen, die Hände an die Hüften legen, die Oberschenkelmuskeln anspannen und langsam in den Stand aufrichten.

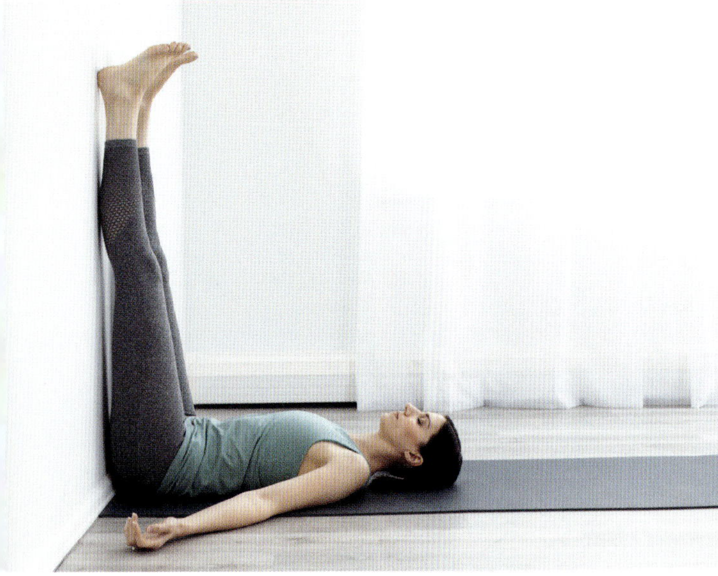

2. Begeben Sie sich in Rückenlage und lehnen Sie die **Beine gegen die Wand (S. 114)**. Beginnen Sie mit ruhigen Atemzügen mit der **Verlängerung der Ausatmung (S. 32)** und zählen Sie dabei von 5 hinunter auf 1. Spüren Sie, wie die Luft mühelos durch die Nasengänge strömt. Dann wenden Sie die Aufmerksamkeit von der Atmung ab und nehmen wahr, wie alle Gefühle von Schwere und Trägheit von Ihrem Körper abfallen.

HALTUNG AUFLÖSEN: Ausatmen, dann mit den Füßen die Wand entlang nach unten wandern und auf eine Seite rollen. Einige Atemzüge lang innehalten. Lassen Sie sich beim Aufsetzen Zeit.

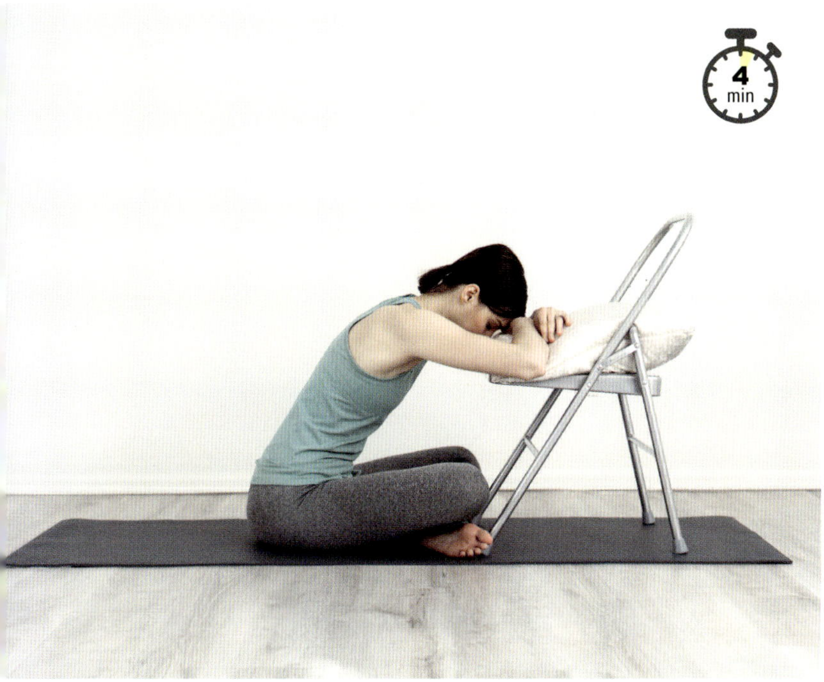

3. Setzen Sie sich vor einen Stuhl (polstern Sie ihn, wenn Sie möchten, mit einem Kissen) und lehnen Sie sich nach vorn in die **Unterstützte Vorbeuge im Sitzen *mit Stuhl* (Variante S. 77).** Atmen Sie mühelos und lautlos und lassen Sie Ihren Geist still werden – als wäre er ein See, in dem die zunächst wogende Oberfläche sich glättet und beruhigt. Bleiben Sie 2 Minuten lang in der Haltung, dann kreuzen Sie die Beine in die andere Richtung und verweilen noch einmal 2 Minuten.

HALTUNG AUFLÖSEN: Einatmen und den Oberkörper langsam aufrichten.

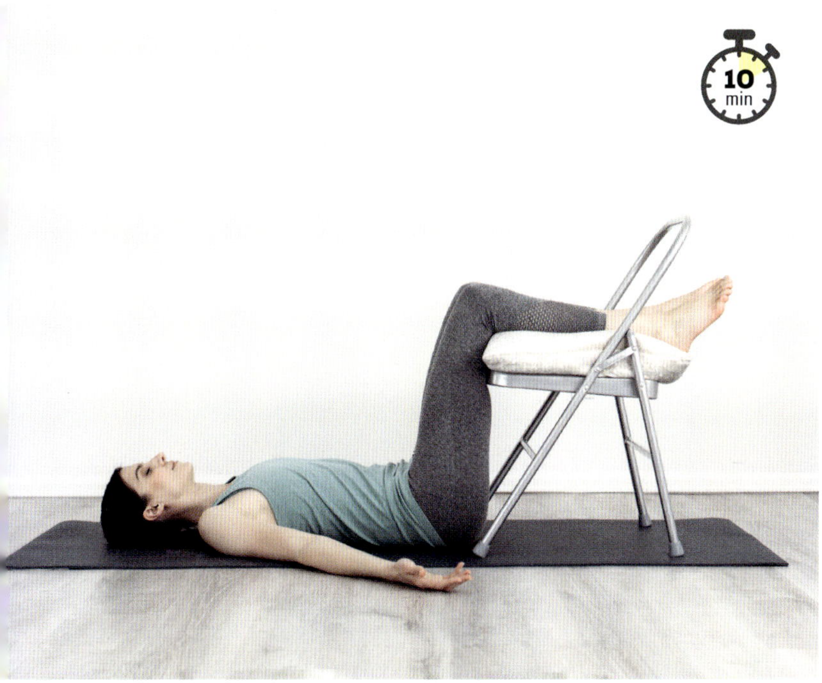

4. Gehen Sie in Rückenlage und schwingen Sie Ihre Beine auf die Sitzfläche des Stuhls, um in die **Stonehenge-Position (Variante S. 139)** zu kommen. Visualisieren Sie beim vollständigen, langsamen Ausatmen einige Atemzüge lang, wie alle Verpflichtungen, Aufgaben und Sorgen, die Sie davon abhalten, sich zu entspannen, in der Erde versickern. Fahren Sie damit fort, ohne etwas erzwingen zu wollen, bis sich in Ihrem Inneren das Gefühl von Zufriedenheit ausbreitet. Dann lassen Sie die Vorstellung los und atmen normal weiter.

HALTUNG AUFLÖSEN: Ausatmen, dabei die Knie in Richtung Herz ziehen und auf eine Seite rollen. Zum Sitzen kommen und den Stuhl zur Seite schieben.

5. Gehen Sie in die **Basis-Entspannungshaltung (S. 37).** Praktizieren Sie das **Bewusste Gähnen (S. 31)**, um die Entspannung zu vertiefen. Dann entspannen Sie sich in dem Bewusstsein, dass es im Moment für Sie nichts zu tun gibt, außer einfach da zu sein.

Bei Schmerzen im unteren Rücken

GESAMTDAUER // 45 MINUTEN

Es gibt viele Auslöser für Schmerzen im unteren Rücken. Diese Sequenz kann helfen, sie zu lindern. Schließen Sie vorab die Augen und stellen Sie sich vor, wie Sie schmerzfrei einer Aktivität nachgehen, die Sie lieben. Gehen Sie mit dieser hoffnungsvollen Energie in die Übung.

SIE BRAUCHEN
- Timer
- Matte
- Stuhl
- 4 Decken
- Block
- Flaches Polster
- Rundes Polster
- Gurt
- Handtuch
- Augenkissen (optional)

10 min

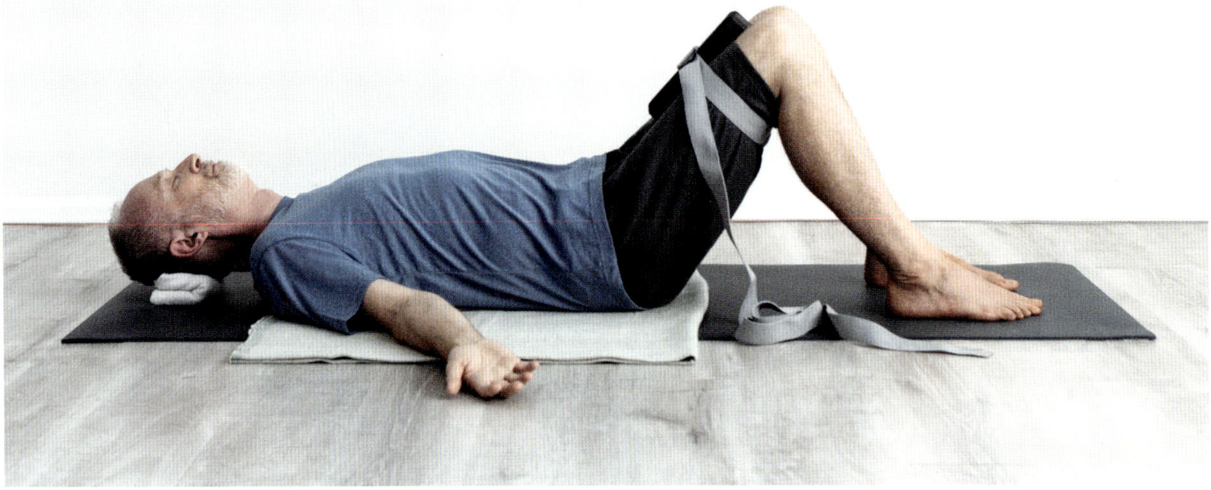

1. Bereiten Sie alles für die **Kreative Pause in Rückenlage (S. 80)** vor und gehen Sie in die Haltung. Sagen Sie den Muskeln im unteren Rücken, dass es in Ordnung ist, jetzt loszulassen. Praktizieren Sie die **Lange, fließende, weiche Atmung (S. 32)** so lange, wie es Ihnen gelingt, sich ganz darauf zu konzentrieren. Dann atmen Sie normal weiter.

HALTUNG AUFLÖSEN: Gurt und Block entfernen, die Beine ablegen und ausstrecken. Die Knie beugen und sich auf eine Seite rollen. In Ihrer eigenen Geschwindigkeit zum Sitzen kommen.

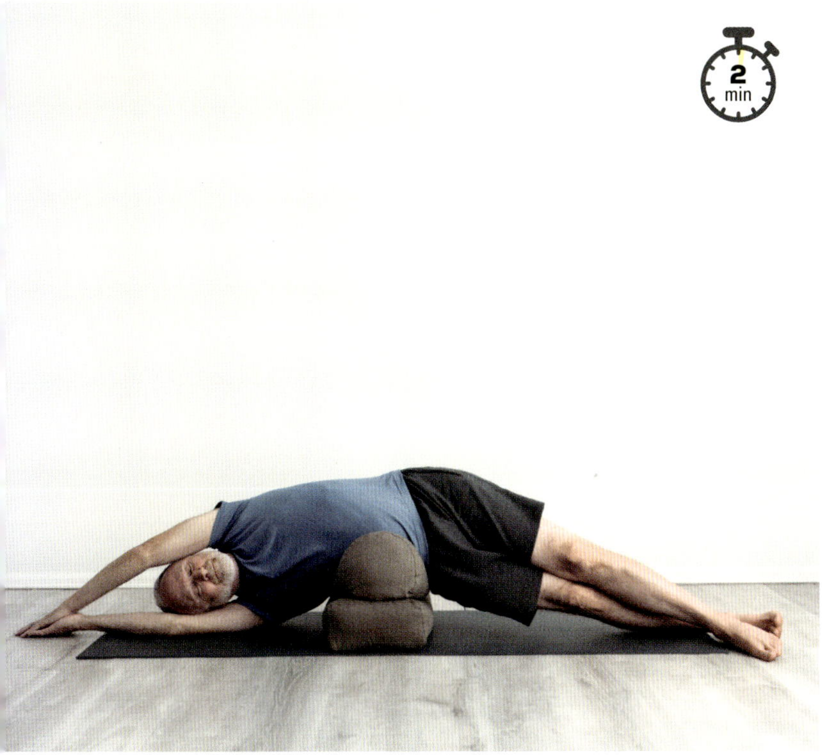

2. Platzieren Sie die Hilfsmittel für das **Dehnen in Seitlage (S. 122)**. Legen Sie sich auf die rechte Seite und nehmen Sie die Haltung ein. Die Taille darf schwer in den Untergrund sinken. Praktizieren Sie die **Lange, fließende, weiche Atmung (S. 32)**. Spüren Sie, wie Sie sich beim Einatmen in die Rippen hinein sanft zur Seite ausdehnen und sich beim Ausatmen komplett entspannen. Bleiben Sie 1 Minute in der Position, dann heben Sie den Brustkorb und lassen Sie die Hüften auf die Matte sinken. Wenden Sie sich vom Polster ab und drehen Sie sich auf die andere Hüfte, um nochmals 1 Minute in die Haltung zu gehen.

HALTUNG AUFLÖSEN: Die Hüfte zum Boden senken und seitlich zum Sitzen kommen.

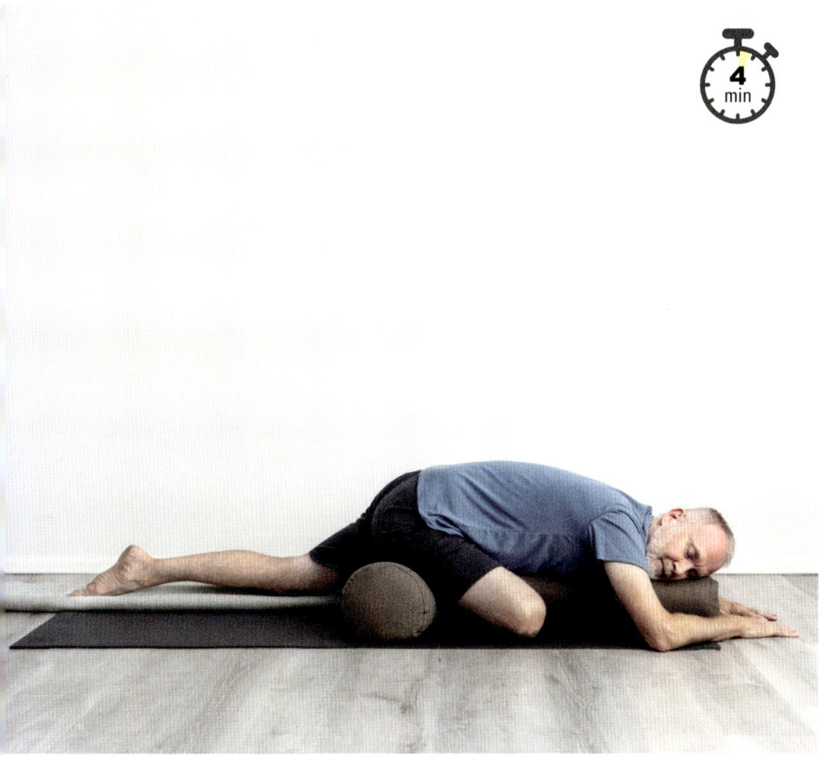

3. Bereiten Sie alles für die **Unterstützte Taube (S. 64)** vor und gehen Sie mit dem rechten Bein vorn in die Haltung. Bevor Sie die Brust vollständig auf das Polster senken, beugen Sie das hintere Bein zur Mitte, halten den Fuß mit der linken Hand und dehnen 5 Atemzüge lang sanft die Muskeln auf der Oberschenkelvorderseite. Dann lösen Sie die Hand und gehen ganz in die Position. Halten Sie sie 2 Minuten lang und lassen Sie den Atem natürlich fließen. Kommen Sie dann in den Vierfüßlerstand. Strecken Sie das rechte Bein für einige Atemzüge nach hinten aus und stellen Sie die Zehen auf. Legen Sie nun die Decke auf die andere Mattenseite und wiederholen Sie die Haltung auf der linken Seite ebenfalls 2 Minuten.

HALTUNG AUFLÖSEN: Ausatmen und in den Vierfüßlerstand kommen. Linkes Bein nach hinten strecken, bis Knie und Hüfte sich locker anfühlen.

5 min

4. Bauen Sie die Hilfsmittel für die Haltung **Unterstützter liegender Held (S. 96)** auf und lassen Sie den Rumpf nach hinten sinken. Bevor Sie ganz zur Ruhe kommen, atmen Sie ein und ballen die Hände zu Fäusten. Beim Ausatmen lösen Sie sie und lassen alle Spannungsgefühle los, die Sie im Körper spüren. Wiederholen Sie diesen Vorgang 5-mal, dann atmen Sie normal und bleiben Sie ruhig liegen.

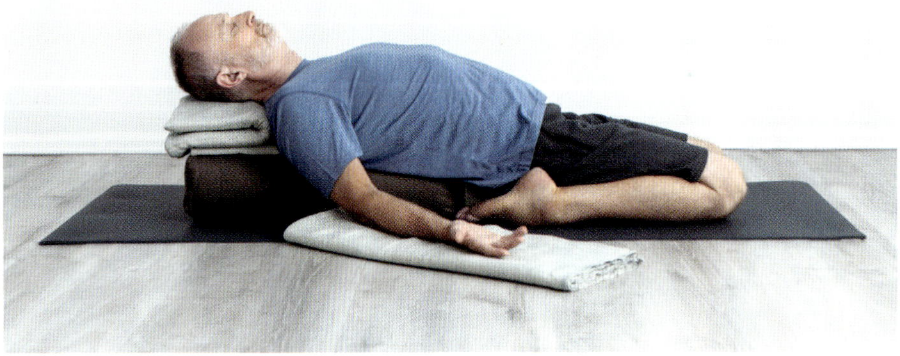

HALTUNG AUFLÖSEN: Ausatmen und in den Vierfüßlerstand kommen. Die Beine einzeln nach hinten dehnen.

6 min

5. Richten Sie die Hilfsmittel für die **Unterstützte Wirbelsäulenrotation (S. 128)** her und nehmen Sie die Haltung auf der rechten Hüfte liegend ein. Lassen Sie den Atem ruhig und natürlich fließen, ohne einzugreifen. Bleiben Sie 3 Minuten in der Haltung, dann richten Sie sich langsam zum Sitzen auf und lösen Sie die Drehung. Wechseln Sie mit geschlossenen Knien zur anderen Seite und führen Sie die Haltung auch hier 3 Minuten lang aus.

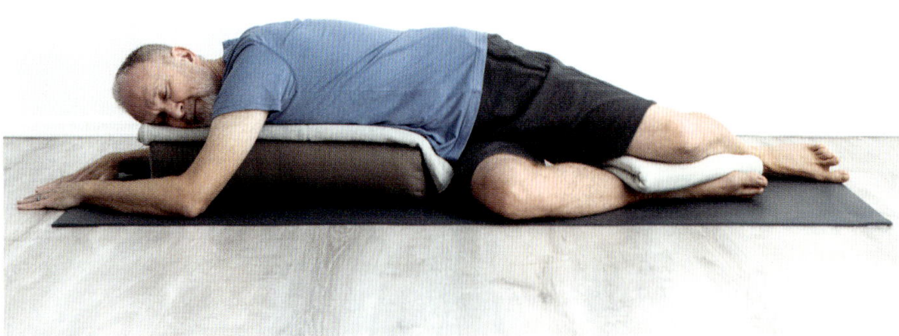

HALTUNG AUFLÖSEN: Decke zwischen den Knien entfernen und langsam zum Sitzen kommen.

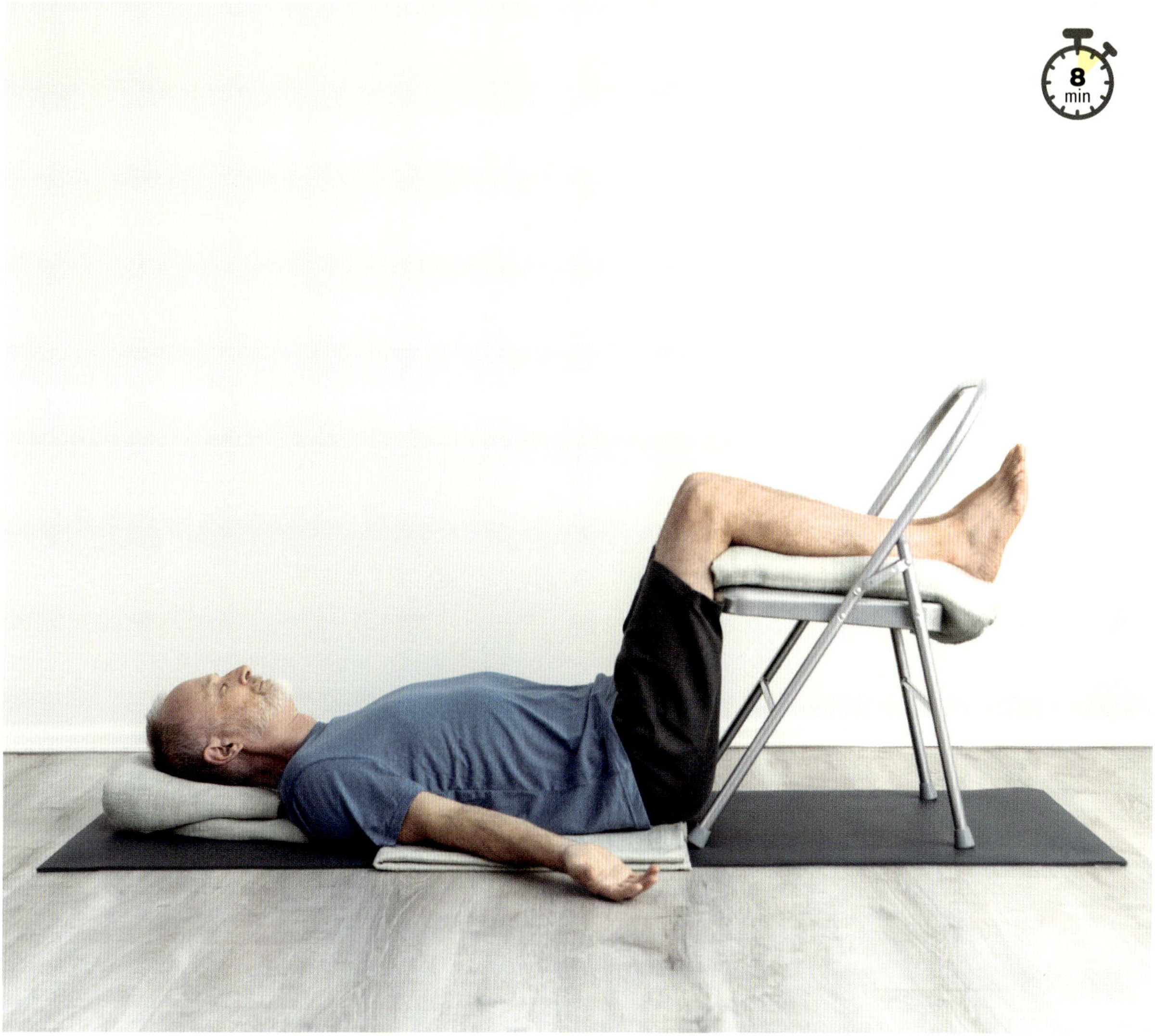

6. Stellen Sie die nötigen Hilfsmittel für die Variante der **Stonehenge-Position (S. 139)** auf und kommen Sie in die Haltung. Lassen Sie alle Anstrengung in der Bauchregion los und atmen Sie natürlich.

HALTUNG AUFLÖSEN: Beim Ausatmen Knie vorsichtig zur Brust ziehen. Wenn nötig, sich nach hinten schieben und die Knie zu einer Seite sinken lassen. Einige Atemzüge lang nachspüren, dann langsam zum Sitzen kommen.

7. Gehen Sie in die **Basis-Entspannungshaltung (S. 37).** Wie zu Beginn stellen Sie sich noch einmal vor, wie Sie ohne Schmerzen einer Aktivität nachgehen, die Sie lieben. Pflanzen Sie dieses Gefühl wie einen Samen in Ihr Herz und bleiben Sie entspannt in der Position.

Gegen Spannungen im Bereich von Kopf, Nacken und Schultern

GESAMTDAUER // 35 MINUTEN

SIE BRAUCHEN

- Timer
- Matte
- 3 Decken
- 2 Blöcke
- 2 flache Polster
- Rundes Polster
- Gurt
- Augenkissen (optional)

Schmerzen und Verspannungen sind Signale, die Gehirn und Körper senden, um Sie zu einer Veränderung zu veranlassen. Statt sie zu ignorieren oder zu unterdrücken, verbinden Sie sich in dieser Sequenz mit dem körperlich, mental und emotional ruhigen Teil Ihres Selbst.

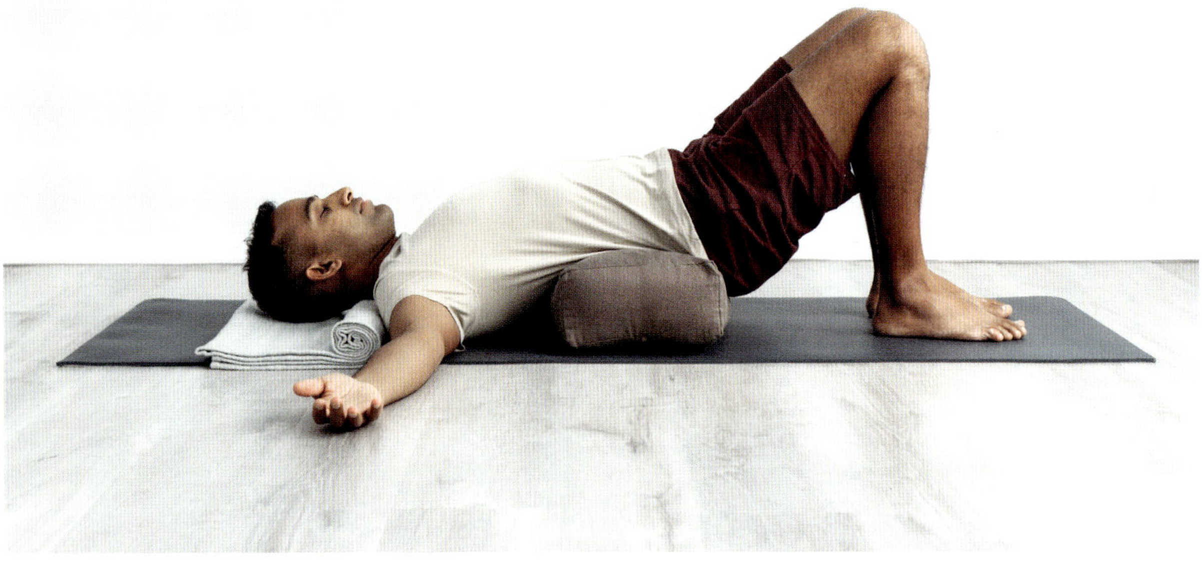

1. Positionieren Sie die Hilfsmittel für die **Einfache unterstützte Rückbeuge (S. 82)** und kommen Sie in die Haltung. Scannen Sie Ihren Körper von unten nach oben und atmen Sie in Bereiche hinein, die sich blockiert anfühlen. Konzentrieren Sie sich beim Ausatmen darauf, diese Stellen weich werden zu lassen.

HALTUNG AUFLÖSEN: Den Körper nach hinten vom Polster schieben und das Polster unter die Kniekehlen legen. Einen Arm über dem Kopf ausstrecken, auf diese Seite rollen. Der Kopf ruht auf dem Oberarm. Kurz liegenbleiben. Langsam zum Sitzen kommen.

2. Platzieren Sie die Hilfsmittel für die **Unterstützte Wirbelsäulenrotation in Rückenlage (S. 130).** Gehen Sie mit der linken Hüfte und linken Schulter auf dem Boden in die Drehung. Atmen Sie ganz natürlich. Nach 2½ Minuten schließen Sie die Arme und drehen sich ganz zurück auf die linke Seite. Halten Sie die Decke zwischen Ihren Knien mit leichtem Druck fest, während Sie sich auf den Rücken rollen. Legen Sie das Polster auf die andere Seite der Matte. Dann lassen Sie Knie und Arme nach rechts sinken und gehen noch einmal 2½ Minuten in die Haltung.

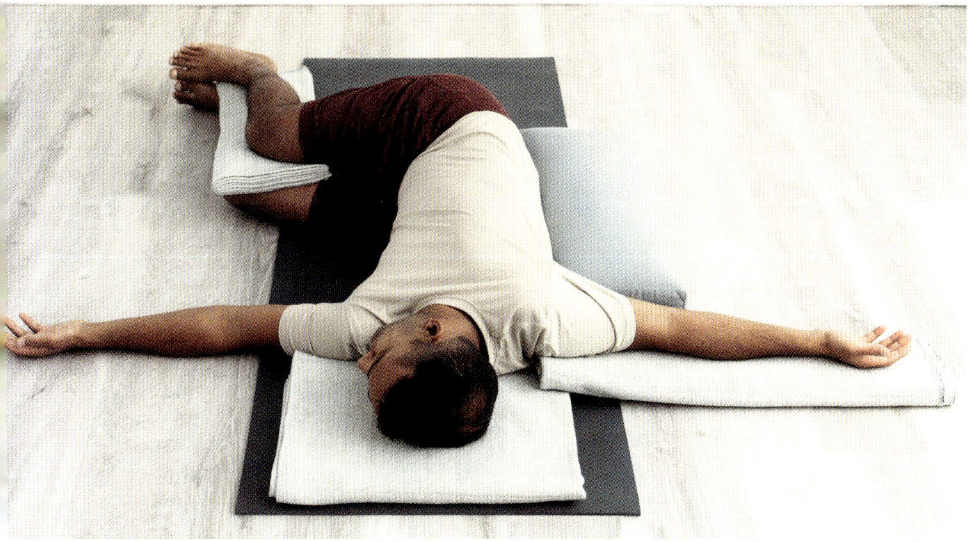

3. Richten Sie die Hilfsmittel für die **Unterstützte Kindhaltung** ***mit Polster und Blöcken*** **(S. 52)** her. Nehmen Sie die Haltung ein. Passen Sie alles so an, dass Ihr ganzer Oberkörper völlig entspannt ist. Lassen Sie auch den Atem los. Nehmen Sie wahr, wie Wellen der Entspannung sich in Schädel, Nacken, Schultern und im oberen Rücken ausbreiten.

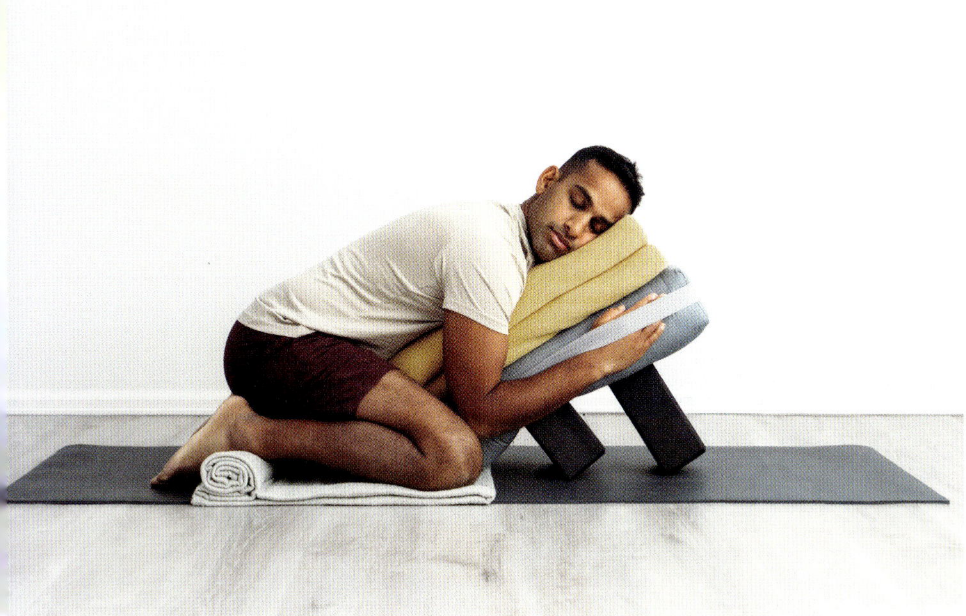

HALTUNG AUFLÖSEN: Die Stirn zum Polster wenden, Hände aus dem Gurt lösen, sich mit der Ausatmung aufsetzen. Polster und Blöcke zur Seite schieben und in den Vierfüßlerstand kommen. Beine nacheinander mit aufgestellten Zehen nach hinten ausstrecken.

5 min

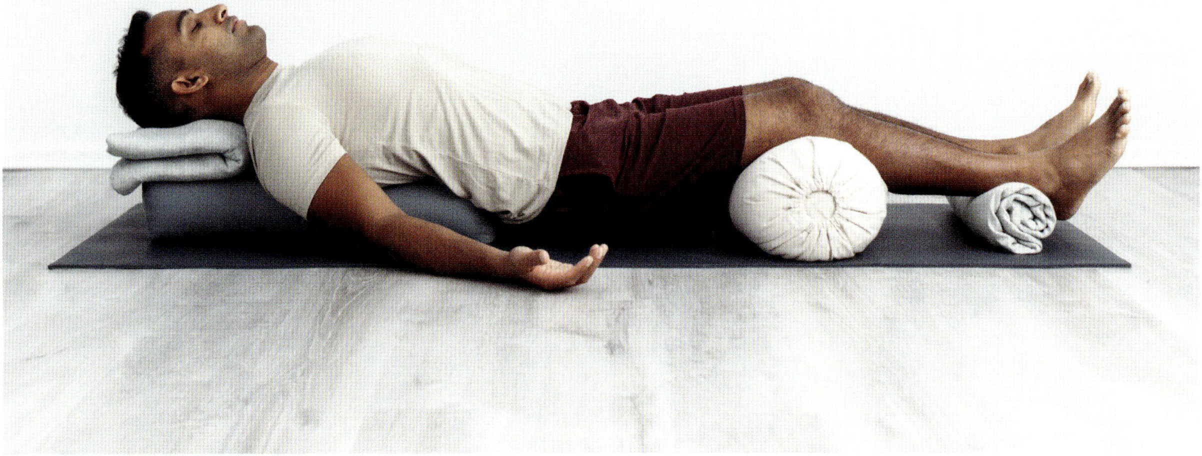

4. Positionieren Sie die Hilfsmittel für den **Unterstützten Fisch (Variante S. 95)** und gehen Sie in die Haltung. Richten Sie Ihren Rumpf so aus, dass die Wirbelsäule gut auf dem Polster ausbalanciert ist und beide Schultern mit der Schwerkraft entspannt nach außen sinken können. Sorgen Sie dafür, dass der Nacken vollständig abgestützt ist und bequem liegt. Praktizieren Sie die **Visualisierte Wechselatmung (S. 35).**

HALTUNG AUFLÖSEN: Ein Knie beugen, den Fuß auf das runde Polster stellen und leicht hineindrücken, um ihn zu verankern. Dann den anderen Fuß ebenfalls auf das Polster stellen. Polster wegschieben und die Füße flach am Boden aufstellen. Entweder vorsichtig über eine Seite abrollen oder sich mit den Händen in die sitzende Position hochstemmen.

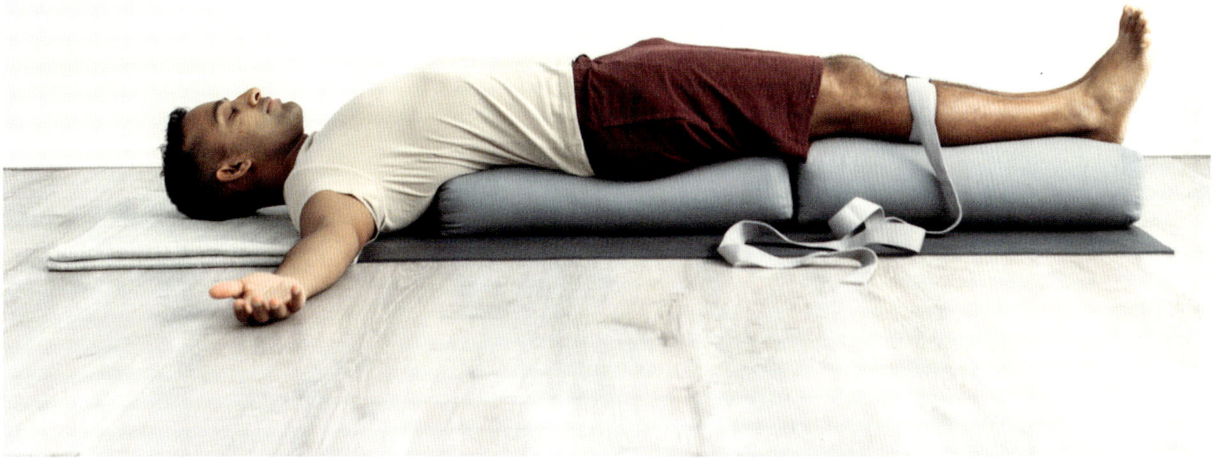

5. Platzieren Sie die Hilfsmittel für die **Unterstützte Schulterbrücke *mit zwei Polstern* (S. 104).** Kommen Sie in der Haltung an und werden Sie ruhig. Entspannen Sie bewusst die Halsgrube und den gesamten Kiefer, glätten Sie die Falten auf der Stirn und zwischen den Augenbrauen. Spüren Sie, wie der Druck aus dem Körper entweicht und Weite in Brustraum, Schultern und Armen entsteht. *(Sollten Sie keine zwei flachen Polster besitzen, dann verwenden Sie ein rundes und ein flaches.)*

HALTUNG AUFLÖSEN: Die Knie beugen und den Körper nach hinten vom Polster herunterschlängeln, bis die Hüften am Boden liegen. Den Gurt von den Beinen abnehmen. Auf eine Seite rollen, einen Moment innehalten und dann langsam zum Sitzen kommen.

6. Richten Sie alles für die **Basis-Entspannungshaltung (S. 37)** her und kommen Sie in diese Haltung. Wenn der Körper ruhig wird, bleiben Sie einfach liegen und lassen Sie den Atem leicht und mühelos werden.

Die Wirbelsäule gesund erhalten

GESAMTDAUER // 40 MINUTEN

Eine bewegliche Wirbelsäule ist essenziell für Gesundheit und Wohlbefinden – unabhängig vom Alter. Regenerieren Sie Ihre Wirbelsäule durch Seit-, Rück- und Vorbeugen sowie Drehungen und laden Sie beim Üben einen positiven Begriff wie »Offenheit« in Ihren Körper ein.

SIE BRAUCHEN

- Timer
- Matte
- Wand
- 3–4 Decken
- 2 Blöcke
- Flaches Polster
- Rundes Polster
- Gurt

6 min

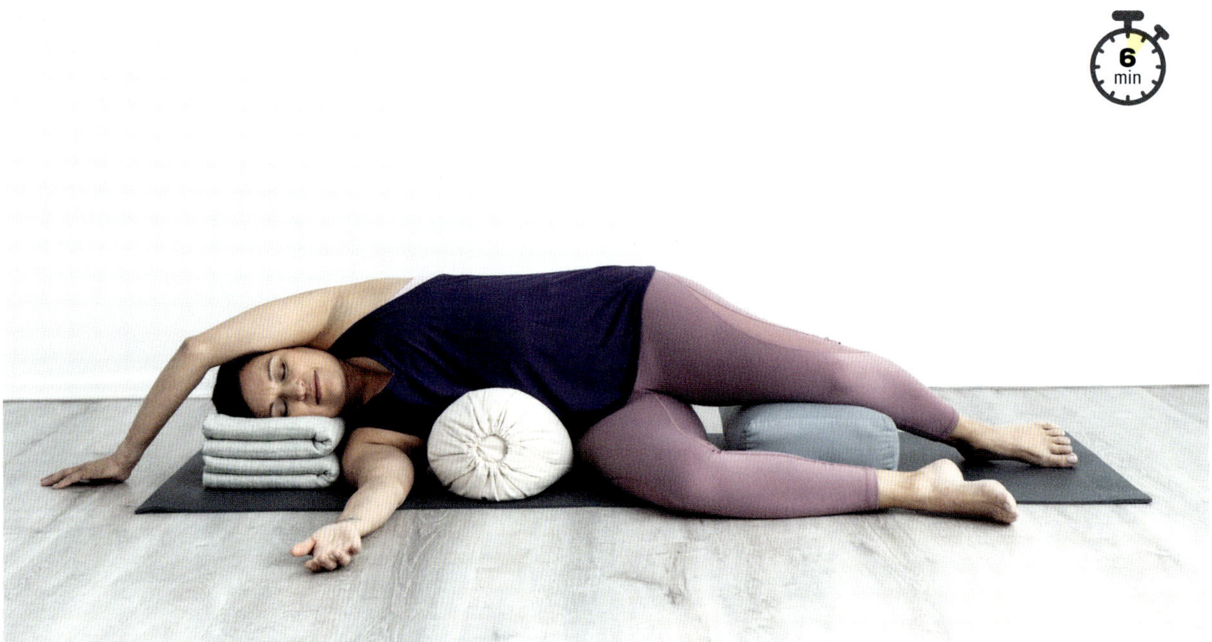

1. Bereiten Sie die Hilfsmittel für das **Unterstützte Dehnen in Seitlage (S. 126)** vor und senken Sie Ihren Rumpf auf die rechte Seite, um in die Haltung zu gehen. Beobachten Sie, wie sich die Wirbelsäule durch die sanfte Krümmung ohne jede Anstrengung in die Unterlage hinein entspannt. Lassen Sie Ihren Atem langsamer und weicher werden. Bleiben Sie 3 Minuten lang in der Haltung. Dann kommen Sie über die Seite hoch und schieben das flache Polster ans Mattenende. Setzen Sie sich mit dem Rücken zum runden Polster hin, die Knie sind angezogen, die Füße flach aufgesetzt. Öffnen Sie die Füße ein wenig und lassen Sie beide Knie einige Male wie Scheibenwischer nach rechts und links sinken. Beenden Sie diese Bewegung mit den Knien am Boden auf der linken Hüfte sitzend. Platzieren Sie das flache Polster wieder zwischen Ihren Beinen und gehen Sie auf der linken Seite 3 Minuten lang in die Dehnhaltung.

HALTUNG AUFLÖSEN: Die Hände in den Boden drücken, ausatmen und dabei über die Seite zum Sitzen kommen.

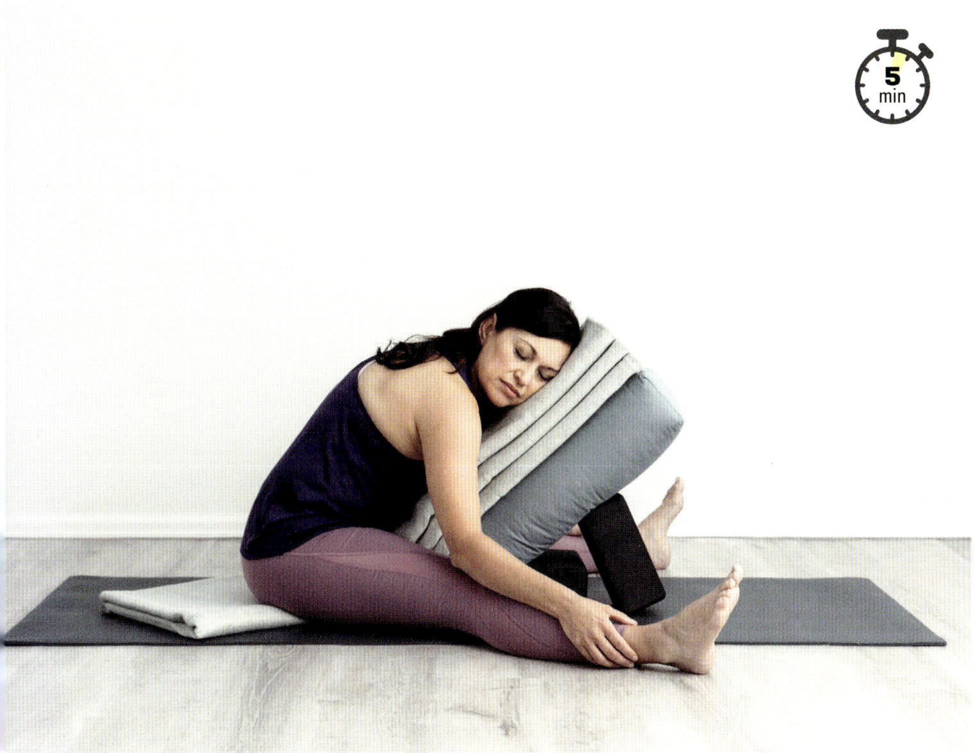

5 min

2. Bauen Sie die Hilfsmittel für die **Offene Winkelhaltung (S. 62)** auf und kommen Sie in die Haltung. Entspannen Sie den Bauch vollständig und praktizieren Sie 10 Atemzüge lang die **Rückenatmung (S. 35).**

HALTUNG AUFLÖSEN: Ausatmen und die Wirbelsäule gerade aufrichten. Hilfsmittel zur Seite stellen. Mit den Händen die Beine zusammenschieben, Knie zur Brust ziehen, Füße aufstellen. Die Handflächen hinter dem Körper in den Boden drücken, um die Herzregion sanft nach vorn anzuheben, während die Schultern weich nach hinten und unten sinken. Position 3 sanfte Atemzüge lang halten.

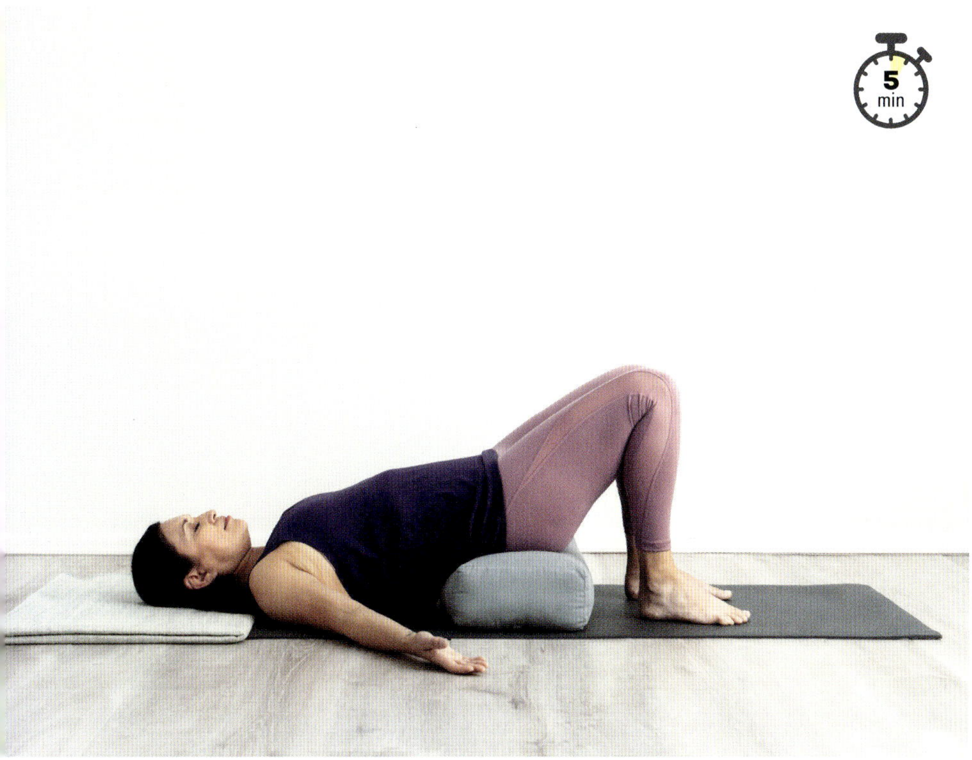

5 min

3. Richten Sie alles für die **Unterstützte Schulterbrücke *mit einem Polster*** **(S. 108)** her und gehen Sie in die Haltung. Atmen Sie tiefer in den Bauch und beobachten Sie, wie der Atem Ihren unteren Rücken gegen das Polster drückt. Entspannen Sie sich bei jedem Ausatmen noch mehr in den Boden und das Polster hinein.

HALTUNG AUFLÖSEN: Die Hüften leicht anheben, das Polster von der Matte schieben, Hüften auf die Matte senken. Die Hände auf die Knie legen und sich auf dem unteren Rücken sanft nach rechts und links wiegen. 3 Atemzüge lang nachspüren, dann über eine Seite zum Sitzen kommen.

4 min

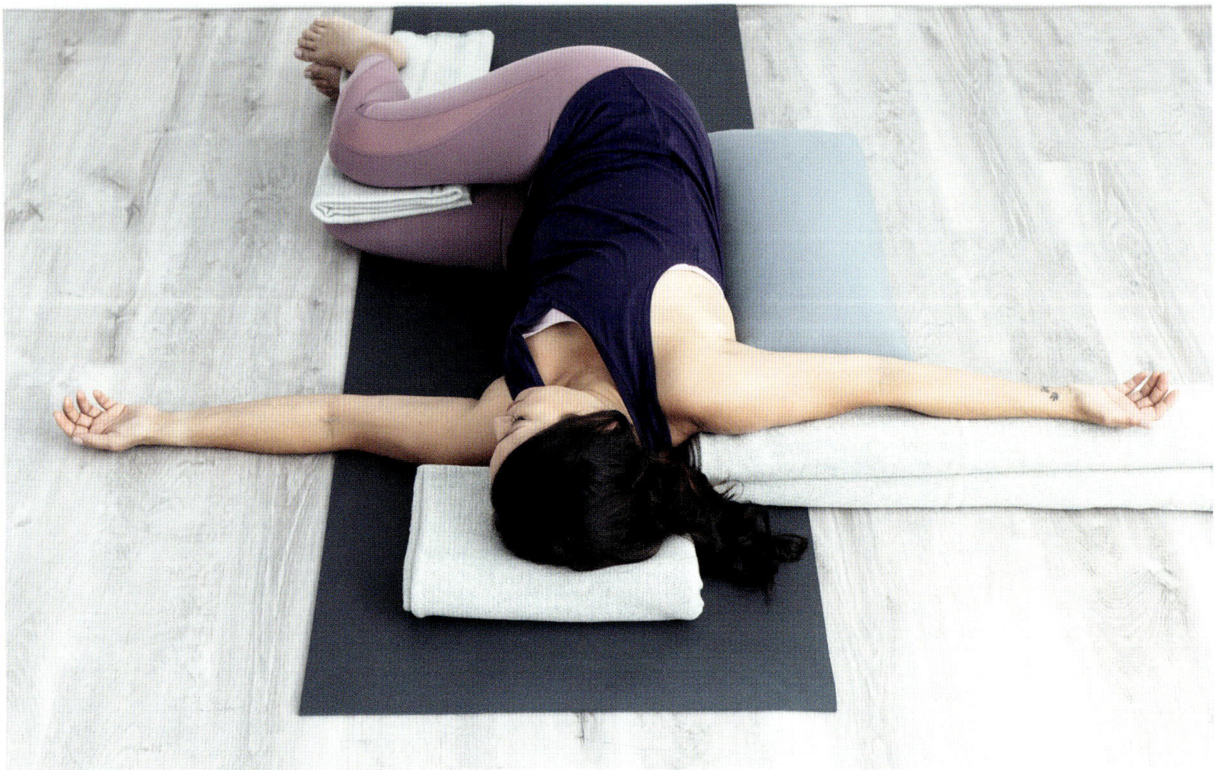

4. Platzieren Sie die Hilfsmittel für die **Unterstützte Wirbelsäulenrotation in Rückenlage (S. 130)** und gehen Sie auf der linken Seite in die Haltung. Lassen Sie den Atem fließen, ohne einzugreifen, und seien Sie aufmerksam für alle auftretenden Empfindungen. Bleiben Sie 2 Minuten lang in der Haltung, dann schließen Sie die Arme und kehren in die Seitlage zurück, mit Blick zu den Händen. Halten Sie die Decke zwischen Ihren Knien mit leichtem Druck fest, während Sie sich auf den Rücken rollen. Spüren Sie 3 Atemzüge lang nach. Dann legen Sie das Polster auf die andere Mattenseite, lassen die Knie und Arme nach rechts sinken und halten die Position auf der rechten Seite ebenfalls 2 Minuten lang.

HALTUNG AUFLÖSEN: Die Arme schließen, die Decke zwischen den Knien herausnehmen, sich mit den Händen abstützen und langsam zum Sitzen kommen.

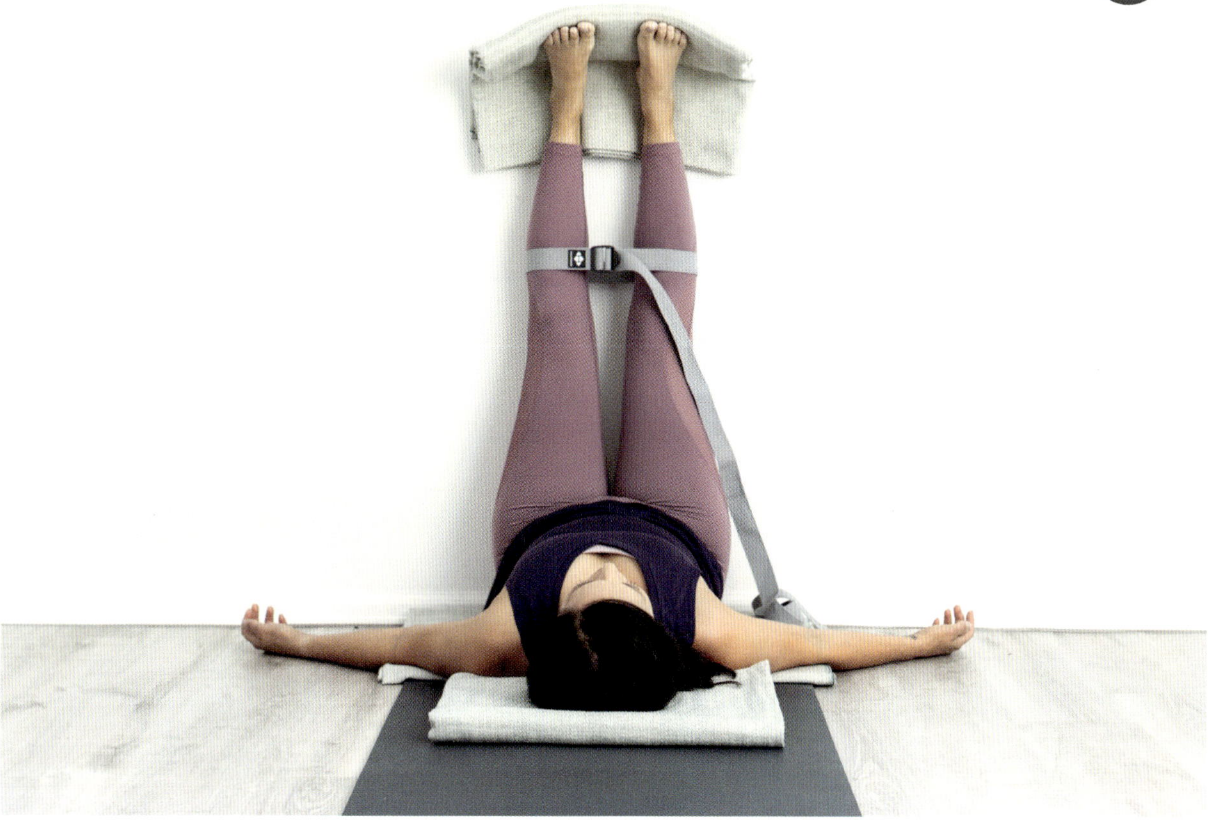

5. Platzieren Sie die Hilfsmittel entsprechend und lehnen Sie die **Beine gegen die Wand (S. 114)**. Um die Haltung noch bequemer zu machen, schlingen Sie einen Gurt um die Schienbeine und legen Sie eine Decke auf Ihre Fußsohlen, die Sie zwischen Fersen und Wand festklemmen. Praktizieren Sie die **Verlängerung der Ausatmung (S. 32)** bis Sie spüren, dass Sie entspannt in der Haltung bleiben können, ohne irgendetwas zu wollen.

HALTUNG AUFLÖSEN: Langsam beginnen, die Zehen und Finger zu bewegen. Füße an der Wand entlang nach unten gleiten lassen, Decke und Gurt abnehmen. Dann einen Arm über dem Kopf ausstrecken und auf diese Seite rollen. Einen Moment innehalten, dann zum Sitzen kommen und von der Wand wegrücken.

6. Bereiten Sie alles für die **Basis-Entspannungshaltung (S. 37)** vor. Um sich zu erden und in der Wirbelsäule das Gefühl von Stabilität zu erzeugen, können Sie in der Haltung die Fußsohlen an der Wand anlegen. Erinnern Sie sich an den Begriff, den Sie eingeladen haben, und vertrauen Sie darauf, dass er Sie begleitet.

Gegen Schlaflosigkeit und für tieferen Schlaf

SIE BRAUCHEN
- Timer
- Matte
- Wand
- 5 Decken
- 2 Blöcke
- Flaches Polster
- Handtuch
- Gurt
- Augenkissen (optional)

GESAMTDAUER // 40 MINUTEN

Diese Übungssequenz hilft Ihnen, wieder in einen natürlichen Schlafrhythmus zu finden. Schließen Sie die Augen. Stellen Sie sich einen Behälter vor. In ihn atmen Sie alle mit dem Schlaf verbundenen Befürchtungen hinein, verschließen ihn, stellen ihn zur Seite und beginnen mit Ihrer Übung.

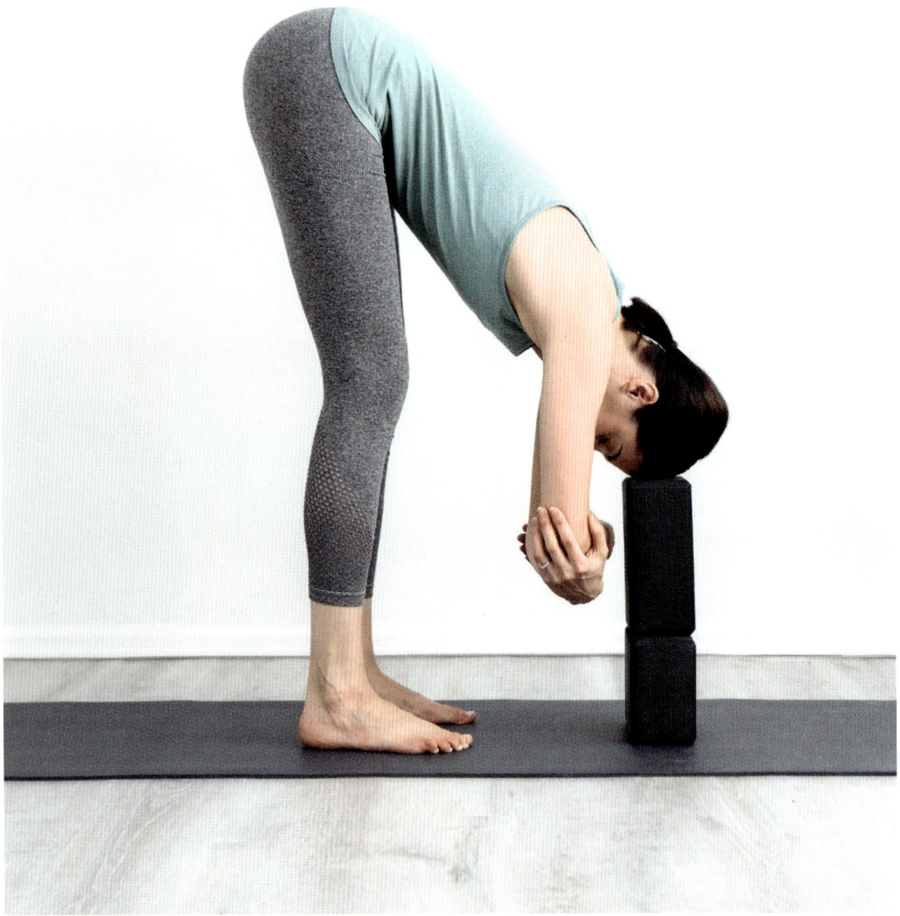

1 min

1. Positionieren Sie die Hilfsmittel für die **Unterstützte Vorbeuge im Stand (S. 68)** und nehmen Sie die Haltung ein. Praktizieren Sie die **Ausatmung durch den offenen Mund mit Mantra (S. 35).** Atmen Sie tief durch die Nase ein und durch den Mund aus, während Sie spüren, wie der Oberkörper immer schwerer und schwerer wird.

HALTUNG AUFLÖSEN: Statt sich ganz aufzurichten, heben Sie nur den Kopf von den Blöcken und stützen Sie zur Stabilisierung die Hände auf die Blöcke. Mit den Füßen nach hinten wandern, die Knie beugen und auf der Matte in den Vierfüßlerstand kommen. Blöcke zur Seite stellen und 3-mal langsam die Übung **Katze-Kuh (S. 18)** ausführen. Spüren, wie sich alle über den Tag in der Wirbelsäule angestauten Spannungen lösen.

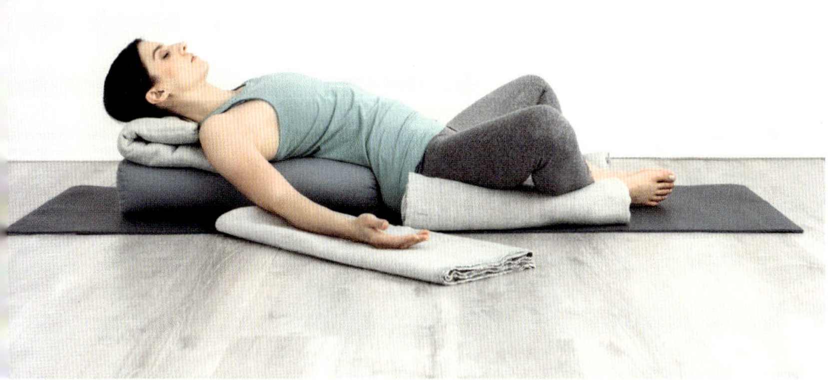

2. Richten Sie die Hilfsmittel für die **Gebundene Winkelhaltung im Liegen (S. 86)** her und lehnen Sie sich in die Haltung zurück. Bevor Sie zur Ruhe kommen, legen Sie die linke Hand auf Ihr Herz und die rechte auf Ihren Bauch. Verbinden Sie sich 3 sanfte Atemzüge lang mit der Bewegung dieser beiden Bereiche. Spüren Sie, wie Ihr Körper noch tiefer loslässt, dann legen Sie die Arme neben dem Körper ab und atmen natürlich weiter. *(Alternativ gehen Sie in die* **Gebundene Winkelhaltung im Liegen mit Polster und Blöcken (S. 88),** *wenn das für Sie angenehmer ist.)*

HALTUNG AUFLÖSEN: Die Knie zueinander bringen, dann die Beine nach vorn ausstrecken und langsam zum Sitzen kommen.

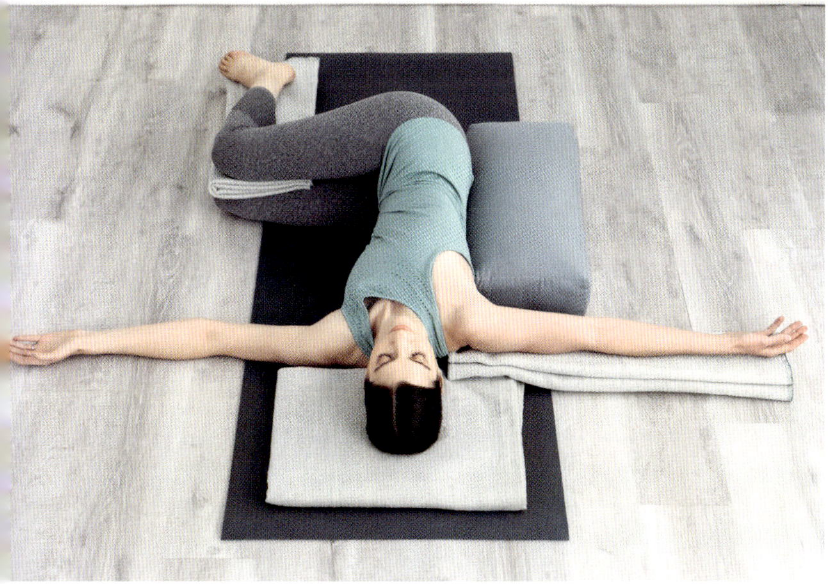

3. Platzieren Sie die Hilfsmittel für die **Unterstützte Wirbelsäulenrotation in Rückenlage (S. 130)** und legen Sie sich zuerst auf die linke Hüfte und Schulter. Atmen Sie normal und beobachten Sie, wie sich der Brustraum sanft öffnet. Bleiben Sie 2 Minuten lang in der Haltung, dann schließen Sie die Arme. Halten Sie die Decke zwischen Ihren Knien mit leichtem Druck fest, und rollen Sie sich auf den Rücken. Die Knie sind angezogen, die Füße stehen flach auf dem Boden. Dann legen Sie das Polster auf die andere Seite der Matte. Rollen Sie sich auf die rechte Hüfte und Schulter und bleiben Sie auch auf dieser Seite 2 Minuten lang in der Drehung.

HALTUNG AUFLÖSEN: Die Arme vor dem Körper zusammenbringen, die Decke zwischen den Knien herausnehmen und mithilfe der Hände langsam zum Sitzen kommen.

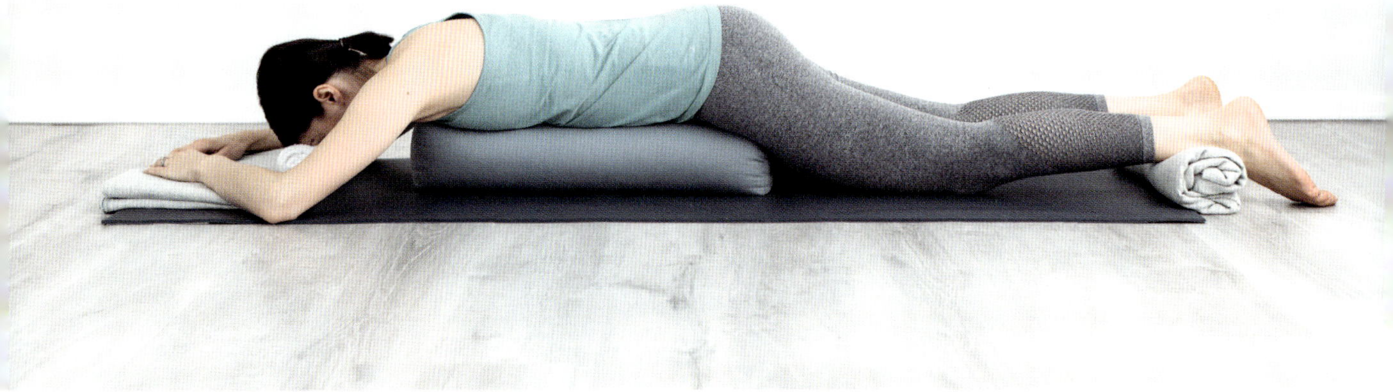

4. Platzieren Sie die Hilfsmittel für das **Surfbrett (S. 54)** und gehen Sie in die Haltung. Werden Sie sich der Pause zwischen den einzelnen Atemzügen bewusst und spüren Sie, wie der Bauch sich beim Atmen gegen das Polster ausdehnt und wieder einsinkt. Entspannen Sie das Gesicht und den Kiefer vollständig.

HALTUNG AUFLÖSEN: Die Handflächen rechts und links vom Polster am Boden platzieren und sich beim Ausatmen in den Vierfüßlerstand hochdrücken.

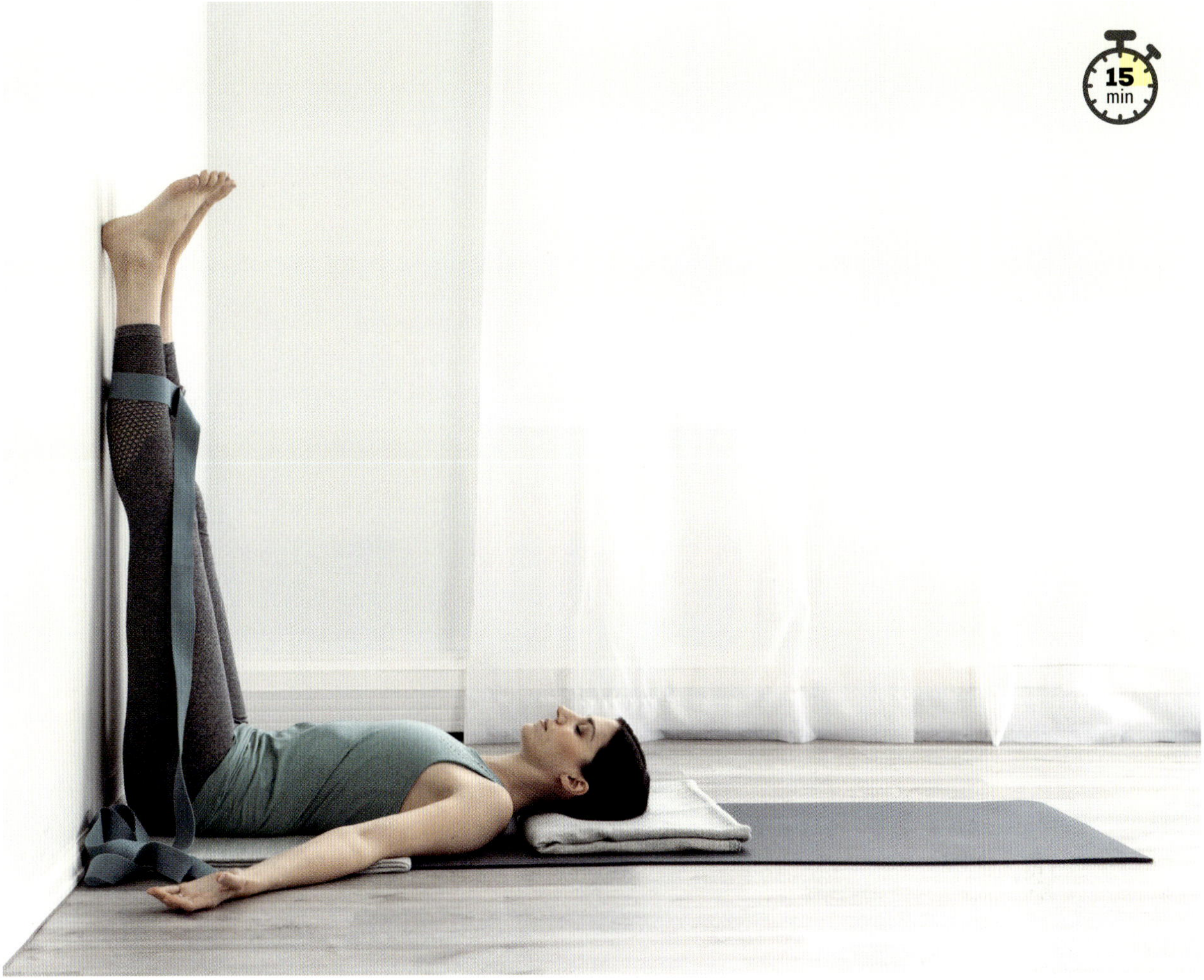

5. Positionieren Sie die nötigen Hilfsmittel und lehnen Sie die **Beine gegen die Wand (S. 114).** Wenn nötig, schlingen Sie den Gurt locker um die Waden und legen Sie das Augenkissen auf, wenn es für Sie angenehm ist. Atmen Sie ruhig und gleichmäßig und lassen Sie die Fußsohlen und Handflächen locker, lösen Sie die Spannung in Zunge und Kiefer. Spüren Sie, wie sich der Übergang zwischen Beinen und Hüften entspannt. Lassen Sie die Atmung und den gesamten Körper einfach sein.

HALTUNG AUFLÖSEN: Ausatmen, mit den Füßen die Wand entlang nach unten wandern und auf eine Seite rollen. Einige Atemzüge innehalten, den Gurt abnehmen und allmählich zum Sitzen kommen.

6. Bereiten Sie alles für die **Basis-Entspannungshaltung (S. 37)** vor. Wenn es für Sie angenehm ist, legen Sie in der Haltung das Augenkissen auf, um Ihre Sinne noch mehr abzuschirmen und nach Abschluss der Sequenz in einen erholsameren Schlaf hinüberzugleiten. Nehmen Sie wahr, wie groß Ihre innere Ruhe ist.

Erholung von Erschöpfung und Müdigkeit

GESAMTDAUER // 45 MINUTEN

SIE BRAUCHEN
- Timer
- Matte
- Wand
- 7 Decken
- Block
- Flaches Polster
- Rundes Polster
- Gurt (optional)
- Augenkissen (optional)

Was auch immer die Ursachen Ihrer Abgeschlagenheit sind: Lösen Sie sich von allen Erwartungen, die Erschöpfung zu überwinden, und erlauben Sie sich selbst einfach zu sein, wie Sie sind. Wiederholen Sie das Mantra »Ich bin«, damit Sie ganz im gegenwärtigen Augenblick bleiben.

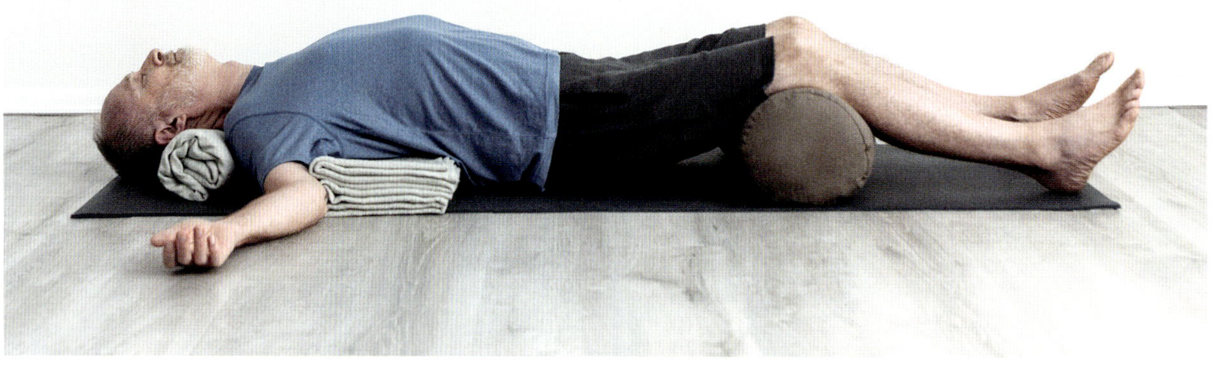

1. Platzieren Sie die Hilfsmittel für den **Bergbach (S. 84)** und gehen Sie in die Haltung. Vertiefen Sie 3 Atemzüge lang bewusst den Atem, um sich den Weg in die Stille zu erleichtern: Atmen Sie durch die Nase ein und legen Sie den Fokus auf die verlängerte Ausatmung mit offenem Mund, die ganz hinten von der Kehle ausgeht. Dann entspannen Sie das Gesicht und lassen den Atem einfach fließen.

HALTUNG AUFLÖSEN: Knie nacheinander beugen, Füße auf das Polster stellen und es wegschieben. Sich auf einer Seite zusammenrollen und einen Moment nachspüren, dann langsam zum Sitzen kommen.

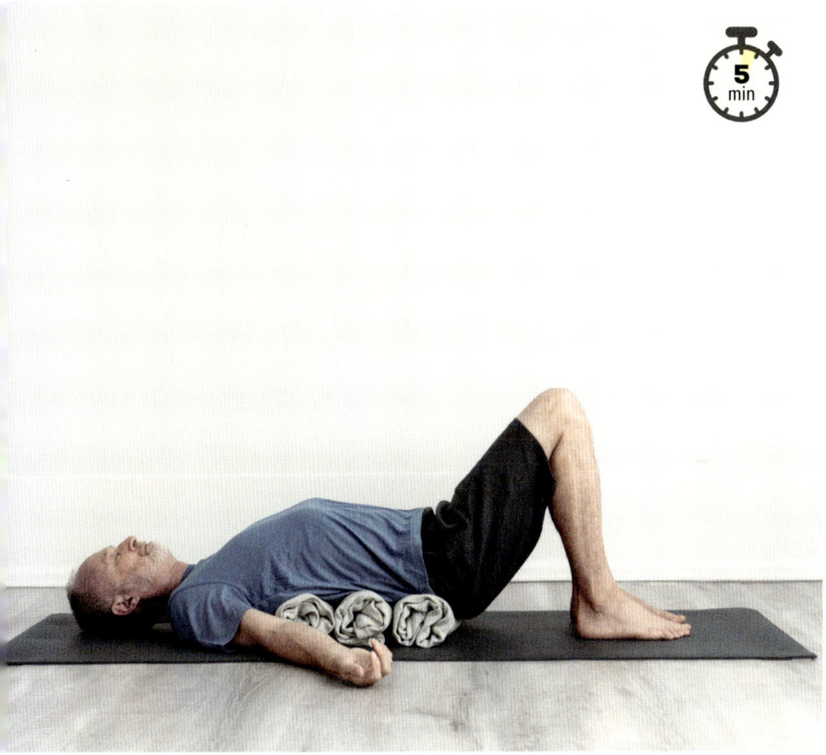

2. Bereiten Sie alles für das **Unterstützte Rad (Variante S. 111)** vor und gehen Sie in die Haltung. Lassen Sie sich von einem langsamen, stetigen Strom des Ein- und Ausatmens tragen, sodass der Atem zu einem Kreislauf ohne Anfang und Ende wird. *(Es kann hilfreich sein, sich die Einatmung wie einen Bogen an der Körpervorderseite vorzustellen, der vom Steißbein bis zum Halsansatz aufsteigt, und die Ausatmung als andere Kreishälfte auf der Körperrückseite hinunter bis zum Steißbein.)*

HALTUNG AUFLÖSEN: Die Kontrolle der Atmung beenden. Die Füße in den Boden drücken, um den Oberkörper nach hinten zu schieben, bis nur noch die Hüften auf den Decken liegen. Auf eine Seite rollen und kurz innehalten. Langsam zum Sitzen kommen.

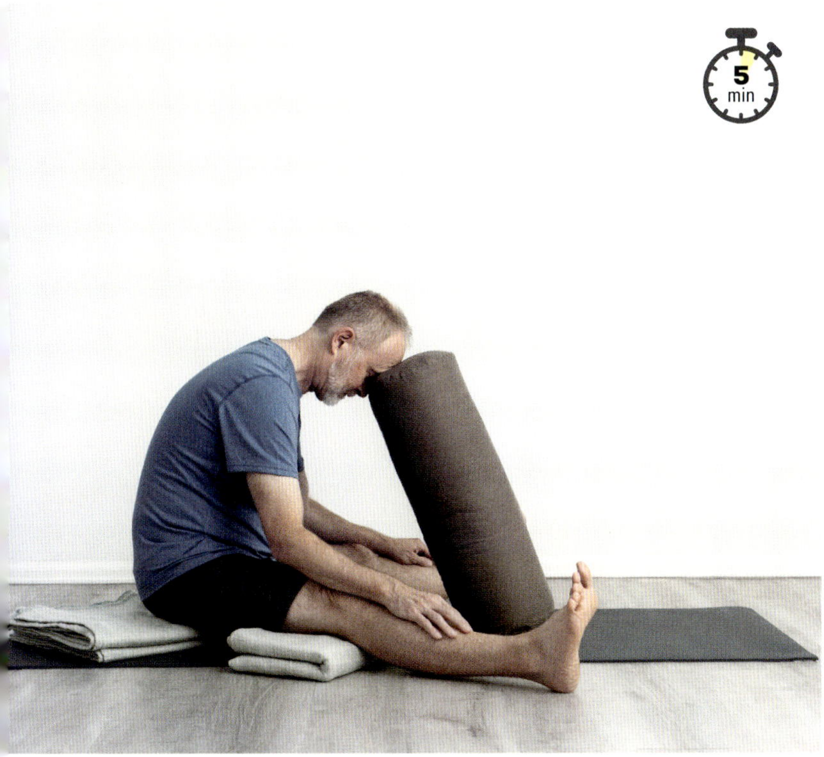

3. Bereiten Sie die Hilfsmittel für die **Offene Winkelhaltung (Variante S. 63)** vor und kommen Sie in die Haltung. Lassen Sie den Atem frei und mühelos fließen. *(Wenn es Ihnen nicht ohne Mühe gelingt, die Beine am Boden auszustrecken, unterlegen Sie die Kniekehlen mit Decken.)*

HALTUNG AUFLÖSEN: Das Polster mit den Händen festhalten. Beim Einatmen Kopf und Brust aufrichten, Polster zur Seite legen. Die Beine zusammenbringen, dann die Knie beugen und die Arme um die Beine schlingen. Mit einer Einatmung die Wirbelsäule lang strecken, mit der Ausatmung die Arme lösen.

4. Platzieren Sie die Hilfsmittel für die **Unterstützte Wirbelsäulenrotation in Rückenlage (S. 130)** und gehen Sie auf der linken Seite in die Position. Atmen Sie natürlich und bleiben Sie 2 Minuten in der Haltung. Führen Sie langsam die Arme zusammen, rollen Sie sich mit der Decke zwischen den Knien auf den Rücken, die Füße sind flach aufgestellt. Verweilen Sie hier einige Atemzüge. Drehen Sie sich dann auf die andere Seite und wiederholen Sie dort die Haltung 2 Minuten lang.

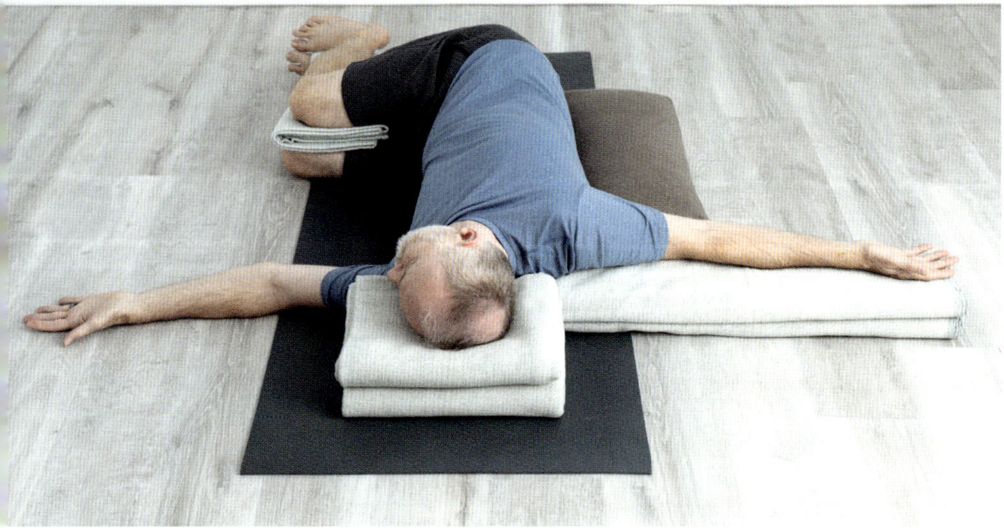

HALTUNG AUFLÖSEN: Arme schließen, die Decke weglegen und langsam zum Sitzen kommen.

5. Bereiten Sie alles für das **Unterstützte Dehnen in Seitlage (S. 126)** vor. Kommen Sie auf der rechten Hüfte in die Haltung. Spüren Sie, wie der Atem durch das Nasenloch in der oberen Körperhälfte in die Lunge strömt. Bleiben Sie 3 Minuten lang in der Haltung, dann drücken Sie sich langsam hoch. Mit dem Rücken zum runden Polster richten Sie die Knie auf und lassen Sie sie nach links sinken. Gehen Sie auch auf dieser Seite 3 Minuten in die Haltung.

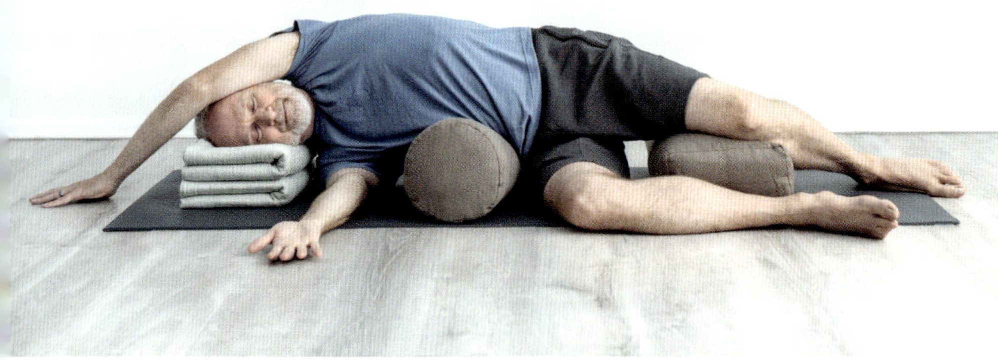

HALTUNG AUFLÖSEN: Die Hände in den Boden drücken und mit dem Ausatmen langsam über die Seite aufrichten.

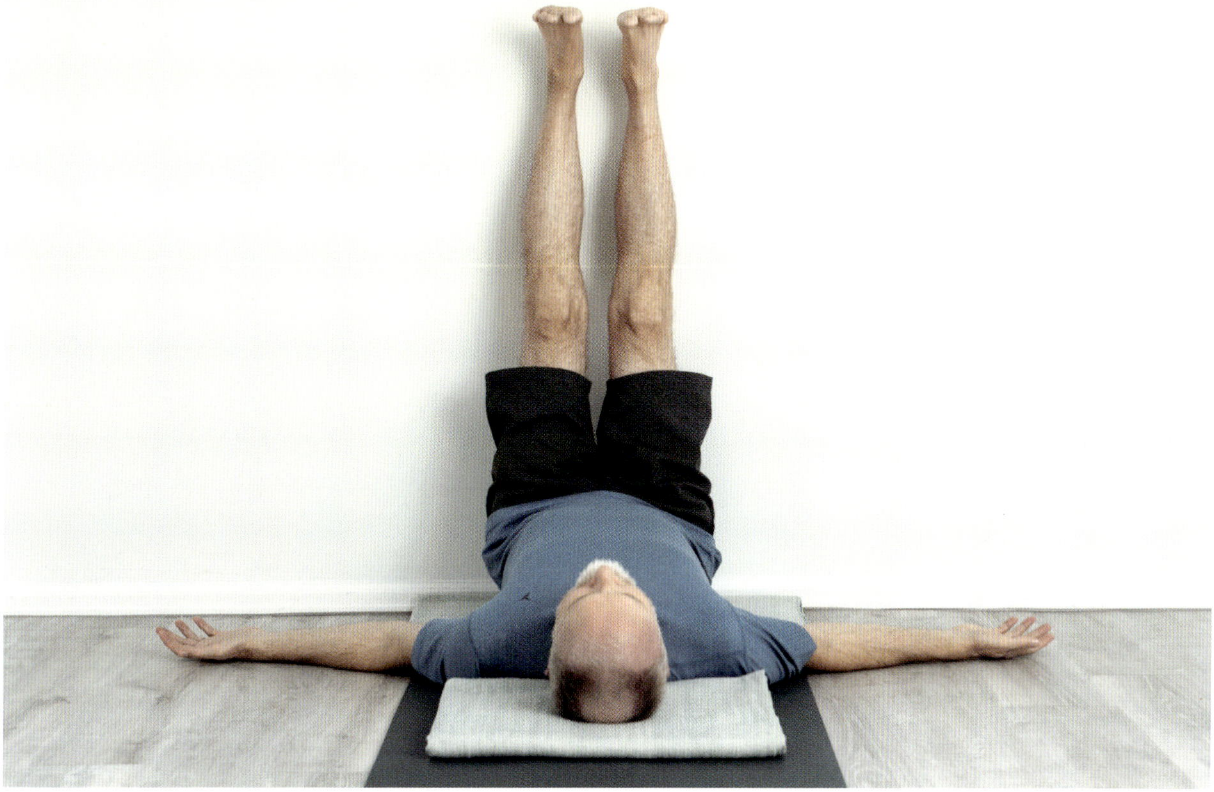

6. Platzieren Sie die Hilfsmittel und lehnen Sie die **Beine gegen die Wand (S. 114).** In der Haltung angekommen, überlassen Sie sich dem natürlichen Atemrhythmus.

HALTUNG AUFLÖSEN: Ausatmen und mit den Füßen die Wand entlang nach unten wandern. Knie nach außen öffnen und Fußsohlen aneinanderdrücken oder die Beine an den Sprunggelenken übereinanderlegen. Einige Atemzüge lang in der Position verharren, dann die Knie zu einer Seite sinken lassen und langsam zum Sitzen kommen.

7. Positionieren Sie die Hilfsmittel und kommen Sie auf der linken Seite in die **Entspannungshaltung in Seitlage (S. 39).** Üben Sie sich in Dankbarkeit: Benennen Sie etwas, das Sie durch die Yogapraxis gewinnen (z. B. »Ich bin dankbar für die Gelegenheit, langsamer zu werden.«). Dann lassen Sie alle Gedanken los.

Ängste und Sorgen lindern

GESAMTDAUER // 35 MINUTEN

Ängste und Sorgen sind Projektionen möglicher Probleme, die in der Zukunft auftreten könnten. Holen Sie sich den gegenwärtigen Moment zurück, indem Sie sich vornehmen, bei dem zu bleiben, was in jeder Haltung geschieht. Nutzen Sie ein einfaches Mantra wie »Ich bin jetzt hier.«

SIE BRAUCHEN

- Timer
- Matte
- 4 Decken
- 2 Blöcke
- Flaches Polster
- Rundes Polster
- Handtuch
- Augenkissen (optional)

1 min

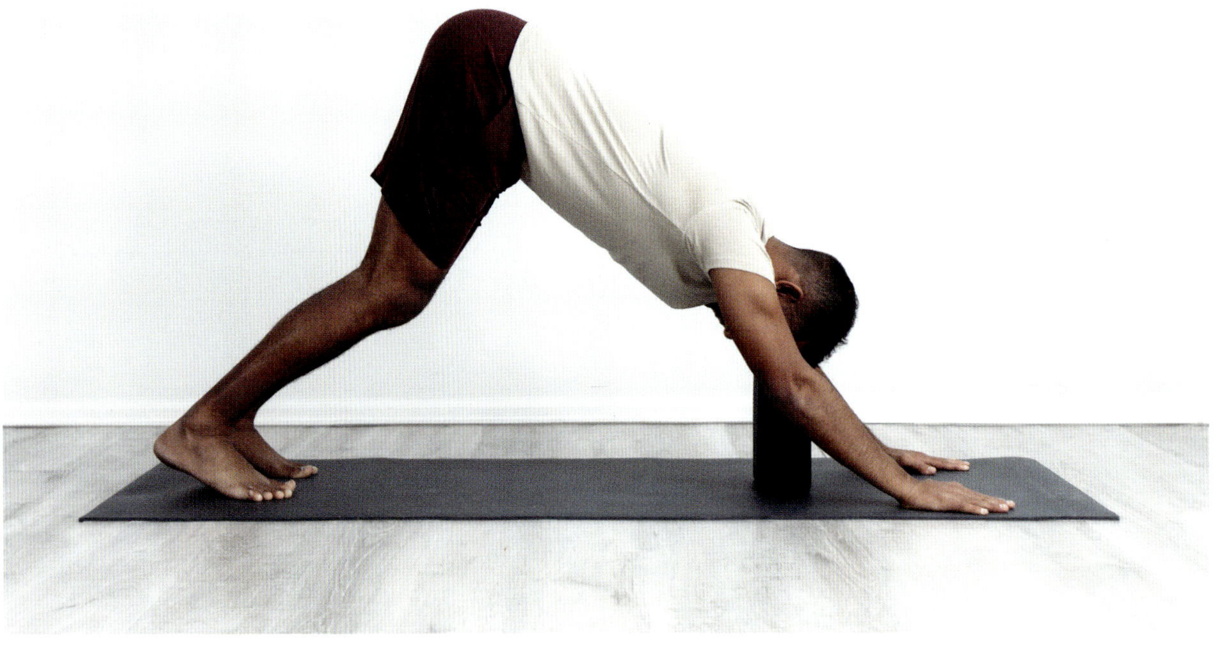

1. Bereiten Sie die Hilfsmittel für den **Herabschauenden Hund *mit Block* (S. 42)** vor und gehen Sie in die Haltung. Lassen Sie den Atem geräuschlos und leicht werden und spüren Sie, dass die Muskeln gerade so viel tun, wie nötig ist, um die Position zu halten.

HALTUNG AUFLÖSEN: Ausatmen, dabei die Knie auf den Boden senken. Die Beine überkreuzen oder den Fersensitz einnehmen. Die Leichtigkeit im Kopfraum spüren.

5 min

2. Platzieren Sie die Hilfsmittel für die **Unterstützte Kindhaltung (S. 46)** und nehmen Sie die Haltung ein. *(Wenn die normale Haltung für Sie unbequem ist, probieren Sie die hier abgebildete Variante aus. Eine über Hüfte und unteren Rücken gelegte Decke in Basisfaltung macht sie noch angenehmer.)* Praktizieren Sie zehn Atemwechsel lang die **Rückenatmung (S. 35).** Dann entspannen Sie sich und atmen Sie normal weiter.

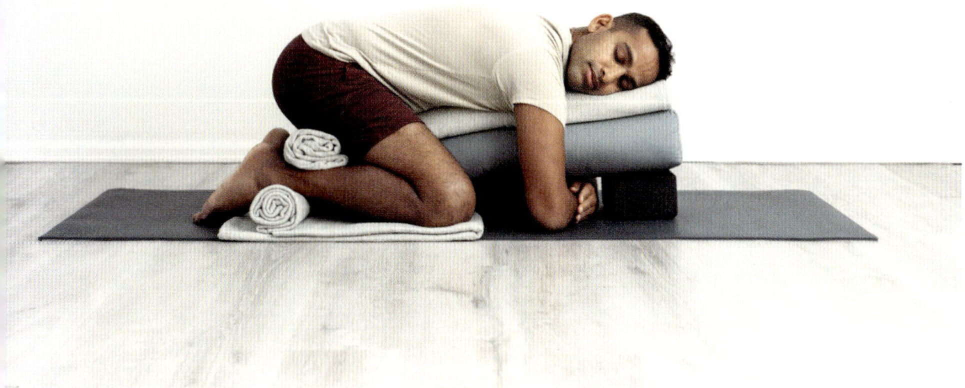

HALTUNG AUFLÖSEN: Über die Hände langsam in den Vierfüßlerstand drücken. Die Beine einzeln nach hinten dehnen.

3 min

3. Platzieren Sie die Hilfsmittel für das **Surfbrett (S. 54)** und kommen Sie in die Haltung. Spüren Sie den wohltuenden Kontakt zwischen Bauch und Polster und beobachten Sie, wie Ihr Atem ein- und ausströmt. *(Um es noch bequemer zu machen, legen Sie eine zweimal gefaltete Decke über Rücken und Hüften.)*

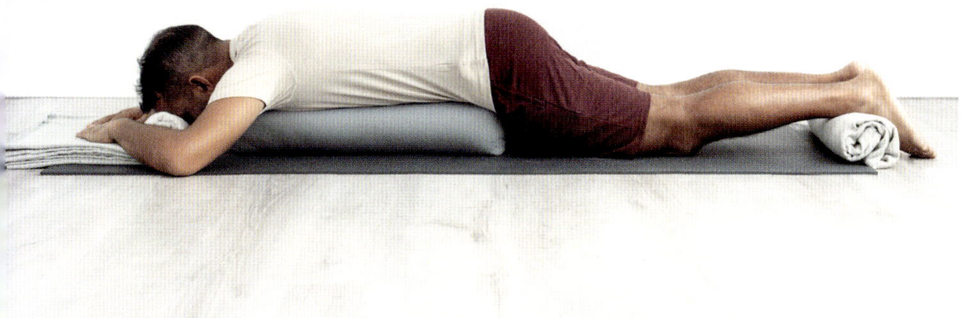

HALTUNG AUFLÖSEN: In den Vierfüßlerstand zurückkehren. Die Übung **Katze-Kuh (S. 18)** einmal langsam ausführen. Richten Sie dabei Ihre Wahrnehmung auf Ihren Geist und Ihre Atmung.

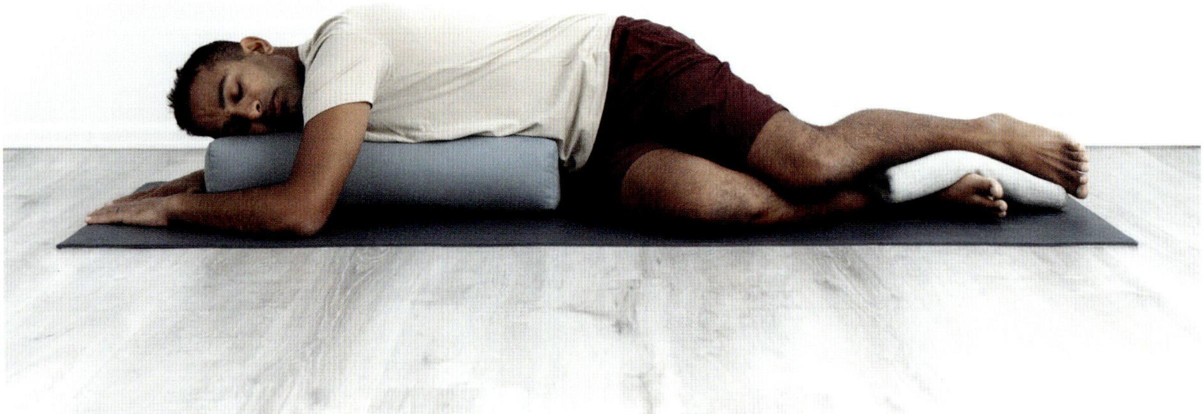

4. Platzieren Sie die Hilfsmittel für die **Unterstützte Wirbelsäulenrotation (S. 128)** und kommen Sie auf der rechten Hüfte liegend in die Haltung. Lassen Sie über den Atem alle Anstrengung los. Bleiben Sie 3 Minuten in der Position. Richten Sie sich dann zum Sitzen auf und lösen dabei die Drehung. Wenden Sie sich mit geschlossenen Knien zur anderen Seite und kommen Sie dort noch einmal für 3 Minuten in die Haltung. *(Wenn Sie merken, dass Sie mit Ihren Gedanken in der Zukunft sind, besinnen Sie sich auf Ihren Vorsatz und kehren Sie mit der Konzentration zurück ins Hier und Jetzt.)*

HALTUNG AUFLÖSEN: Langsam zum Sitzen kommen, den Rücken zum Polster wenden und die Beine nach vorn ausstrecken. Einen Moment innehalten und tief und genussvoll ein- und ausatmen.

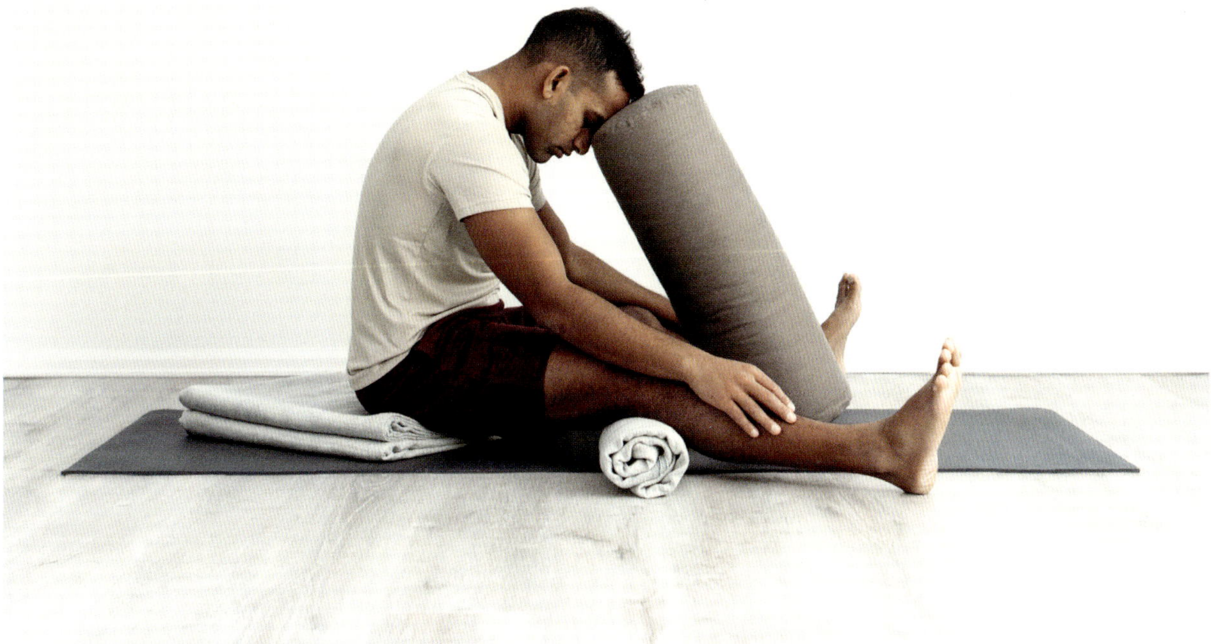

5. Positionieren Sie die Hilfsmittel für die **Offene Winkelhaltung (Variante S. 63)** und kommen Sie in die Haltung. Sobald der Körper vollkommen entspannt ist, wird der Geist ihm folgen. Praktizieren Sie die **Verlängerung der Ausatmung (S. 32).** Spüren Sie, wie sich dabei Stressauslöser, Sorgen und Probleme aus dem Kopfraum lösen, die Wirbelsäule hinunterwandern und tief in die Erde hinein abfließen. *(Um die Haltung noch angenehmer zu machen, wickeln Sie eine Decke in Basisfaltung um den unteren Rücken und über die Oberschenkelvorderseiten.)*

HALTUNG AUFLÖSEN: Das Polster mit den Händen festhalten, dann einatmen und Kopf und Brust anheben. Polster zur Seite legen. Die Beine schließen und die Aufmerksamkeit auf die Leichtigkeit und Weite lenken, die Sie jetzt spüren.

6. Bereiten Sie alles für die **Eingehüllte Entspannungshaltung (S. 36)** vor und nehmen Sie die Haltung ein. Wiederholen Sie leise Ihr Mantra und spüren Sie, dass es in diesem Moment vollauf genügt, einfach da zu sein und alle körperlichen und geistigen Anstrengungen loszulassen.

Die Lebenskraft wecken

GESAMTDAUER // 45 MINUTEN

Überlegen Sie, wie es sich anfühlen würde, wenn Ihr Leben öfter von friedvoller Lebensenergie durchdrungen wäre. Formulieren Sie zu diesem Gefühl eine positive Aussage in der Gegenwart, zum Beispiel: »Ich fühle mich gesund und spüre innere Ruhe und Klarheit.«

SIE BRAUCHEN
- Timer
- Matte
- 2–4 Decken
- 2 Blöcke
- 2 flache Polster
- Gurt
- Augenkissen (optional)

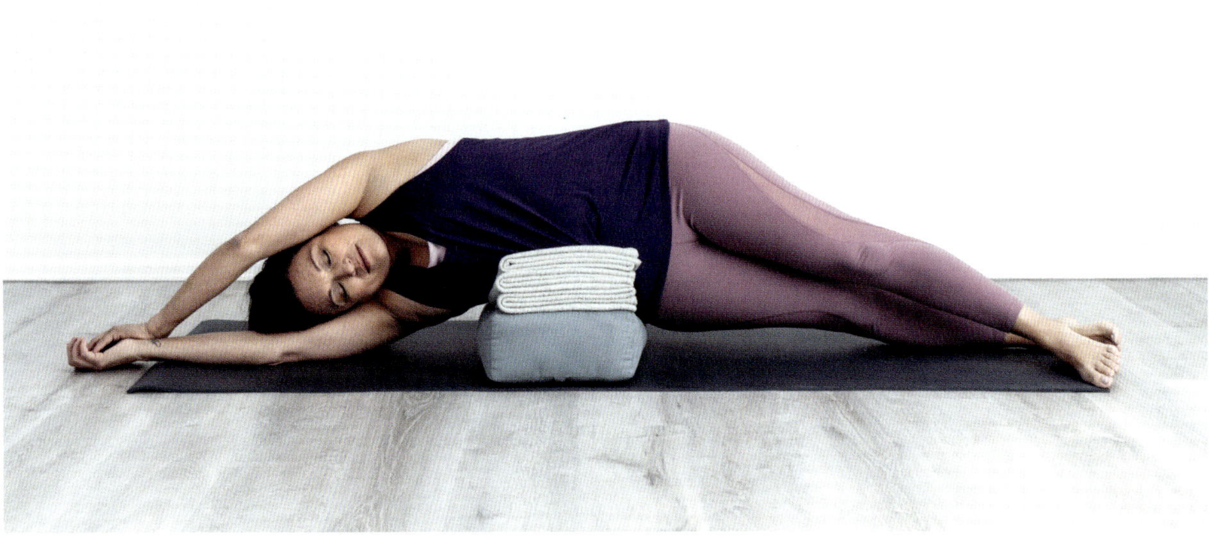

1. Platzieren Sie die Hilfsmittel für das **Dehnen in Seitlage (S. 122)** und gehen Sie auf der rechten Hüfte liegend in die Haltung. Strecken Sie sich und dehnen Sie die Atmung beim Einatmen aktiv bis in den Brustkorb aus. Beim Ausatmen lassen Sie den Körper entspannt in die Unterlage sinken. Bleiben Sie 2 Minuten in der Haltung, dann heben Sie die Hüfte vom Polster und kommen über die Seite zum Sitzen. Atmen Sie einmal tief durch, dann drehen Sie sich um, setzen sich auf die linke Hüfte und führen die Haltung auf dieser Seite ebenfalls 2 Minuten aus.

HALTUNG AUFLÖSEN: Die Hüfte langsam zum Boden senken und zum Sitzen kommen.

2. Bauen Sie die Hilfsmittel für die **Unterstützte Schulterbrücke *mit zwei Polstern* (S. 104)** auf und kommen Sie in die Haltung. Praktizieren Sie 10 Atemwechsel lang die **Ausatmung durch den offenen Mund mit Mantra (S. 35).** Danach atmen Sie normal weiter.

HALTUNG AUFLÖSEN: Die Knie beugen, sich nach hinten von den Polstern gleiten lassen und den Beingurt lösen. Auf eine Seite rollen, einige Atemzüge lang innehalten, dann zum Sitzen kommen.

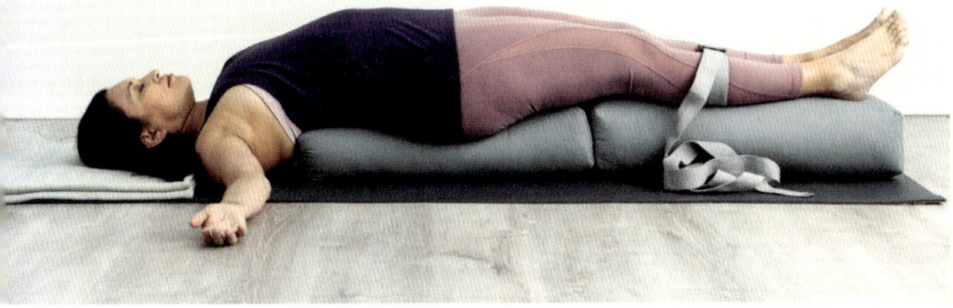

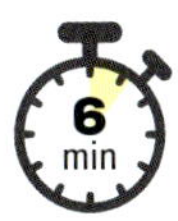

3. Platzieren Sie die Hilfsmittel für die **Unterstützte Wirbelsäulenrotation in Rückenlage (Variante S. 133)** und kommen Sie in die Position. Atmen Sie dabei leicht und natürlich weiter. Bleiben Sie 3 Minuten lang in der Haltung, dann bringen Sie den rechten Arm zum linken, um aus der Drehung herauszukommen. Halten Sie die Decke zwischen Ihren Knien mit leichtem Druck fest und richten Sie die Knie auf, die Füße stehen flach auf dem Boden. Hüften und unterer Rücken liegen vollständig auf dem Polster auf. Dann senken Sie die Knie und Hüfte nach rechts, um auf dieser Seite ebenfalls 3 Minuten lang in die Rotation zu gehen.

HALTUNG AUFLÖSEN: Wieder auf den Rücken rollen und nach hinten vom Polster rutschen, bis die Hüften am Boden aufliegen. Einen Moment innehalten, dann die Knie zu einer Seite senken und langsam zum Sitzen kommen.

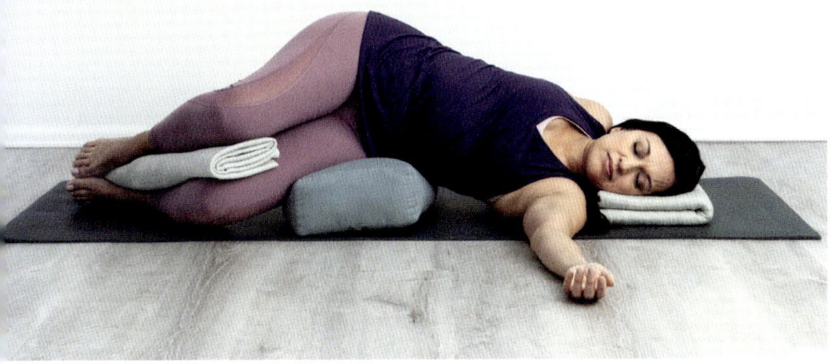

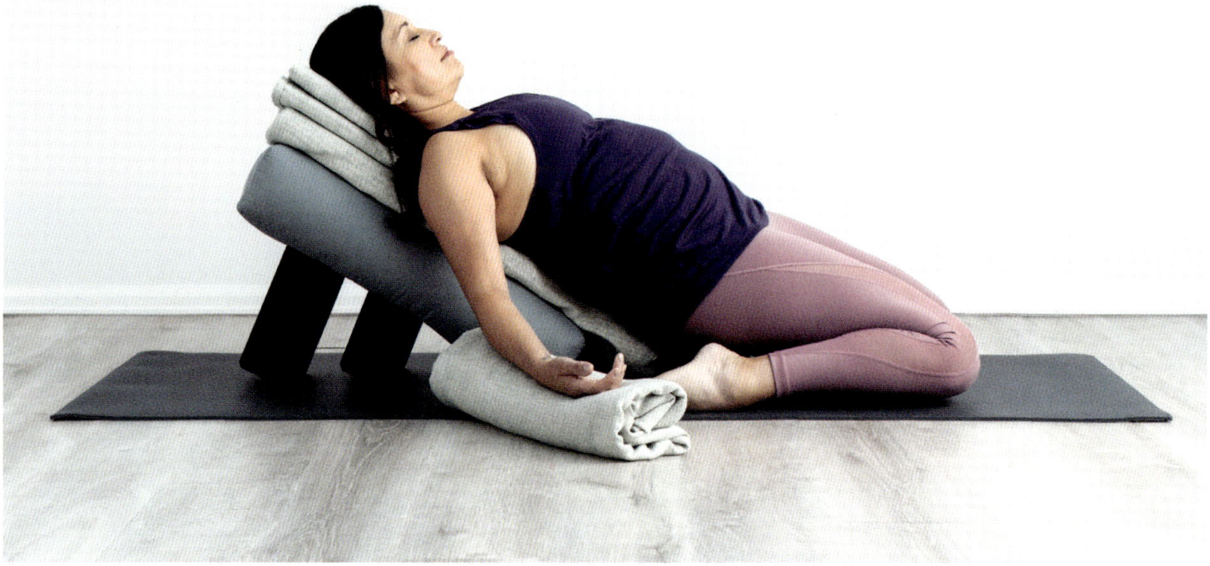

4. Bereiten Sie die Hilfsmittel für die Position **Unterstützter liegender Held (Variante *mit Polster und Blöcken*, S. 99)** vor und nehmen Sie die Haltung ein. Richten Sie Ihre Aufmerksamkeit auf die sanfte Atembewegung in der Bauch- und Brustregion. Wenn Sie Ihren lebhaften Geist zur Ruhe bringen möchten, können Sie zusätzlich die **Verlängerung der Ausatmung (S. 32)** praktizieren.

HALTUNG AUFLÖSEN: Mit der Ausatmung nach vorn in den Vierfüßlerstand kommen. Die Beine nacheinander nach hinten ausstrecken und dehnen.

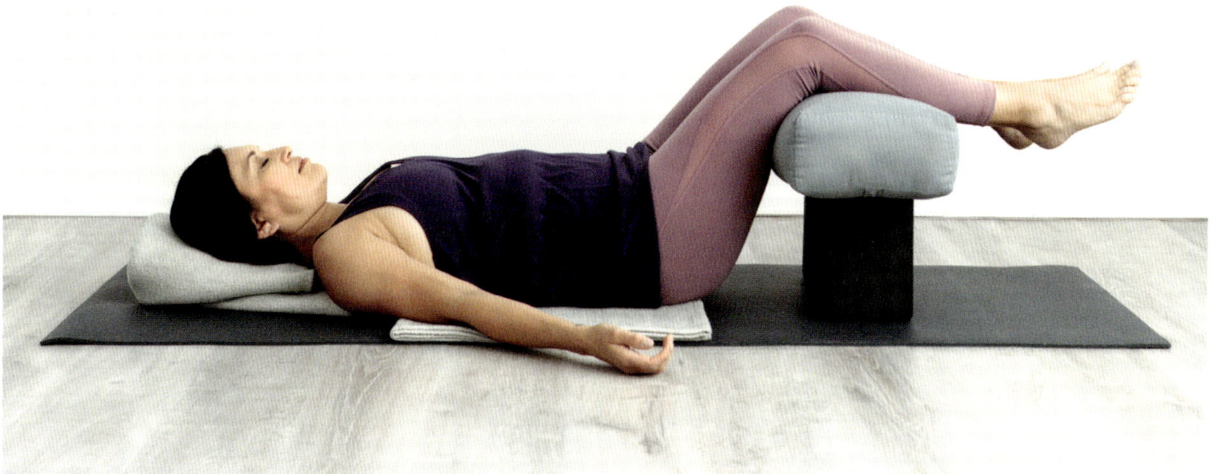

5. Platzieren Sie die Hilfsmittel für die **Stonehenge-Position (S. 138)** und kommen Sie in die Haltung. Greifen Sie nicht in die Atmung ein, warten Sie einfach, bis sie sich beruhigt, gleichmäßig und leise wird. *(Um den Körper warm zu halten, können Sie sich mit einer zusätzlichen Decke zudecken.)*

HALTUNG AUFLÖSEN: In Zeitlupe nacheinander die Beine vom Polster heben und die Knie in Richtung Herz ziehen. Einen Arm über dem Kopf ausstrecken und auf diese Seite rollen. Genießen Sie die Ruhe und kommen Sie mit möglichst geringem Kraftaufwand zum Sitzen.

6. Rufen Sie sich in der **Basis-Entspannungshaltung (S. 37)** Ihren Satz zur Lebenskraft in Erinnerung. Stellen Sie sich 3 Atemzüge lang vor, wie diese Kraft beim Einatmen jede Zelle Ihres Körpers durchströmt und beim Ausatmen alle Erschöpfung und Trägheit von Ihnen abfällt. Dann bleiben Sie ruhig liegen.

Depressionen mildern

GESAMTDAUER // 35 MINUTEN

Um in Kontakt mit Ihrem wahren Ich zu kommen, stellen Sie sich einen wunderschönen Ort vor, an dem Sie gelassen, ruhig und geborgen sind. Nehmen Sie sich 1 Minute Zeit, um sich an diesem inneren Zufluchtsort voll und ganz zu spüren. Dann beginnen Sie mit der Übungssequenz.

SIE BRAUCHEN
- Timer
- Matte
- Wand
- 2 Decken
- 3 Blöcke
- Flaches Polster
- Gurt (optional)
- Augenkissen (optional)

3 min

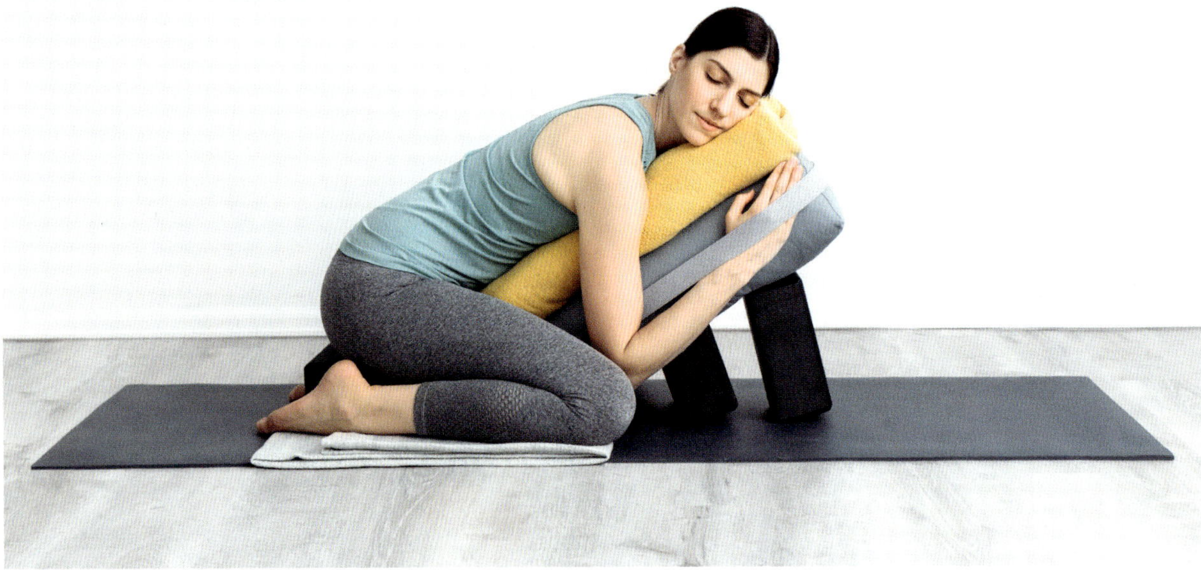

1. Bauen Sie die Hilfsmittel für die **Unterstützte Kindhaltung *mit Polster und Blöcken* (S. 52)** auf und kommen Sie in die Haltung. Schieben Sie Ihre Hände unter den Gurt und spüren Sie, wie Ihr Körper auf der Unterlage wie in einer warmen Umarmung gehalten wird. Richten Sie Ihre Aufmerksamkeit auf den Atem, der in Ihre Nase hinein- und wieder aus ihr hinausströmt.

HALTUNG AUFLÖSEN: Die Hände lösen und auf den Boden legen, sich leicht abstützen und zum Sitzen kommen. Die Polsterrampe zur Seite legen. In den Vierfüßlerstand kommen und die Beine einzeln nach hinten dehnen.

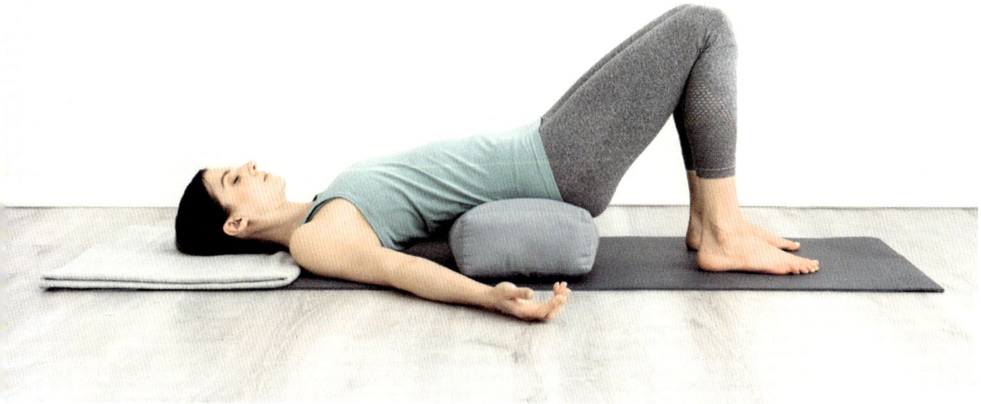

2. Richten Sie Decke und Polster für die **Unterstützte Schulterbrücke *mit einem Polster* (S. 108)** her und kommen Sie in die Haltung. Praktizieren Sie die **Verlängerung der Ausatmung (S. 32)**, bis sich ganz von selbst ein tieferer, weicherer Atemrhythmus einstellt. Überlassen Sie sich dem Atmen.

HALTUNG AUFLÖSEN: Hüften anheben und das Polster zur Seite schieben, dabei im Gesicht entspannt bleiben. Die Wirbelsäule am Boden ablegen. Die Knie in Richtung Brust ziehen und zu einer Seite rollen. 1 Atemzug lang innehalten, dann zum Sitzen kommen.

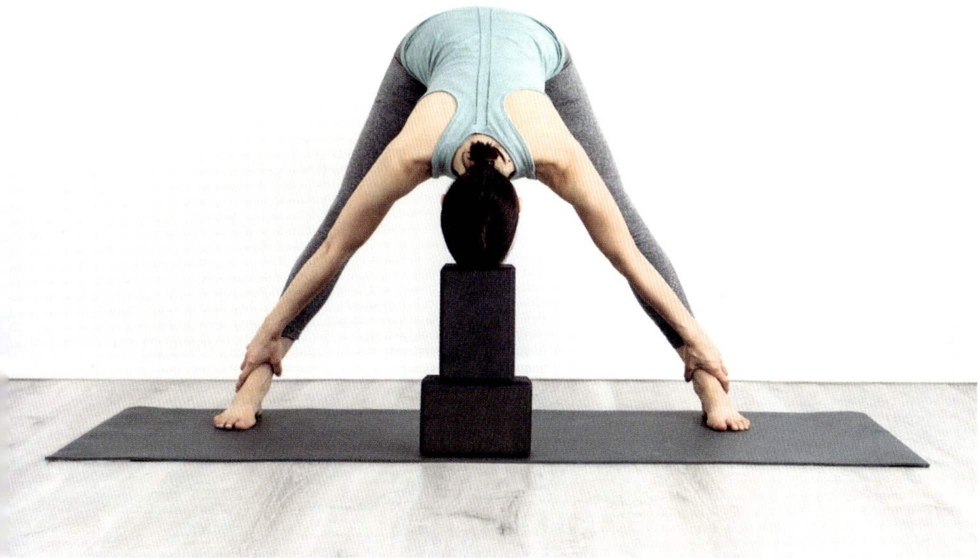

3. Platzieren Sie die Hilfsmittel für die **Unterstützte gegrätschte Vorbeuge im Stand (S. 58)** und kommen Sie mit einer langen Ausatmung in die Haltung. Lassen Sie den Atem weich fließen und spüren Sie die Wärme Ihres Gesichts.

HALTUNG AUFLÖSEN: Die Hände an die Hüften legen und mit gerader Wirbelsäule in den Stand aufrichten. Die Beine näher zusammenstellen. Richten Sie Ihre Aufmerksamkeit auf neue Wahrnehmungen im Kopf und im Herzen.

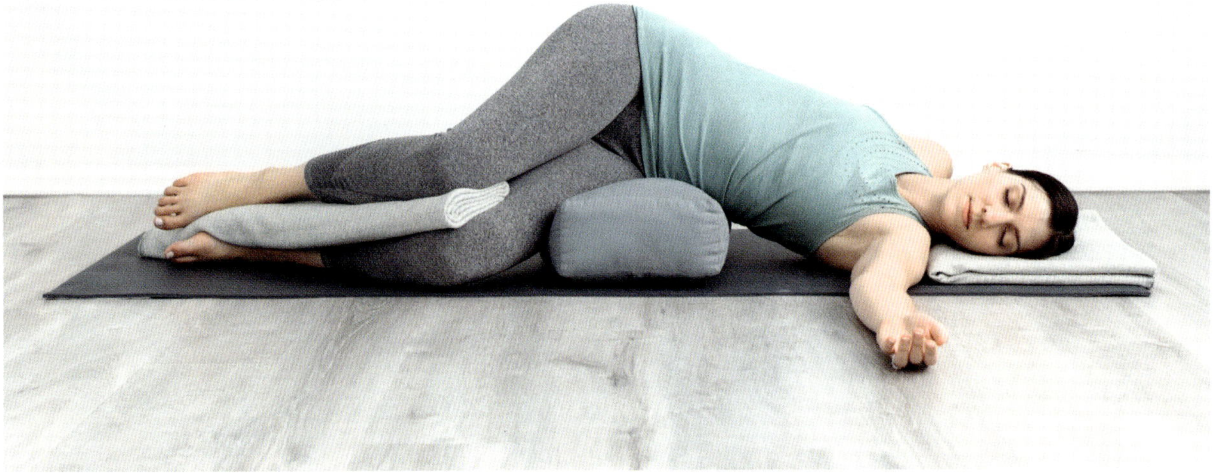

4. Positionieren Sie die Hilfsmittel für die **Unterstützte Wirbelsäulenrotation in Rückenlage (Variante S. 133)** und kommen Sie in die Haltung. Atmen Sie normal weiter. Wenn Sie möchten, kehren Sie an Ihren inneren Zufluchtsort zurück. Bleiben Sie 3 Minuten in der Haltung, dann rollen Sie sich mit der Decke zwischen den Knien auf den Rücken. Die Hüften bleiben auf dem Polster, die Füße stehen flach auf der Matte. Drehen Sie sich auf die rechte Hüfte und senken Sie die Knie, um die Rotation auch auf dieser Seite 3 Minuten lang auszuführen.

HALTUNG AUFLÖSEN: Wieder auf den Rücken rollen, die Hüften nach hinten vom Polster gleiten lassen. Einen Moment innehalten, dann die Knie auf eine Seite senken und langsam zum Sitzen kommen.

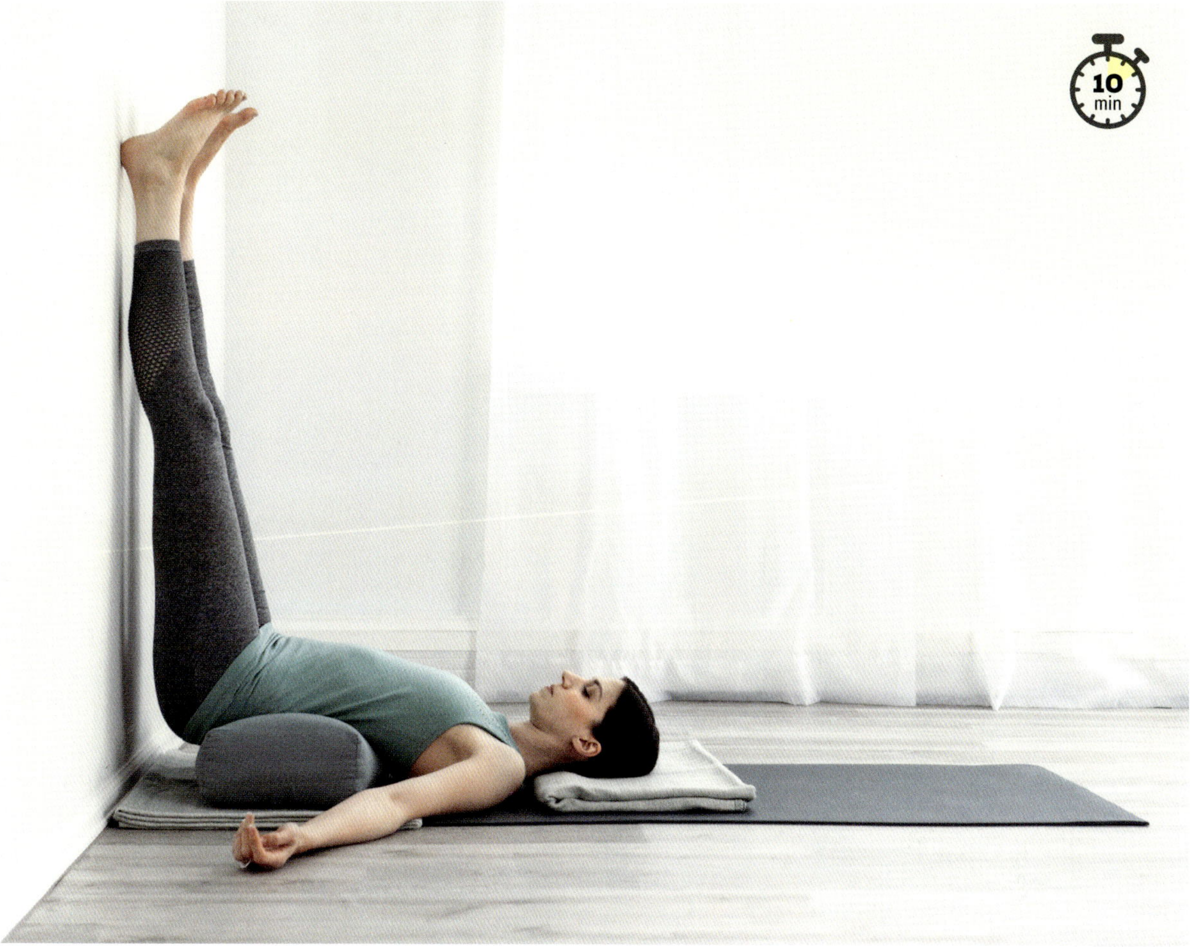

5. Bereiten Sie alle Hilfsmittel vor und lehnen Sie die **Beine gegen die Wand (Variante S. 117).** Wenn Sie mehr Halt brauchen, schlingen Sie den Gurt locker um die Waden. Atmen Sie ruhig in den gesamten Lungenraum und heißen Sie die Weite und Leichtigkeit in Ihren Beinen und Ihrem gesamten Körper willkommen.

HALTUNG AUFLÖSEN: Ausatmen und mit den Füßen langsam die Wand hinunterwandern. Die Knie Richtung Brust ziehen, dann vorsichtig vom Polster auf eine Seite herunterrollen. Den Beinen einen Moment Zeit geben, um sich an die Position zu gewöhnen, dann zum Sitzen kommen.

6. Bereiten Sie alles vor und kommen Sie in die **Basis-Entspannungshaltung (S. 37).** Rufen Sie noch einmal Ihren inneren Zufluchtsort vor Augen, dann beenden Sie die Visualisierung und geben sich dem Gefühl hin, dass Sie genau so, wie Sie sind, in Ordnung sind. Bleiben Sie ruhig liegen und lassen Sie alle Anstrengung los.

Wohltuend bei Stress

GESAMTDAUER // 40 MINUTEN

Unter Stress denken, sprechen und handeln wir schneller und lassen uns zu Dingen hinreißen, die wir normalerweise nicht tun oder sagen würden. Benennen Sie Ihren Stressor und sprechen Sie dabei von sich in der dritten Person: »(Ihr Name) fühlt sich gestresst wegen …«

SIE BRAUCHEN
- Timer
- Matte
- Wand
- 4–5 Decken
- 2 Blöcke
- Flaches Polster
- Rundes Polster
- Augenkissen (optional)

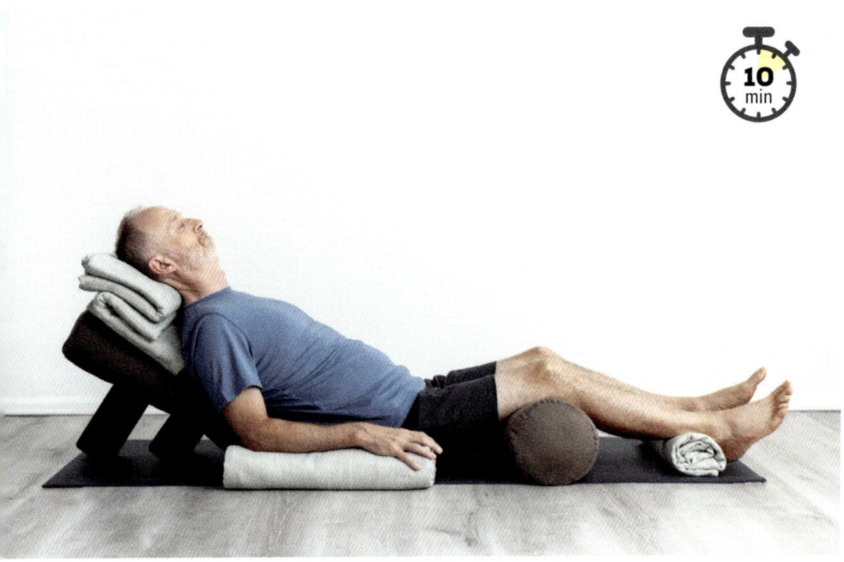

10 min

1. Bauen Sie die Hilfsmittel für die **Unterstützte Rückenlage (S. 90)** auf und kommen Sie in die Haltung. Um sich besser geerdet zu fühlen, lassen Sie die gerollten Armstützen lieber auf dem Boden, statt sie auf Ihre Oberschenkel zu legen. Richten Sie Ihre Aufmerksamkeit auf Ihre Brust- und Bauchregion. Praktizieren Sie ohne Anspannung die **Gleichmäßige Atmung (S. 32).**

HALTUNG AUFLÖSEN: Die Atemübung beenden und den ganzen Rumpf entspannen. Sich mit den Händen abstützen und langsam zum Sitzen kommen.

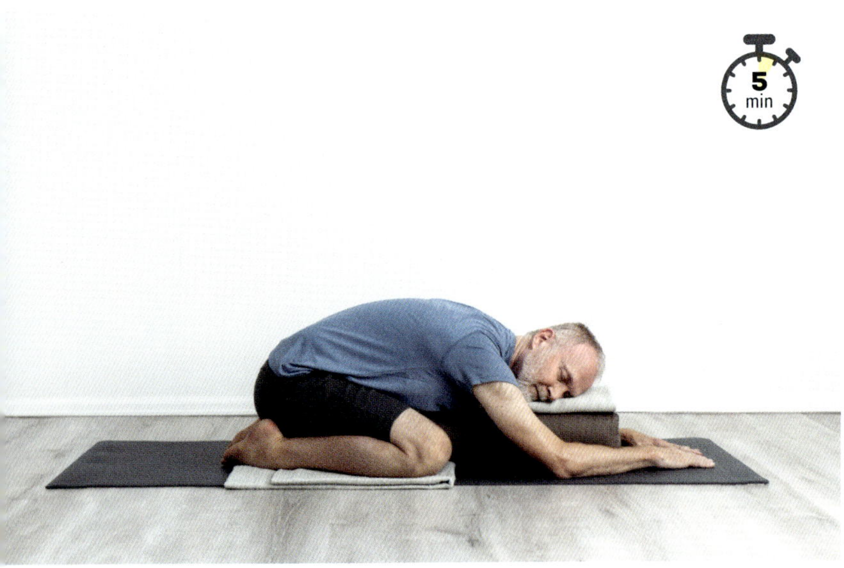

5 min

2. Bereiten Sie die Hilfsmittel für die **Unterstützte Kindhaltung (S. 46)** vor und nehmen Sie die Haltung ein. Atmen Sie entspannt und mühelos, und spüren Sie, wie Belastungen und Sorgen von Ihnen abfallen.

HALTUNG AUFLÖSEN: Leichten Druck auf die Handflächen geben, um den Kopf über Herzhöhe zu heben. In den Vierfüßlerstand kommen und dort einige lockere Atemzüge lang verharren, dann die Beine einzeln nach hinten ausstrecken und dehnen.

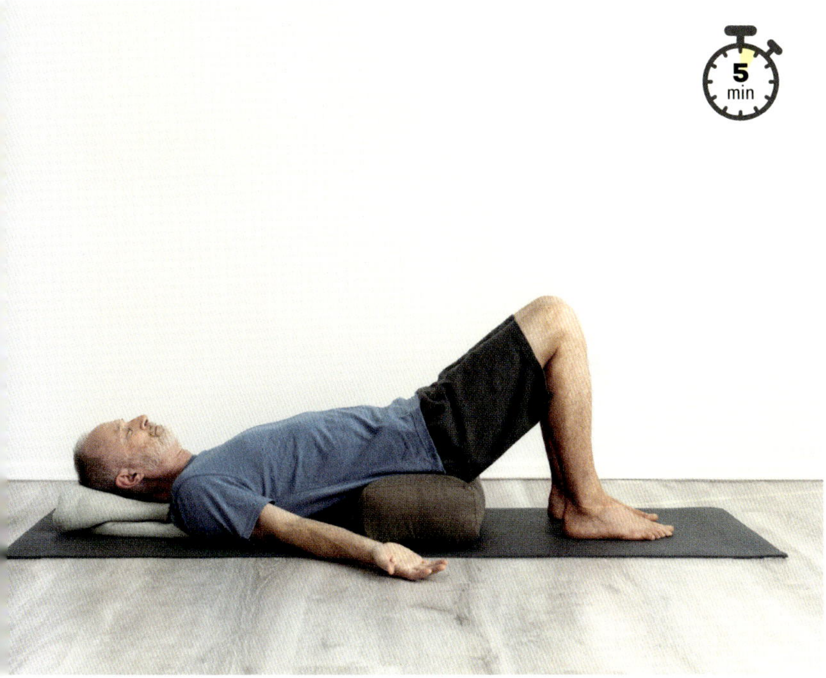

3. Platzieren Sie die Hilfsmittel für die **Unterstützte Schulterbrücke *mit einem Polster* (S. 108)** und lehnen Sie sich nach hinten in die Haltung. Dehnen Sie mit einer tiefen Einatmung die Rippen, dann atmen Sie langsam durch die Nase aus und lassen die Schulterblätter auf dem Boden weit werden. Atmen Sie normal weiter.

HALTUNG AUFLÖSEN: Das Polster zur Seite legen. Der Rücken liegt vollständig auf dem Boden auf. Die Knie in Richtung Herz ziehen und mit den Armen genussvoll umschlingen. Auf eine Seite rollen, 1 Atemzug lang innehalten und dann zum Sitzen kommen.

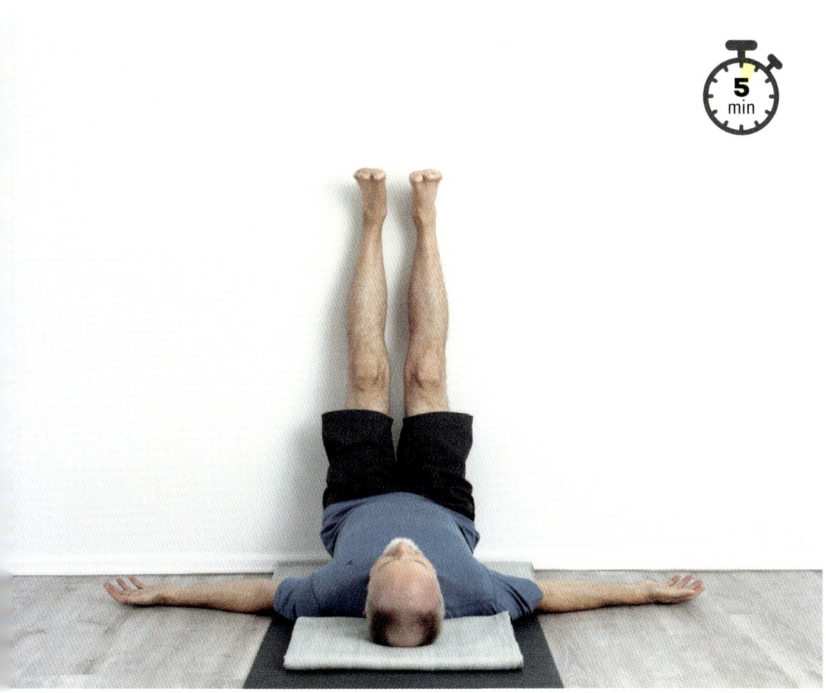

4. Alle Hilfsmittel vorbereiten und die **Beine gegen die Wand (S. 114)** lehnen. Werden Sie sich der Weite im Bauchraum und der Weichheit Ihrer Haut bewusst. Lassen Sie den Atem normal kommen und gehen und stellen Sie sich vor, er würde über die Grenzen der Lunge hinweg den ganzen Körper durchströmen.

HALTUNG AUFLÖSEN: Ausatmen, dann mit den Füßen die Wand hinabwandern und auf eine Seite rollen. Nachspüren, dann langsam zum Sitzen kommen.

5. Richten Sie alles für die **Basis-Entspannungshaltung (S. 37)** her. In der Ruhehaltung angekommen, fragen Sie sich: »Was empfinde ich gerade?« Nehmen Sie wahr, ob sich Ihr Gefühl jetzt von dem am Anfang der Übungsreihe unterscheidet, dann lassen Sie los und treten in die nährende Stille ein.

Die Atmung vertiefen

GESAMTDAUER // 40 MINUTEN

Die Atmung hat eine starke Wirkung auf unseren körperlichen, geistigen und energetischen Zustand. Die Atmung zu verbessern beginnt damit, sich ihrer bewusst zu werden. Ist sie tief oder flach? Weich oder holprig? Merken Sie sich das Ergebnis dieser Selbsterforschung für später.

SIE BRAUCHEN
- Timer
- Matte
- 5–6 Decken
- Flaches Polster
- Rundes Polster
- Gurt
- Augenkissen (optional)

4 min

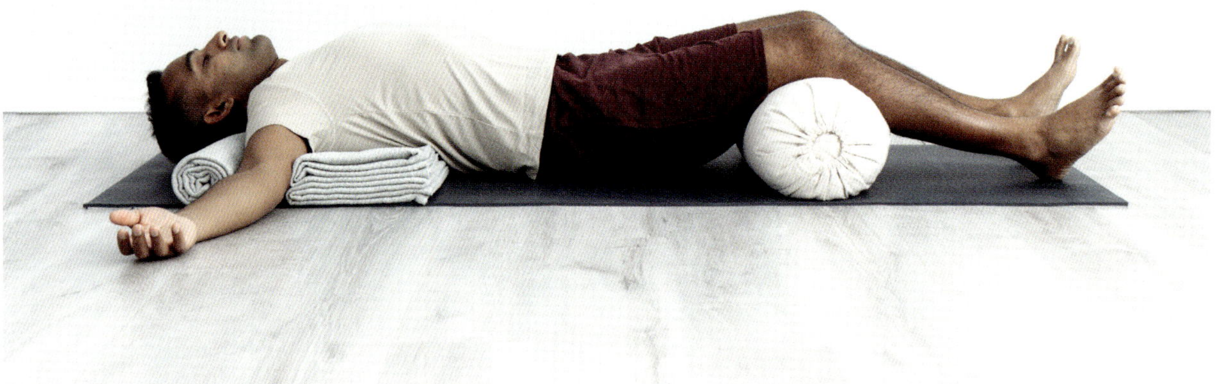

1. Bauen Sie die Hilfsmittel für den **Bergbach (S. 84)** auf und nehmen Sie die Haltung ein. Spüren Sie, wie Ihr Körper wie eine sanfte Welle über die Stützen wogt. Lassen Sie jedes Wollen los und kommen Sie ins Sein, indem Sie sich auf den natürlichen Rhythmus Ihres Atems einstimmen, als wäre er ein Floß, auf dem Sie treiben. Spüren Sie, wie die Einatmung Ihren Körper anhebt, und atmen Sie aus, wenn die Welle an Ihnen vorüberströmt. Nehmen Sie sich Zeit, atmen Sie ohne Mühe und Anspannung, gleiten Sie in der Ruhe zwischen den Wellen dahin.

HALTUNG AUFLÖSEN: Die Atem-Visualisierung beenden und langsam beginnen, die Finger und Zehen zu bewegen. Die Knie beugen, das Polster wegschieben und sich auf der Seite zusammenrollen. Vor dem Sich-Aufsetzen einen Moment innehalten.

1 min

2. Platzieren Sie die Hilfsmittel für das **Dehnen in Seitlage (S. 122)** und kommen Sie auf der rechten Hüfte in die Haltung. Stellen Sie sich vor, Sie würden vollständig in die linke Lunge und die linke Hälfte des Brustkorbs hineinatmen.

HALTUNG AUFLÖSEN: Mit der rechten Hüfte vom Polster herunter zu Boden gleiten und über die Seite zum Sitzen kommen. Tief durch die Nase einatmen und beide Lungenflügel füllen, dann die Luft vollständig ausatmen. Seitlich auf der Hüfte sitzen bleiben und die Hilfsmittel neu platzieren, sodass ein fließender Übergang zur nächsten Haltung möglich ist.

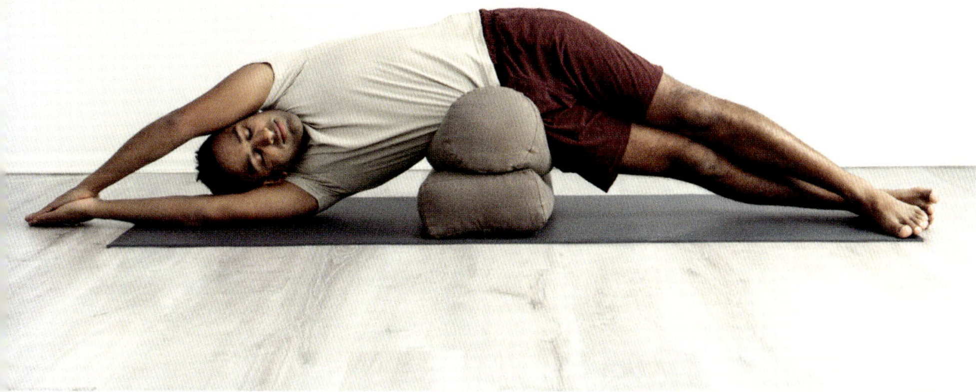

2 min

3. Kommen Sie auf der rechten Hüfte und Schulter in die **Unterstützte Wirbelsäulenrotation in Rückenlage (S. 130),** der linke Arm öffnet sich in die Drehung. Entspannen Sie Kiefer, Zunge und Lippen. Spüren Sie die Weite in der linken Brusthälfte. Beobachten Sie den Atemfluss in Ihrem Körper, ohne ihn zu beeinflussen.

HALTUNG AUFLÖSEN: Die Arme schließen, um aus der Drehung zu kommen. Die Handflächen auf den Boden drücken und zum Sitzen kommen. Beine kreuzen oder ausstrecken. Nachspüren und das Gefühl in der linken und rechten Körperhälfte vergleichen.

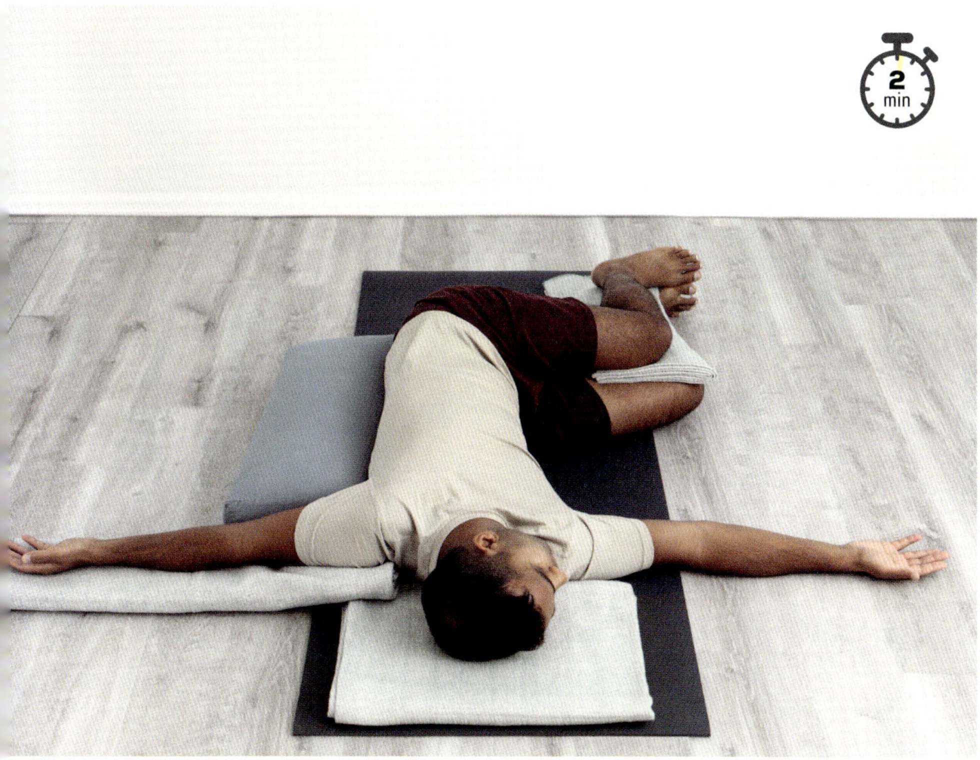

1 min

4. Platzieren Sie die Hilfsmittel wieder für das **Dehnen in Seitlage (S. 122)** und kommen Sie auf der linken Hüfte in die Haltung. Stellen Sie sich vor, Sie würden vollständig in die rechte Lunge und die rechte Hälfte des Brustkorbs atmen.

HALTUNG AUFLÖSEN: Mit der linken Hüfte vom Polster herunter zu Boden gleiten und den Rumpf aufrichten. Einen reinigenden Atemzug durch die Nase nehmen und den Brustkorb dehnen, dann vollständig ausatmen. Auf der linken Hüfte bleiben und die Hilfsmittel für die nächste Haltung anordnen.

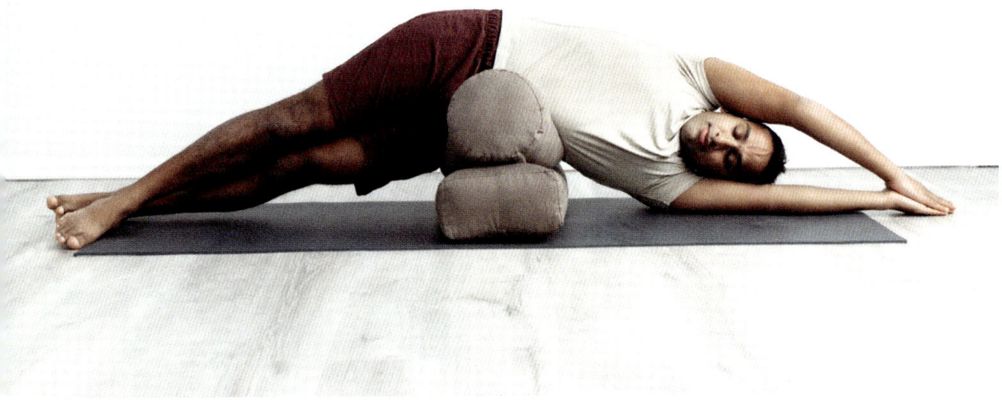

2 min

5. Kommen Sie auf der linken Hüfte und Schulter in die **Unterstützte Wirbelsäulenrotation in Rückenlage (S. 130),** der rechte Arm öffnet sich in die Drehung. Beobachten Sie den Atem, ohne ihn zu beeinflussen.

HALTUNG AUFLÖSEN: Die Arme schließen, um aus der Drehung zu kommen. Die Handflächen auf den Boden drücken und zum Sitzen kommen. Beine kreuzen oder ausstrecken. Nachspüren und das Gefühl in der rechten und linken Körperhälfte vergleichen.

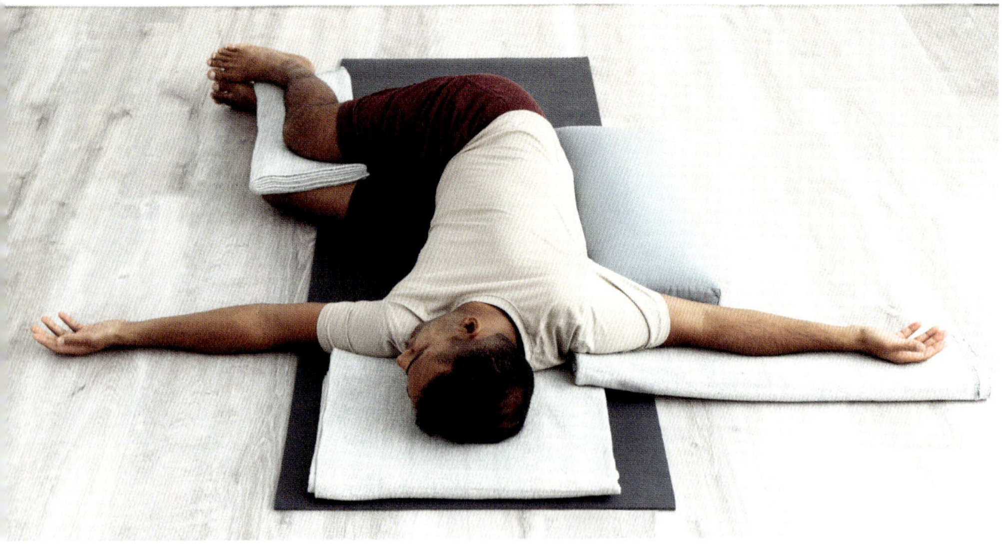

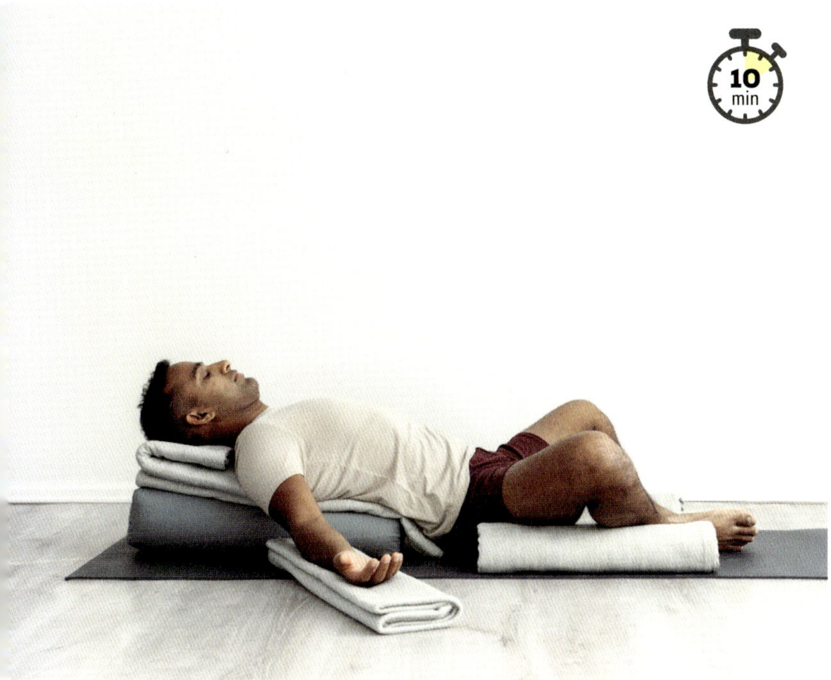

6. Platzieren Sie die Hilfsmittel für die **Gebundene Winkelhaltung im Liegen (S. 86)** und kommen Sie in die Haltung. Bevor Sie ruhig werden, legen Sie die rechte Hand auf den Bauch und die linke auf das Herz. Spüren Sie, wie sich Ihre Hände sanft heben und senken. Nehmen Sie so 3 tiefe Atemzüge, dann legen Sie die Hände seitlich neben sich ab und atmen natürlich weiter.

HALTUNG AUFLÖSEN: Die Knie zusammenbringen und die Beine nach vorn ausstrecken. Die Handflächen auf den Boden stützen und langsam zum Sitzen kommen.

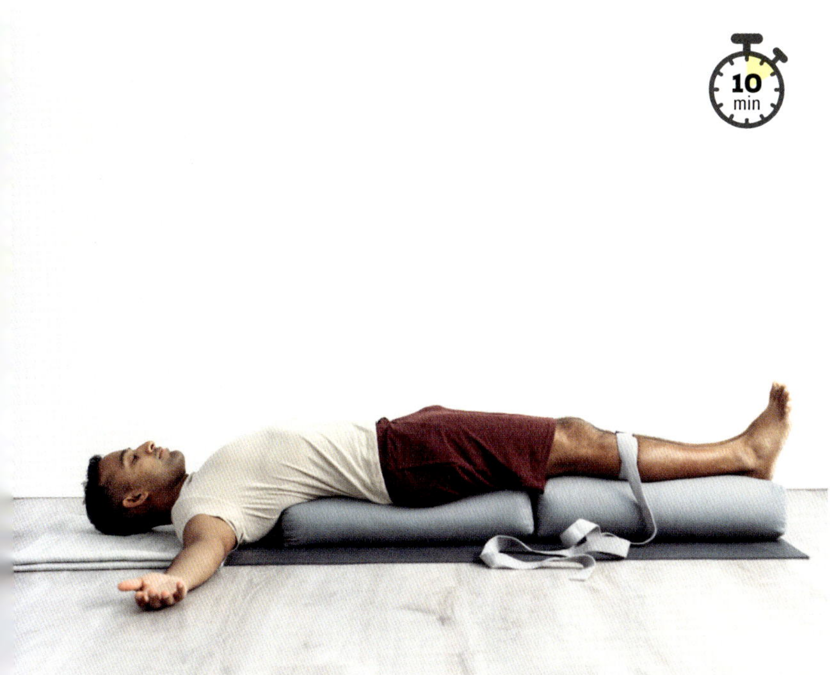

7. Bereiten Sie die Hilfsmittel für die **Unterstützte Schulterbrücke *mit zwei Polstern* (S. 104)** vor und kommen Sie in die Haltung. Bevor Sie sich nach hinten lehnen, schlingen Sie den Gurt um Ihre Waden. Beobachten Sie das Ein- und Ausströmen des Atems, ohne ihn zu beeinflussen. Nehmen Sie wahr, ob Sie den Luftzug warm oder kalt auf der Oberlippe spüren.

HALTUNG AUFLÖSEN: Die Knie beugen, sich nach hinten von den Polstern gleiten lassen und den Beingurt lösen. Auf eine Seite rollen, einige Atemzüge lang innehalten, dann langsam zum Sitzen kommen.

8. Richten Sie alle Hilfsmittel her und kommen Sie in die **Basis-Entspannungshaltung mit erhöhtem Brustkorb (S. 38).** Nehmen Sie wahr, ob die Atemräume in Ihrem Körper sich im Vergleich zu vorher weiter anfühlen. Dann beenden Sie alles Bemühen und entspannen sich.

Stabilität bei Veränderungen

GESAMTDAUER // 40 MINUTEN

Veränderungen sind eine Gelegenheit zu überlegen, woher man kommt und wohin man geht. Diese Sequenz unterstützt Sie dabei, sich in Ihren Gefühlen und Gedanken zurechtzufinden. Geben Sie Verantwortung ab, lassen Sie sich von der Erde tragen und kommen Sie ganz ins Jetzt.

SIE BRAUCHEN

- Timer
- Matte
- Wand
- 3 Decken
- Block
- Flaches Polster
- Handtuch
- Gurt
- Augenkissen (optional)

1. Richten Sie die Hilfsmittel für die **Kreative Pause in Rückenlage (S. 80)** her und kommen Sie in die Haltung. Erlauben Sie Ihrem Körper, in den Leisten und Hüften loszulassen. Praktizieren Sie die **Gleichmäßige Atmung (S. 32).** Füllen Sie dabei die Lungen in einem angenehmen Maß und gehen Sie mit jeder Ausatmung mehr in die Entspannung.

HALTUNG AUFLÖSEN: Gurt und Block weglegen. Die Fersen langsam über den Boden schieben und die Beine ausstrecken. Einen Moment nachspüren, dann die Knie beugen und über die Seite zum Sitzen kommen.

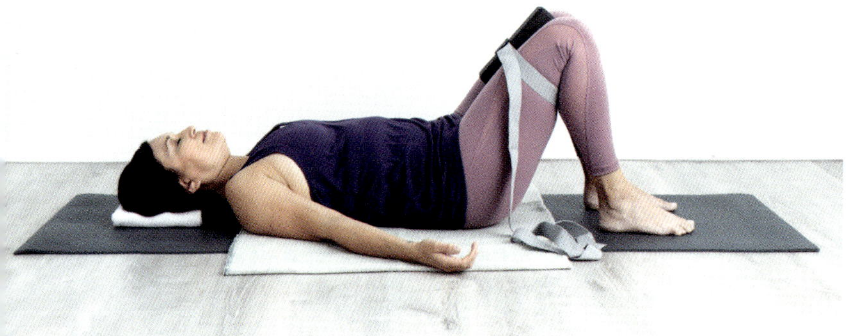

2. Bereiten Sie alles für die Übung **Beine gegen die Wand (S. 114)** vor. Beugen Sie die Knie, wickeln Sie die Beine in eine Decke wie in einen Kokon. Klemmen Sie die Enden der Decke hinter den Beinen fest, wenn Sie sie an der Wand ausstrecken. Werden Sie ruhig. Lassen Sie den Atem frei fließen und öffnen Sie die Arme so weit zu den Seiten, dass Sie die Entspannung im Brustraum spüren.

HALTUNG AUFLÖSEN: Die Knie beugen und mit den Füßen die Wand hinunterwandern. Decke zur Seite legen. Die Knie weit zu den Seiten öffnen und die Fußsohlen aneinanderlegen oder die Knöchel an der Wand kreuzen. Nach 3 tiefen Atemzügen die Knie schließen und auf eine Seite rollen, dann langsam zum Sitzen kommen.

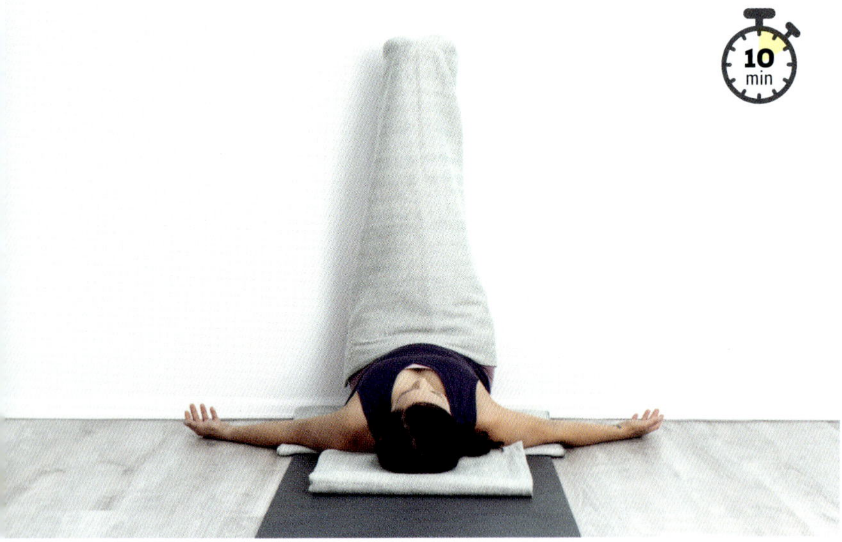

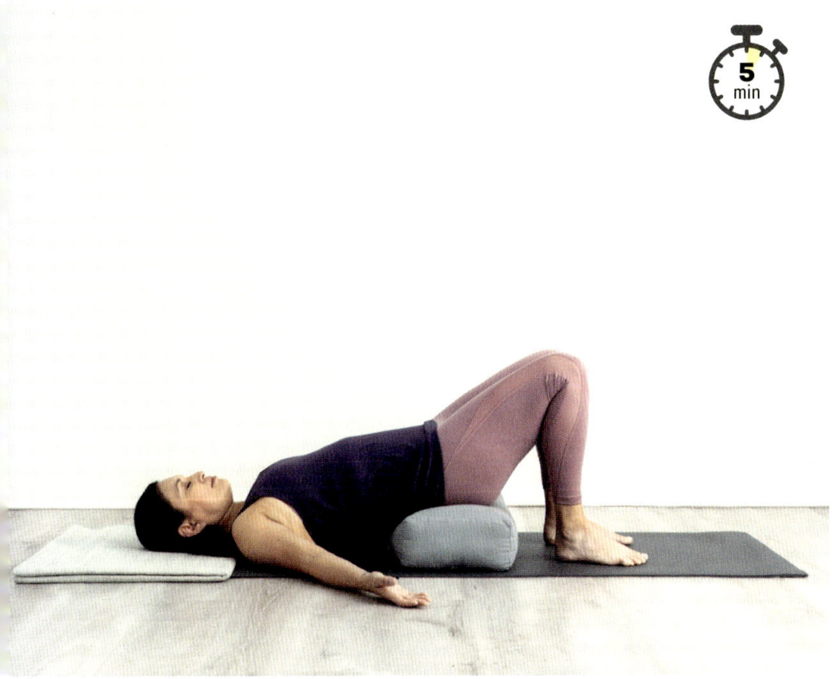

3. Bauen Sie die Hilfsmittel für die **Unterstützte Schulterbrücke *mit einem Polster* (S. 108)** auf und gehen Sie in die Haltung. Atmen Sie 3-mal tief durch die Nase ein und aus, dann öffnen Sie den Mund und seufzen hörbar. Schließen Sie weich die Lippen, entspannen Sie die Zunge und atmen Sie natürlich weiter. *(Wenn Sie merken, dass Sie gähnen müssen, unterdrücken Sie es nicht.)*

HALTUNG AUFLÖSEN: Die Verankerung der Fußsohlen im Boden spüren. Dann die Beine anspannen, die Füße in den Boden stemmen und die Hüften leicht anheben. Das Polster mit den Händen zur Seite schieben und die Hüften auf der Matte ablegen. Die Knie mit den Händen in Richtung Herz ziehen, dann auf eine Seite rollen, nachspüren und langsam zum Sitzen kommen.

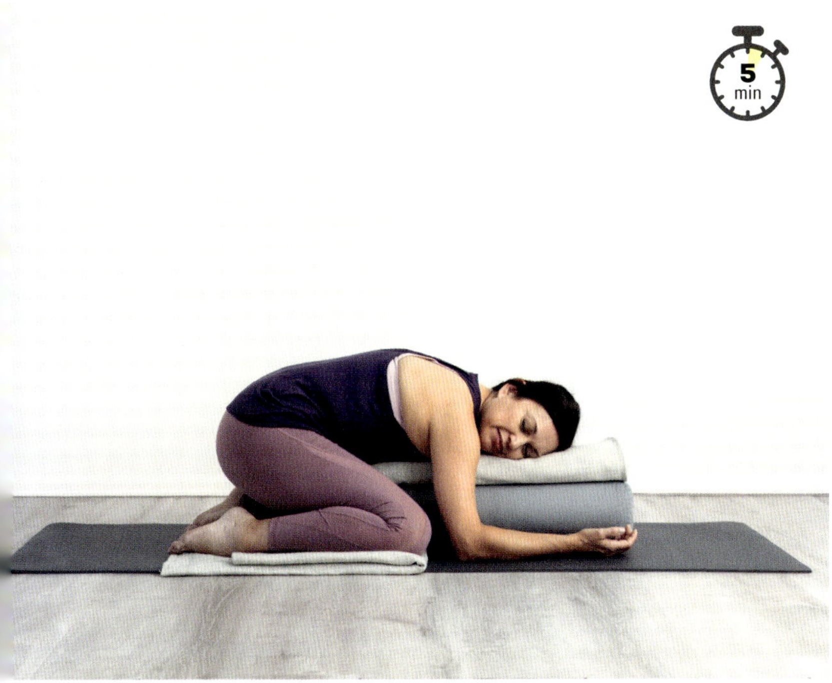

4. Platzieren Sie die Hilfsmittel für die **Unterstützte Kindhaltung (S. 46)** und kommen Sie in die Haltung. Wenn Sie das Bedürfnis nach mehr Erdung haben, legen Sie eine zusätzliche Decke über Hüften und unteren Rücken. Spüren Sie die Schwere Ihres Körpers auf dem Boden und die Leichtigkeit des Atems, der ganz natürlich durch Ihre Nase streicht. Seien Sie einfach im Hier und Jetzt.

HALTUNG AUFLÖSEN: Über den Druck der Handflächen den Rumpf langsam aufrichten. In den Vierfüßlerstand kommen und die Beine nacheinander nach hinten ausstrecken und dehnen.

5. Kommen Sie in die **Eingehüllte Entspannungshaltung (S. 36).** Um sich im gegenwärtigen Moment zu verankern, wiederholen Sie innerlich 3 Atemwechsel lang das Mantra »Ich bin hier.« Denken Sie beim Einatmen »Ich bin …« und beim Ausatmen »… hier«. Dann beenden Sie alles Bemühen und bleiben ruhig liegen.

Entspannung für Schwangere

GESAMTDAUER // 40 MINUTEN

Diese Sequenz vertieft die Verbindung zum Baby, lindert Anspannung und Übelkeit und bereitet Sie auf die Geburt vor. Schließen Sie die Augen und denken Sie an einen Begriff, den Sie in Ihrem Herzen verankern möchten, wie »Dankbarkeit« oder »Liebe«. Dann beginnen Sie zu üben.

SIE BRAUCHEN

- Timer
- Matte
- Wand
- 7 Decken
- 3 Blöcke
- 2 flache Polster
- Rundes Polster
- Gurt (optional)
- Augenkissen (optional)

1 min

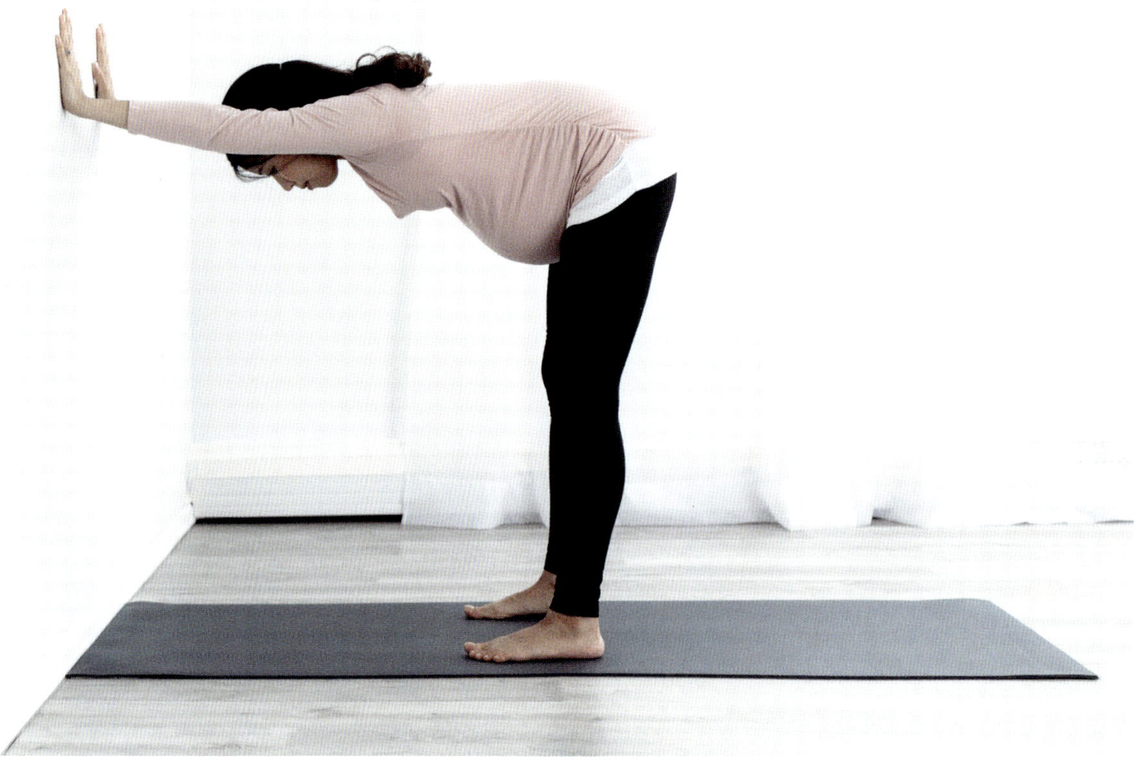

1. Legen Sie die Matte mit der kurzen Seite zur Wand und kommen Sie in den **Halben Hund an der Wand (S. 44).** Achten Sie darauf, die Gelenke dabei nicht zu überstrecken. Spüren Sie, wie Ihr Bauch sich senkt, während Sie weiche, lange Atemzüge durch die Nase nehmen.

HALTUNG AUFLÖSEN: Beim Einatmen langsam in Richtung Wand gehen, die Ellbogen anwinkeln und sich in den Stand aufrichten.

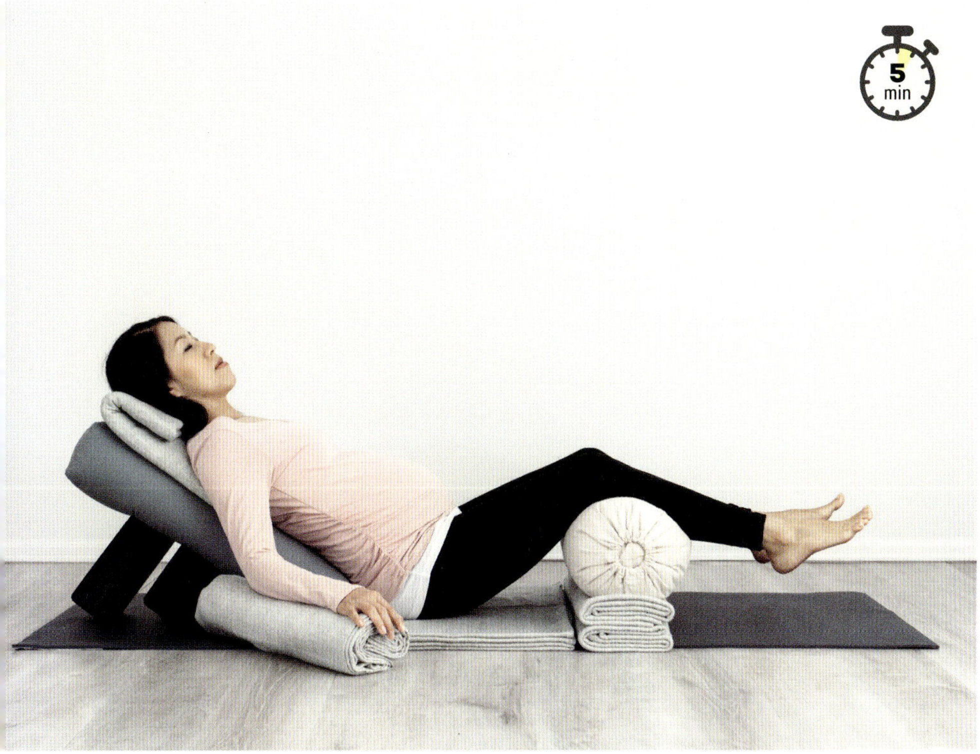

2. Platzieren Sie die Hilfsmittel für die **Stonehenge-Position *Variante für Schwangere* (S. 140).** Lassen Sie sich auf die Polsterrampe sinken und vergewissern Sie sich, dass Ihr Herz höher liegt als die Knie. Wenn Sie möchten, legen Sie die Hände auf den Bauch, um sich mit dem Baby und mit dem von Ihnen gewählten Begriff zu verbinden.

HALTUNG AUFLÖSEN: Beim Ausatmen nacheinander die Knie beugen und die Füße auf das runde Polster stellen, um es wegzurollen. Die Füße flach auf die Matte stellen, sich mit den Händen abstützen und langsam zum Sitzen kommen.

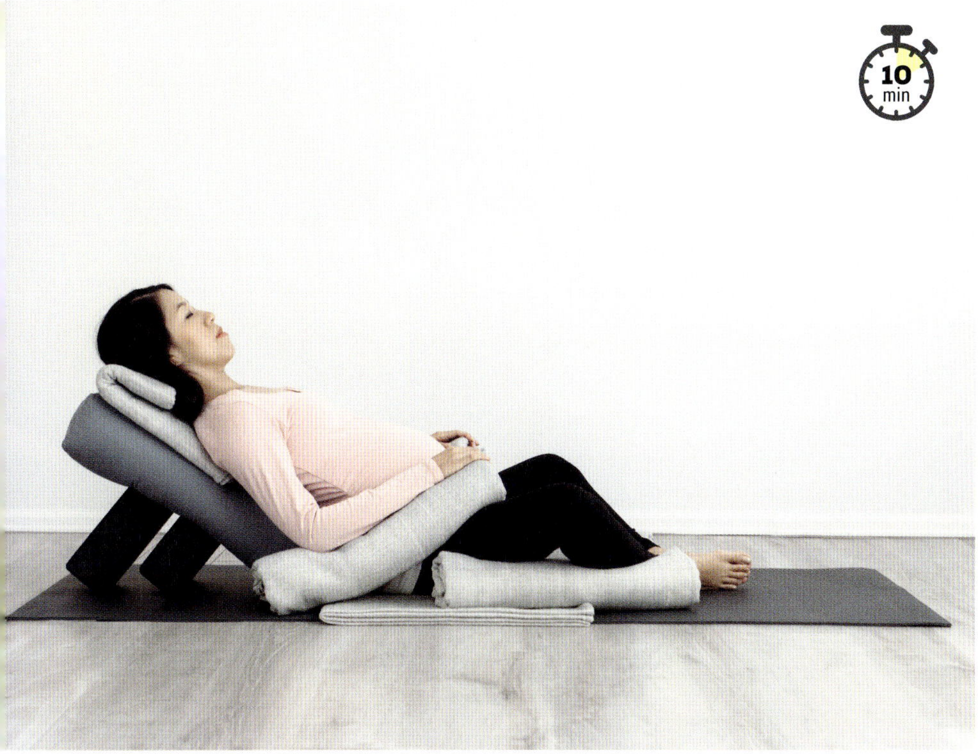

3. Lassen Sie die Rampe stehen und arrangieren Sie die Decken für die **Gebundene Winkelhaltung im Liegen *mit Polster und Blöcken* (S. 88)** neu. Lassen Sie sich wieder auf die Rampe sinken und kommen Sie in der tiefen Geborgenheit dieser Haltung an. Folgen Sie mit Ihrer Aufmerksamkeit Ihrem weichen, regelmäßigen Atem.

HALTUNG AUFLÖSEN: Die Beine nacheinander auf der Matte ausstrecken, sich mit den Händen abstützen und den Oberkörper zum Sitzen aufrichten.

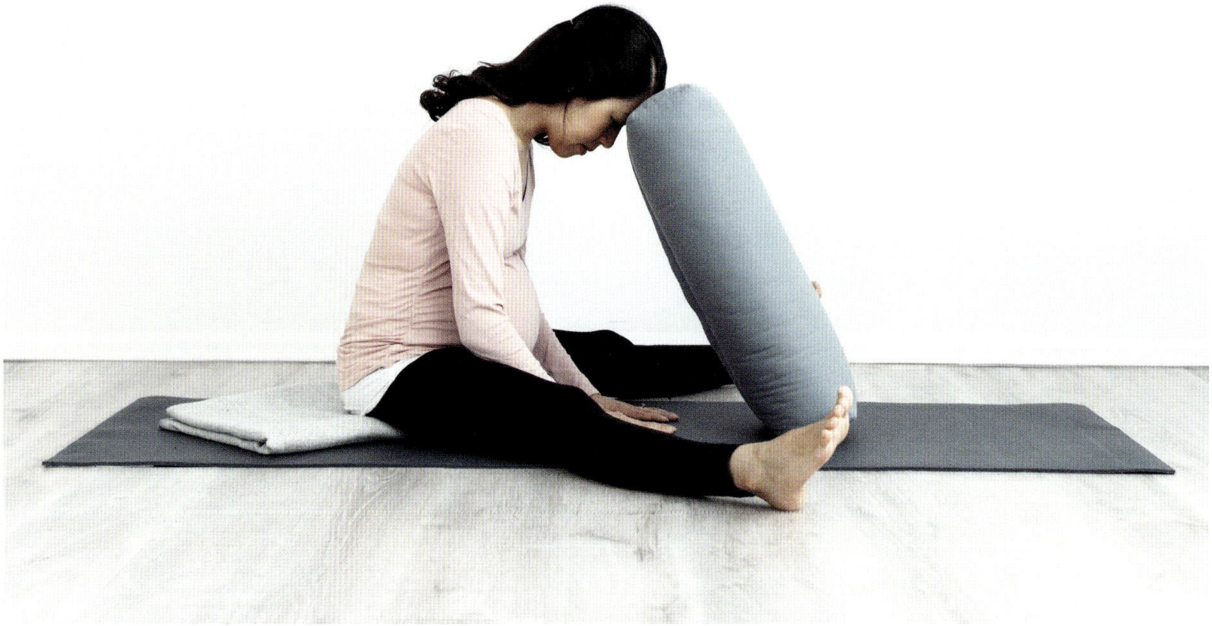

4. Platzieren Sie die Hilfsmittel für die **Offene Winkelhaltung (Variante S. 63)** und kommen Sie in die Position. Lassen Sie den Bauch beim Nach-vorn-Lehnen langsam nach unten sinken. Praktizieren Sie 10 Atemzüge lang entspannte **Rückenatmung (S. 35)**.

HALTUNG AUFLÖSEN: Das Polster mit den Händen festhalten, dann einatmen und Kopf und Brust anheben. Polster zur Seite legen. Die Beine näher zusammenbringen, dabei Raum für den Bauch lassen.

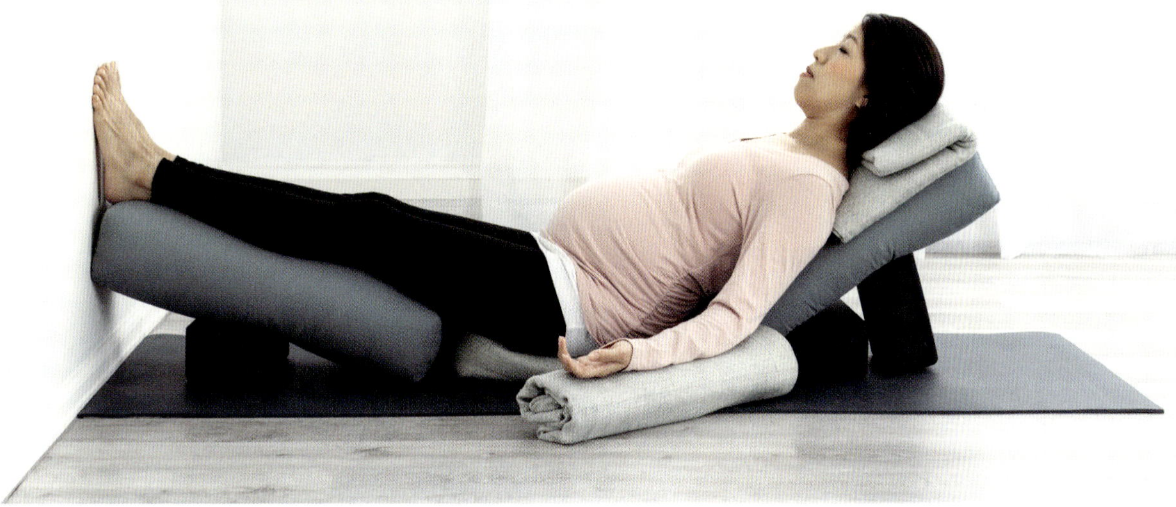

5. Bauen Sie ruhig und achtsam die Hilfsmittel für **Beine gegen die Wand *Variante für Schwangere* (S. 118)** auf. Kommen Sie in die Haltung. Legen Sie die Füße so gegen die Wand, dass sie leicht gehalten werden. Geben Sie alle Anstrengung in den Atem ab und seien Sie einfach bei sich und Ihrem Baby.

HALTUNG AUFLÖSEN: Zunächst mit den Zehen und Fingern wackeln, dann die Knie beugen und die Füße flach am Boden aufstellen. Langsam einatmen und sich mit Unterstützung der Hände aufsetzen.

6. Platzieren Sie die Hilfsmittel für die **Entspannungshaltung in Seitlage (S. 39)** und kommen Sie in die Haltung. Umfassen Sie das Polster vor sich mit den Armen. Wiederholen Sie 3-mal innerlich den Begriff, den Sie am Anfang der Sequenz gewählt haben. Danach bleiben Sie ruhig liegen.

Für einen gesunden Zyklus

GESAMTDAUER // 30 MINUTEN

Üben Sie eine Woche vor der Menstruation oder bei ersten Anzeichen von PMS, um Krämpfen vorzubeugen. Während der Menstruation kann diese Sequenz Beschwerden lindern. Was möchten Sie während dieser körperlichen Abstoßungsphase mental und emotional loswerden?

SIE BRAUCHEN

- Timer
- Matte
- 5 Decken
- 3 Blöcke
- Flaches Polster
- Gurt
- Augenkissen (optional)

5 min

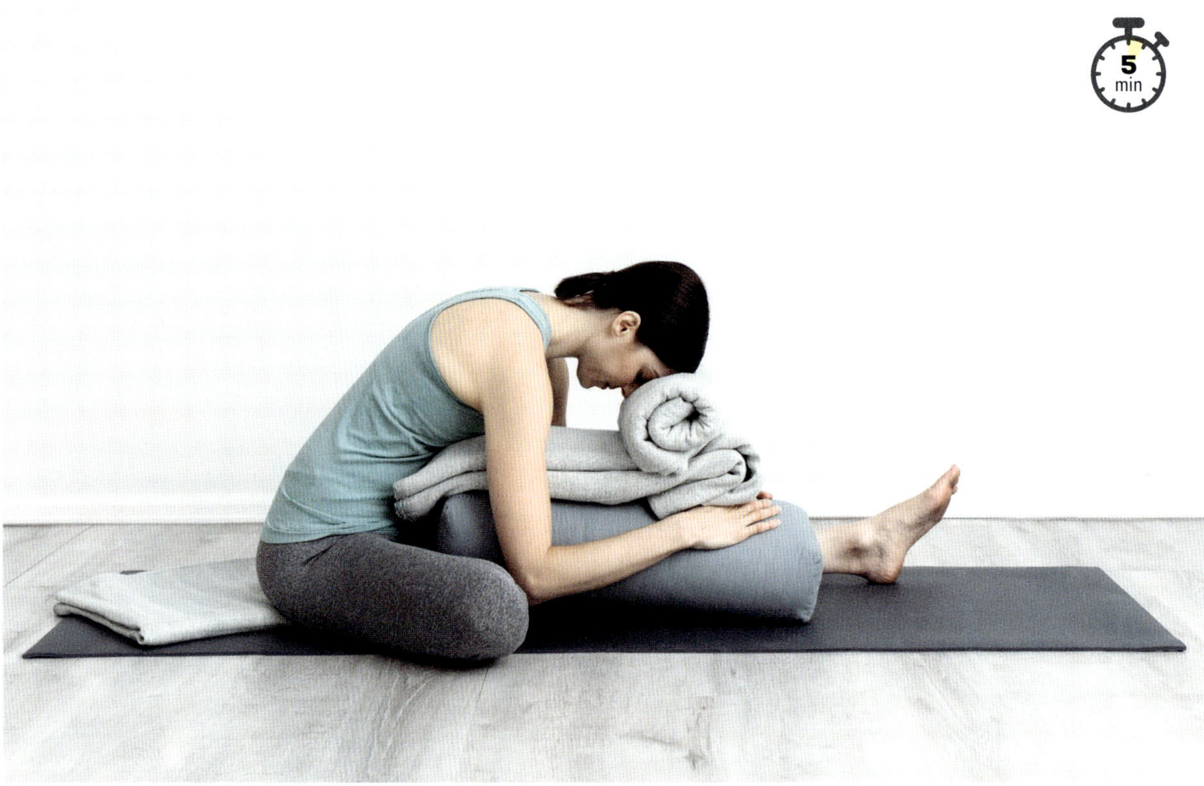

1. Platzieren Sie die Hilfsmittel für die **Unterstützte Vorbeuge im Sitzen (Variante S. 75).** Kommen Sie mit ausgestreckten Beinen in die Haltung, dann beugen Sie das rechte Bein. Praktizieren Sie die **Rückenatmung (S. 35)** und spüren Sie, wie Spannungen aus Kopf, Nacken und Schultern sich lösen und über die Wirbelsäule nach unten abfließen. Halten Sie die Position 2½ Minuten, dann heben Sie den Oberkörper, wechseln Sie die Beinhaltung und gehen Sie auf der anderen Seite noch einmal 2½ Minuten in die Haltung.

HALTUNG AUFLÖSEN: Das Polster mit den Decken zur Seite legen und beide Beine nach vorn ausstrecken.

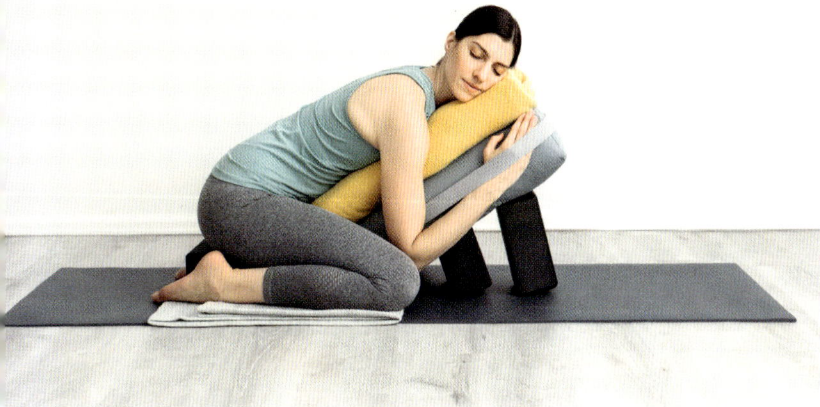

2. Bauen Sie die Hilfsmittel für die **Unterstützte Kindhaltung *mit Polster und Blöcken*** **(S. 52)** auf. Lassen Sie sich in die Haltung sinken. Wenn Sie es wärmer mögen, wickeln Sie eine zusätzliche Decke um Hüften und unteren Rücken und stecken die Enden zwischen den Oberschenkeln fest. Schieben Sie die Hände in den Gurt um das Polster und atmen Sie ganz natürlich.

HALTUNG AUFLÖSEN: Die Hände aus dem Gurt lösen und die Handflächen in den Boden stützen, um das Herz über die Hüften zu heben. Von der Polsterrampe weg nach hinten rutschen und in den Vierfüßlerstand kommen. Die Beine nacheinander nach hinten ausstrecken und dehnen.

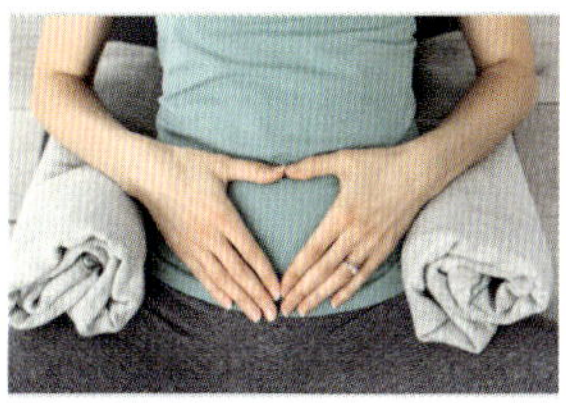

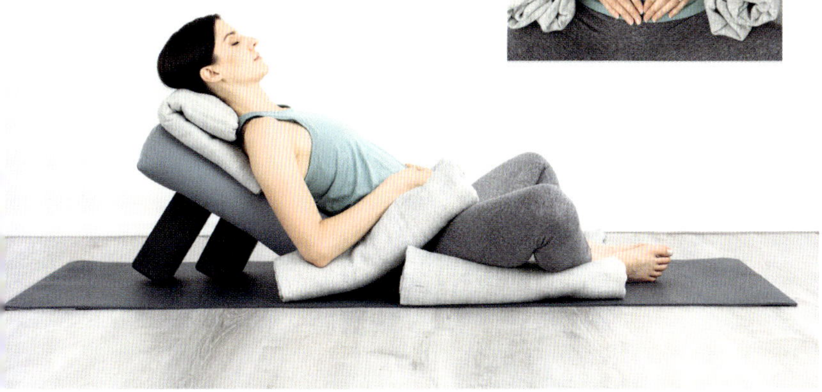

3. Richten Sie die Hilfsmittel für die **Gebundene Winkelhaltung im Liegen *mit Polster und Blöcken*** **(S. 88)** her. Lassen Sie Ihren Oberkörper beim Ausatmen nach hinten auf die Polsterrampe sinken. Legen Sie die Handflächen über dem Nabel auf den Bauch, sodass die Zeigefinger und Daumen ein Dreieck bilden. Das ist *Trimurti Mudra,* eine Handhaltung, die die weibliche Gesundheit fördert. Atmen Sie 10 Atemzüge lang in den Bauchraum, dann legen Sie die Arme auf den Decken ab.

HALTUNG AUFLÖSEN: Ein Knie heben und das Bein nach vorn ausstrecken, dann das zweite Knie heben und das Bein ausstrecken. Einige Atemzüge lang in der zurückgelehnten Haltung verweilen, dann mithilfe der Hände langsam zum Sitzen kommen.

4. Richten Sie alles für die **Basis-Entspannungshaltung mit erhöhten Unterschenkeln (S. 38)** her und kommen Sie in die Haltung. Atmen Sie 3-mal vollständig durch den Mund aus, um Spannungen und Sorgen in Körper und Geist loszulassen, dann lassen Sie Ihren Atem natürlich fließen und entspannen Sie sich.

Symptome der Perimenopause und Menopause lindern

GESAMTDAUER // 45 MINUTEN

Gönnen Sie sich in dieser Phase des Übergangs zwischen Hormonveränderungen und Symptomen wie Abgeschlagenheit, Schlafstörungen und Hitzewallungen eine echte Pause. Rufen Sie eine förderliche Eigenschaft wie »Geduld« zu Hilfe, um Leichtigkeit in Ihre Übung zu bringen.

SIE BRAUCHEN

- Timer
- Matte
- Wand
- 7 Decken
- 2 Blöcke
- Flaches Polster
- Gurt (optional)
- Augenkissen (optional)

BEACHTEN SIE

Diese Sequenz nicht während der Menstruation ausführen.

7 min

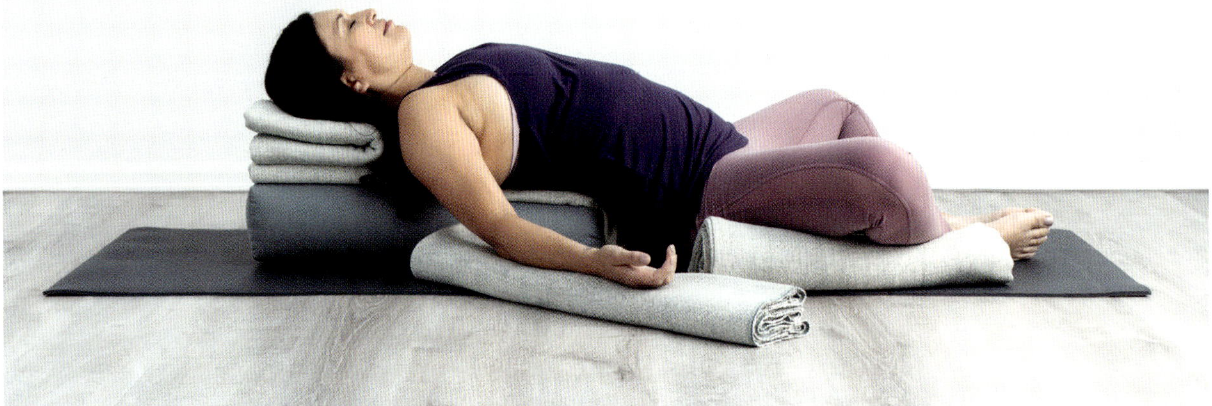

1. Bereiten Sie alles für die **Gebundene Winkelhaltung im Liegen (S. 86)** vor und nehmen Sie die Haltung ein. Praktizieren Sie die **Gleichmäßige Atmung (S. 32)** so lange, wie es Ihnen gelingt, sich ganz darauf zu konzentrieren. Lassen Sie den Atem immer müheloser und weicher werden.

HALTUNG AUFLÖSEN: Die Beine nacheinander nach vorn auf dem Boden ausstrecken. Dann das Kinn zur Brust führen und beim Ausatmen mit Unterstützung der Hände langsam zum Sitzen kommen.

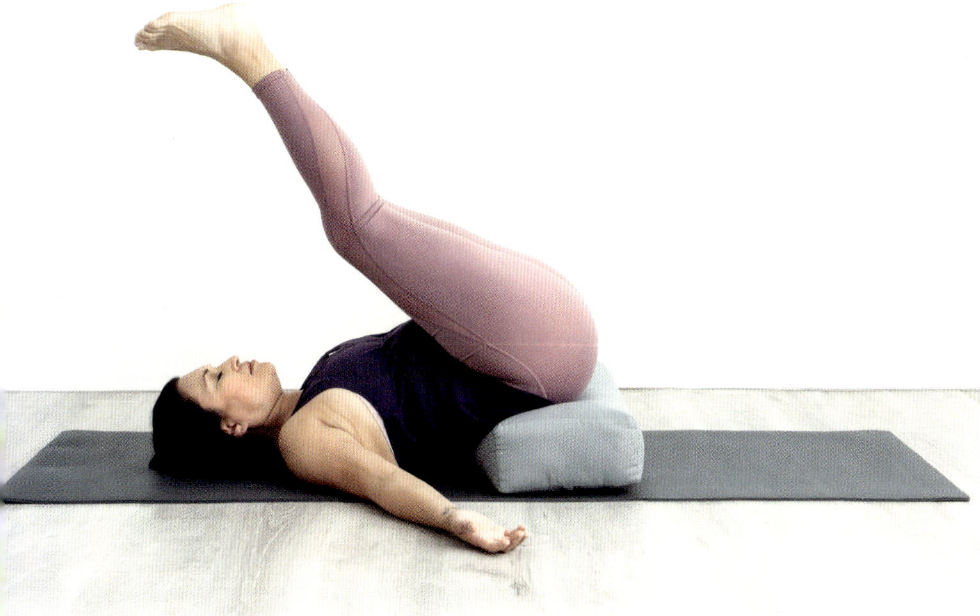

3 min

2. Richten Sie das Polster für die **Vorbeuge in Rückenlage (S. 134)** her und kommen Sie in die Haltung. Achten Sie darauf, dass das Kreuzbein gut vom Polster gestützt wird. Spüren Sie, wie Ihre Schultern schwer am Boden liegen. Beugen Sie die Knie, wenn nötig. Atmen Sie ganz natürlich.

HALTUNG AUFLÖSEN: Langsam die Füße auf die Matte senken. Nach hinten vom Polster rutschen. Einige Atemzüge lang mit dem Polster unter den Kniekehlen nachspüren, dann über eine Seite zum Sitzen kommen.

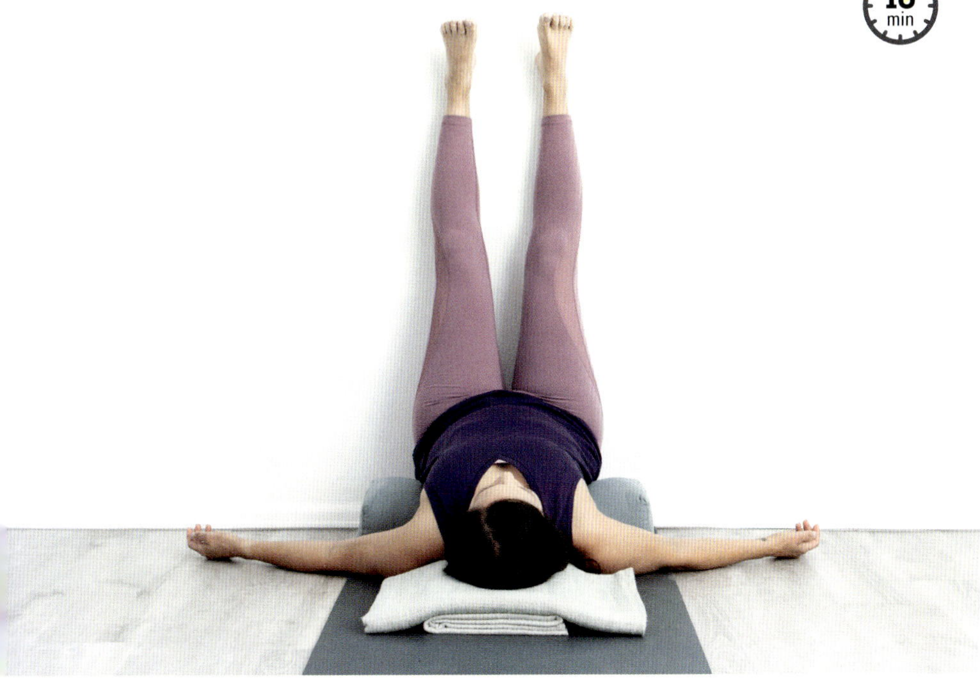

10 min

3. Platzieren Sie die Hilfsmittel für die **Beine gegen die Wand (Variante S. 117)** und kommen Sie in die Haltung. Wenn Sie mehr Halt brauchen, schlingen Sie den Gurt um Ihre Waden. Lassen Sie alle Anstrengung mit dem Atem abfließen. Es gibt nichts zu tun, nur zu sein.

HALTUNG AUFLÖSEN: Beim Ausatmen mit den Füßen die Wand hinunterwandern. Die Knie beugen, die Füße gegen die Wand stemmen, die Hüften heben und das Polster von der Matte schieben. Die Hüften auf die Matte sinken lassen. Einige Atemzüge lang nachspüren, dann über eine Seite langsam zum Sitzen kommen.

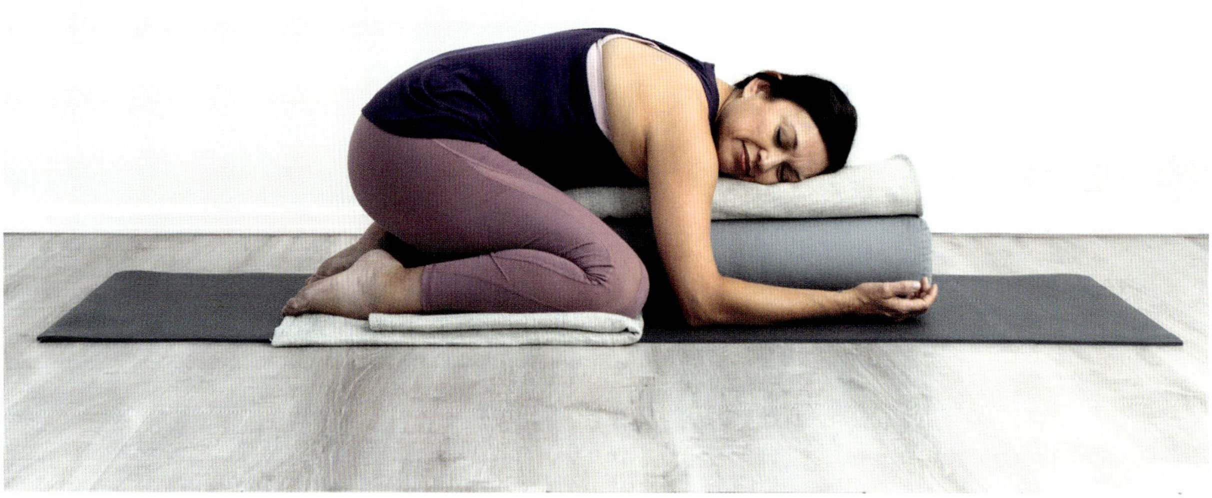

4. Richten Sie die Hilfsmittel für die **Unterstützte Kindhaltung (S. 46)** her. Senken Sie den Bauch auf das Polster und spüren Sie, wie sich die Bewegungsenergie in Stille verwandelt, sobald Sie die Haltung einnehmen. Lassen Sie den Atem leicht und natürlich fließen.

HALTUNG AUFLÖSEN: Mithilfe der Hände sehr langsam zum Sitzen kommen. Die Beine nacheinander nach hinten ausstrecken, um die Durchblutung der Knie und Sprunggelenke anzuregen.

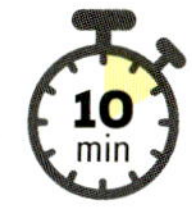

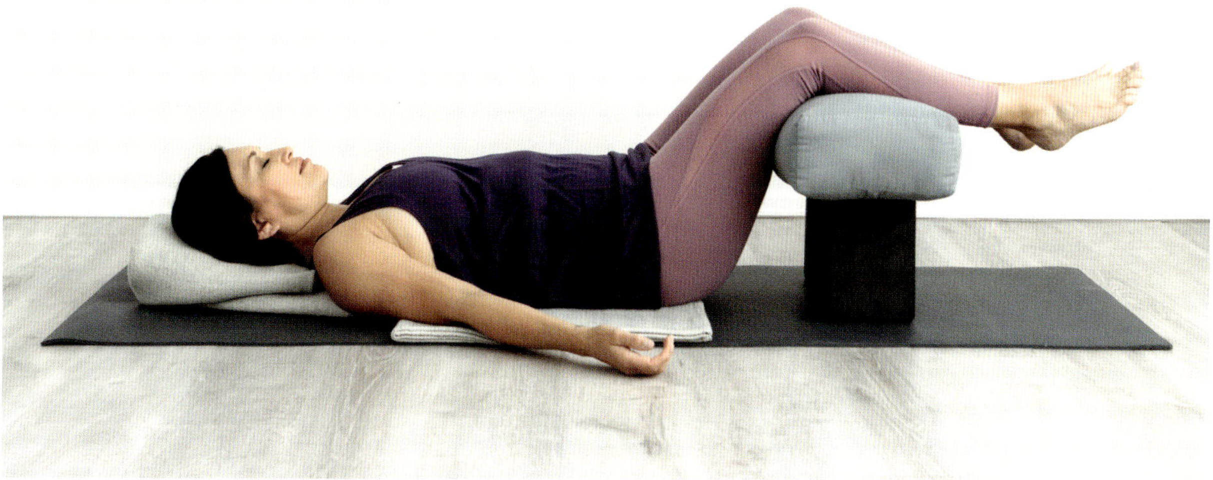

5. Platzieren Sie die Hilfsmittel für die **Stonehenge-Position (S. 138)** und kommen Sie in die Haltung. Praktizieren Sie 10 Atemwechsel lang die **Verlängerung der Ausatmung (S. 32),** dann lassen Sie den Atem los und bleiben ruhig liegen.

HALTUNG AUFLÖSEN: Die Knie nacheinander beugen, die Beine vom Polster heben und die Knie in Richtung Herz ziehen. Einen Arm über dem Kopf ausstrecken, auf diese Seite rollen und nachspüren. Dann langsam zum Sitzen kommen.

6. Bereiten Sie die Hilfsmittel für die **Basis-Entspannungshaltung (S. 37)** vor und kommen Sie in die Position. Rufen Sie sich die Eigenschaft in Erinnerung, die Sie zu Beginn der Sequenz als hilfreich empfunden haben. Laden Sie sie für die Dauer der Ruhehaltung in Ihr gesamtes Sein ein.

Erholung von Reisestrapazen und Jetlag

GESAMTDAUER // 30 MINUTEN

SIE BRAUCHEN
- Timer
- Matte (oder Badetuch)
- Wand
- 2 Decken
- Flaches Polster (oder großes Kissen)
- Rundes Polster (oder großes Kissen)

Diese Sequenz erfrischt Körper und Geist. Für die Haltungen können Sie Gegenstände, die Sie in jedem Hotelzimmer finden, als Hilfsmittel verwenden. Denken Sie an einen Begriff, den Sie wie ein Samenkorn in Ihre Übung pflanzen möchten, und formulieren Sie dazu eine positive Aussage in der Gegenwart wie »Ich bin beschützt.«

10 min

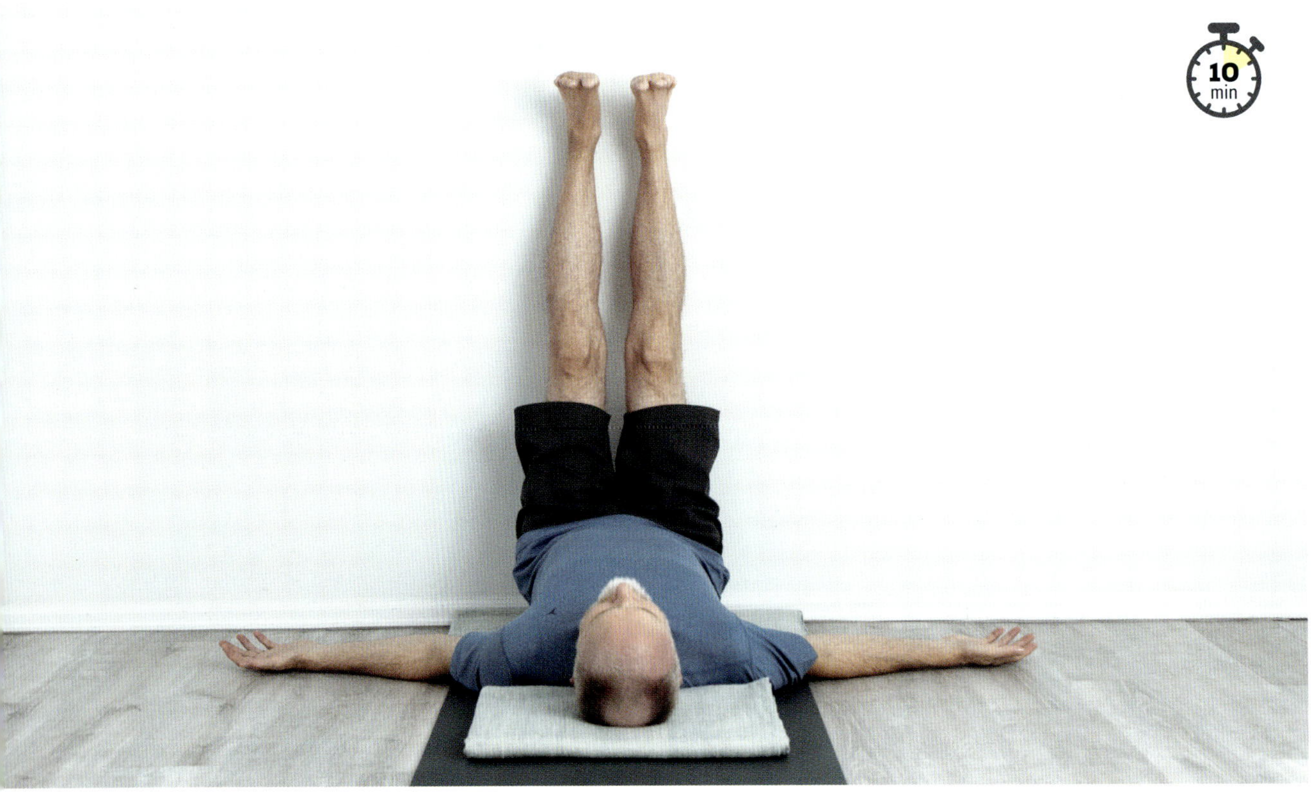

1. Platzieren Sie die Hilfsmittel und lehnen Sie die **Beine gegen die Wand (S. 114).** Praktizieren Sie 10 Atemwechsel lang die **Verlängerung der Ausatmung (S. 32),** dann lassen Sie alle Anstrengung in Bauch, Lunge und Kehle los und atmen Sie natürlich weiter.

HALTUNG AUFLÖSEN: Ausatmen und mit den Füßen die Wand hinunterwandern. Die Knie beugen, die Füße von der Wand wegziehen und die Knöchel langsam kreisen lassen, um die Durchblutung anzuregen. Auf eine Seite rollen, einige Atemzüge lang innehalten und dann zum Sitzen kommen.

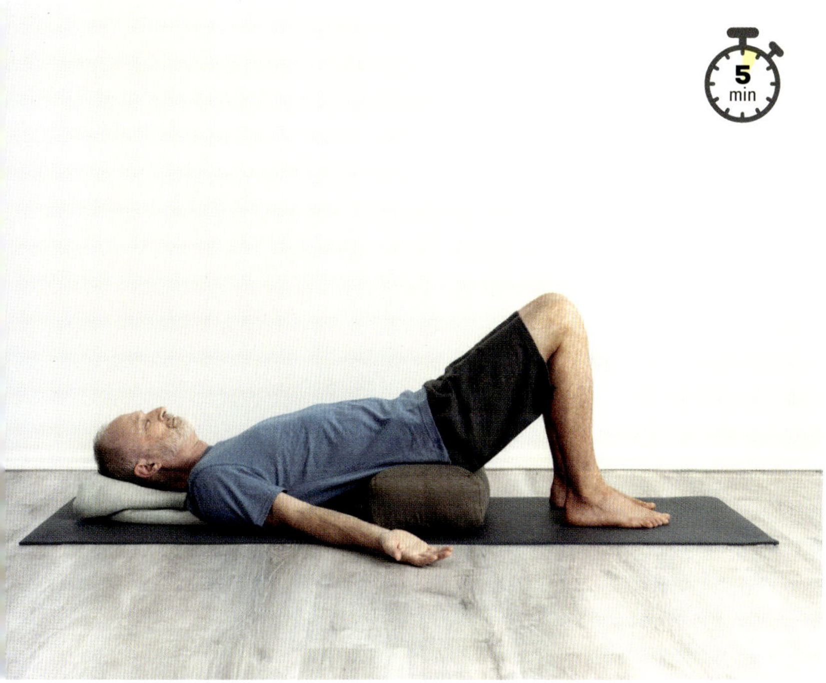

2. Positionieren Sie die Hilfsmittel für die **Unterstützte Schulterbrücke *mit einem Polster* (S. 108)** und kommen Sie in die Haltung. Achten Sie darauf, dass der Kopf vollständig gestützt ist, damit Sie Nacken und Schultern entspannen können. Atmen Sie natürlich und beobachten Sie die leichte Bewegung der Rippen und des Bauches.

HALTUNG AUFLÖSEN: Die Füße in den Boden drücken und die Hüften leicht anheben, das Polster wegschieben und die Hüften auf den Boden senken. Auf eine Seite rollen und kurz nachspüren, dann langsam zum Sitzen kommen.

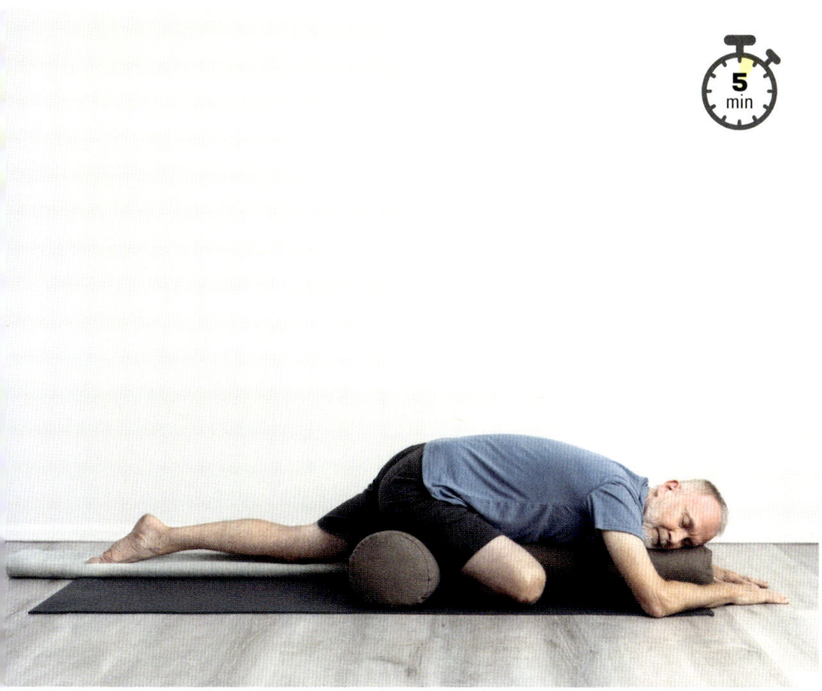

3. Bauen Sie die Hilfsmittel für die **Unterstützte Taube (S. 64)** auf und kommen Sie in die Haltung. Visualisieren Sie, wie sich der Atem in Bereiche Ihrer Hüfte bewegt, die vom langen Sitzen verhärtet sind oder schmerzen. Spüren Sie die bei der Einatmung entstehende Weite. Erhalten Sie sie, wenn Sie Ihren Muskeln beim Ausatmen erlauben, loszulassen. Bleiben Sie 2½ Minuten in der Haltung. Richten Sie sich dann auf in den Vierfüßlerstand und dehnen Sie Ihr rechtes Bein nach hinten. Wechseln Sie die Beinposition und führen Sie die Übung auf der anderen Seite ebenfalls 2½ Minuten aus.

HALTUNG AUFLÖSEN: Wieder in den Vierfüßlerstand kommen und linkes Bein nach hinten dehnen, dann 3-mal die Übung **Katze-Kuh (S. 18)** ausführen.

4. Bereiten Sie die Hilfsmittel für die **Basis-Entspannungshaltung (S. 37)** vor und kommen Sie in die Position. Während Sie immer tiefer in die Entspannung sinken, wiederholen Sie 3-mal im Stillen Ihren Aussagesatz von vorhin und spüren Sie, dass er in diesem Moment zutrifft.

Linderung bei Kopfschmerzen

GESAMTDAUER // 35 MINUTEN

Es ist bekannt, dass Stress Kopfschmerzen verursachen kann, aber wussten Sie, dass auch die Haltung Einfluss darauf hat? Suchen Sie sich eine ruhige Ecke, dimmen Sie das Licht und legen Sie für die Übungsfolge ein Augenkissen auf oder legen Sie sich ein Handtuch um den Kopf.

SIE BRAUCHEN
- Timer
- Matte
- 6 Decken
- 2 Blöcke
- 2 flache Polster
- Gurt
- Augenkissen oder Handtuch (optional)

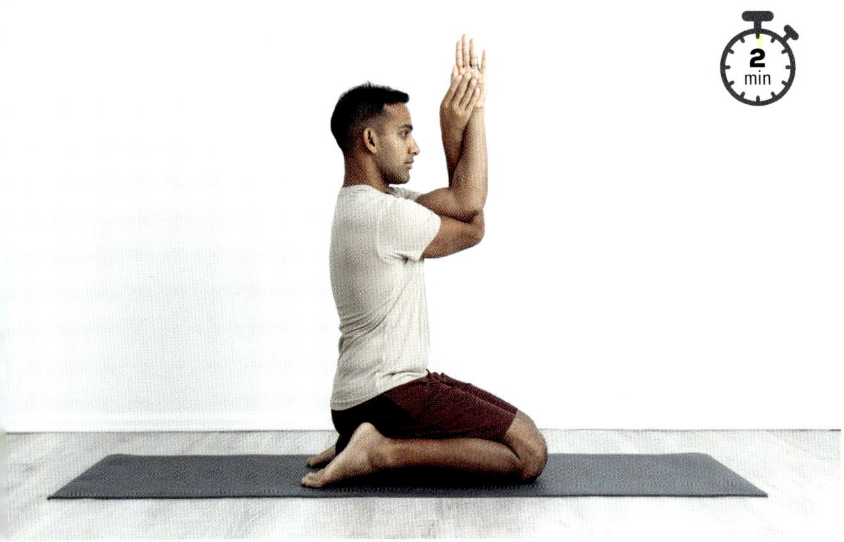

1. Bereiten Sie sich auf diese Übungssequenz des Restorative Yoga vor, indem Sie auf einem Block sitzend oder im Stehen den **Adler-Arm-Flow (S. 19)** ausführen. Lassen Sie mit langsamen, vollen Atemzügen alle Spannungen im Kiefer los. Beim Einatmen heben sich die Arme, beim Ausatmen senken sie sich. Üben Sie 1 Minute, wechseln Sie dann die Armposition und setzen Sie die Übung noch 1 Minute auf der anderen Seite fort.

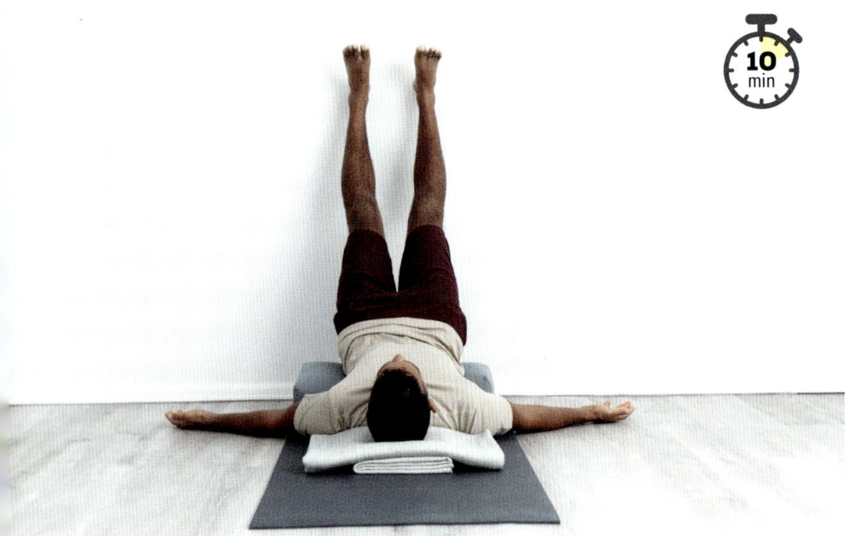

2. Positionieren Sie die Hilfsmittel und lehnen Sie die **Beine gegen die Wand (Variante S. 117).** Atmen Sie tief. Machen Sie lockere Fäuste und massieren Sie die seitlichen Nackenmuskeln mit den Knöcheln sanft nach oben und unten. Danach massieren Sie mit den Fingerspitzen die Kiefergelenke in alle Richtungen und öffnen und schließen dabei den Kiefer. Zuletzt massieren Sie sanft kreisend Schläfen und Kopfhaut. Wenn Sie möchten, bedecken Sie Augen und Ohren.

HALTUNG AUFLÖSEN: Ausatmen. Die Knie beugen und die Füße gegen die Wand stemmen, Hüften heben, das Polster wegschieben, Hüften senken. Nachspüren, dann über die Seite zum Sitzen kommen.

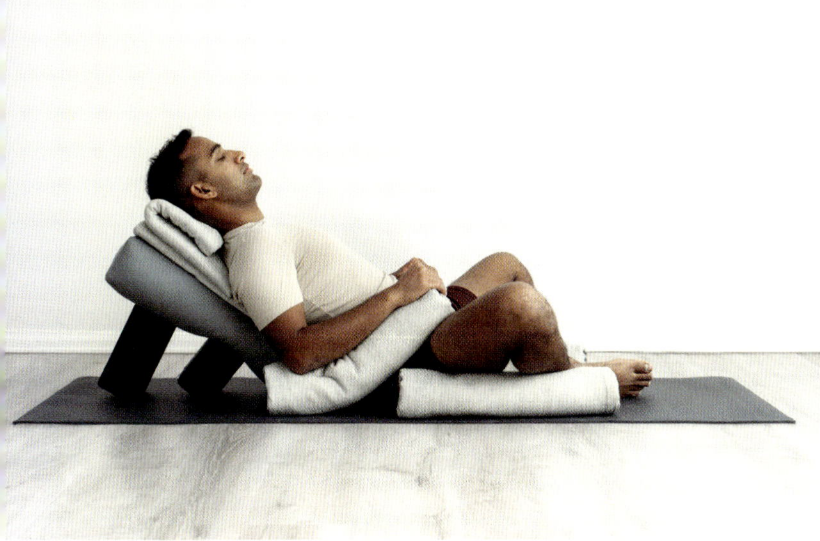

3. Bauen Sie die Hilfsmittel für die **Gebundene Winkelhaltung im Liegen *mit Polster und Blöcken* (S. 88)** auf und nehmen Sie die Position ein. Wenn Sie das Bedürfnis danach haben, verwenden Sie das Augenkissen oder bedecken Sie den Kopf mit dem Handtuch. Praktizieren Sie 10 Atemwechsel die **Lange, fließende weiche Atmung (S. 32).** Danach lassen Sie den Atem natürlich fließen.

HALTUNG AUFLÖSEN: Nehmen Sie wahr, wie friedvoll Ihr ganzer Körper ruht. Nacheinander die Knie heben und die Beine nach vorn ausstrecken, dann zum Sitzen kommen.

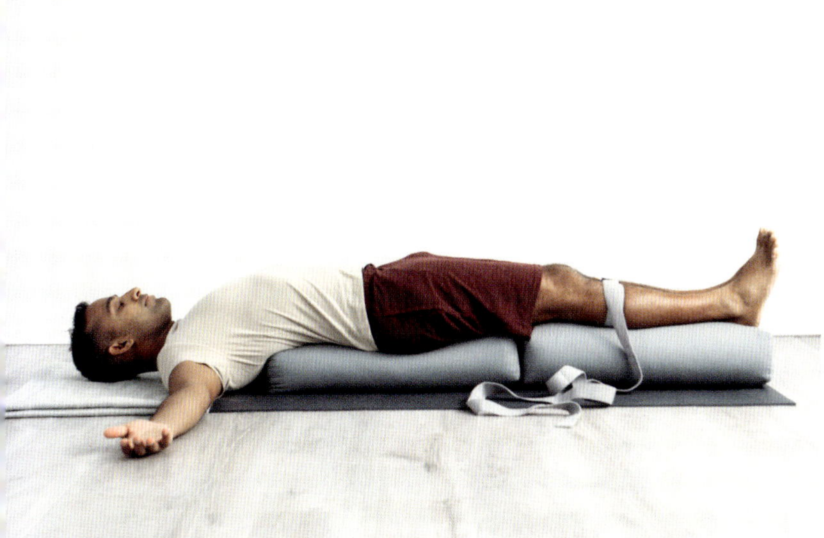

4. Platzieren Sie die Hilfsmittel für die **Unterstützte Schulterbrücke *mit zwei Polstern* (S. 104).** Setzen Sie sich auf das mittlere Polster, schlingen Sie den Gurt um Ihre Beine und lassen Sie sich nach hinten in die Haltung sinken. Wenn Sie möchten, legen Sie das Augenkissen oder das Handtuch auf. Beobachten Sie, wie sich die Rippen ganz natürlich ausdehnen und zusammenziehen, während Sie die Atmung in ihrem Rhythmus fließen lassen. Entspannen Sie Zunge und Kehle.

HALTUNG AUFLÖSEN: Gegebenenfalls das Handtuch oder Augenkissen abnehmen. Die Knie beugen und die Füße zu beiden Seiten des Polsters aufsetzen. Sich nach hinten schlängeln, bis der Oberkörper am Boden liegt, dann den Gurt lösen und auf eine Seite rollen. Einen Moment nachspüren, dann zum Sitzen kommen.

5. Bereiten Sie alles für die **Basis-Entspannungshaltung (S. 37)** vor und kommen Sie in die Position. Legen Sie das Augenkissen oder das Handtuch auf, um das Licht abzuhalten und die Entspannung zu vertiefen. Sobald Sie zur Ruhe gekommen sind, entspannen Sie Stirn und Augenwinkel, dann lassen Sie völlig los.

Register

W

Y

Z

Yoga für alle Lebenslagen

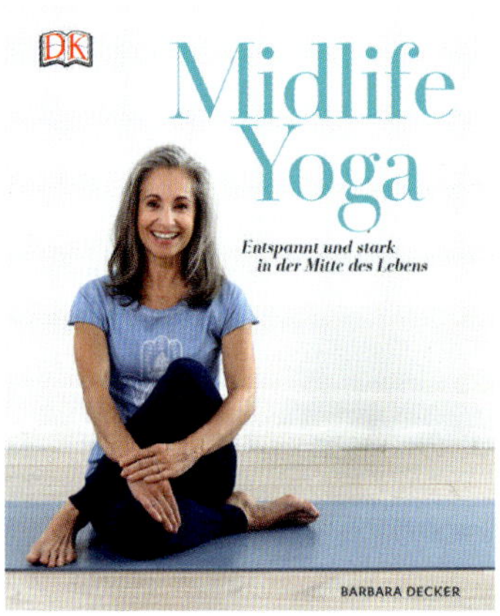

ISBN 978-3-8310-3836-7
16,95 € [D] | 17,50€ [A]

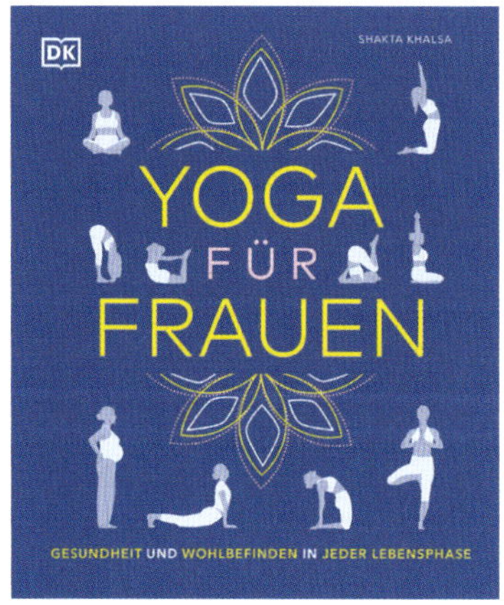

ISBN 978-3-8310-3994-4
19,95 [D] | 20,60 € [A]

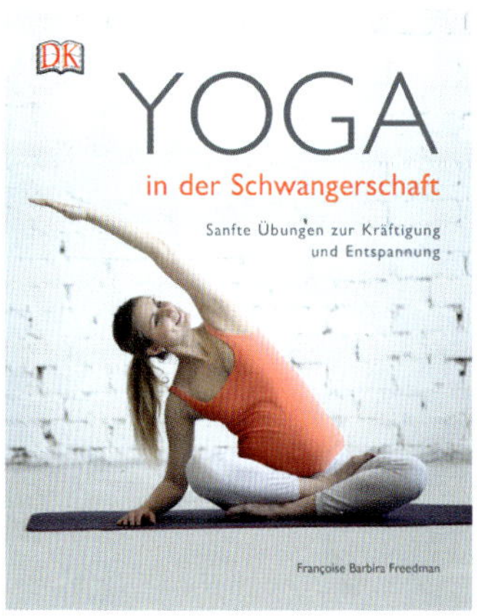

ISBN 978-3-8310-3796-4
14,95 € [D] | 15,40 € [A]

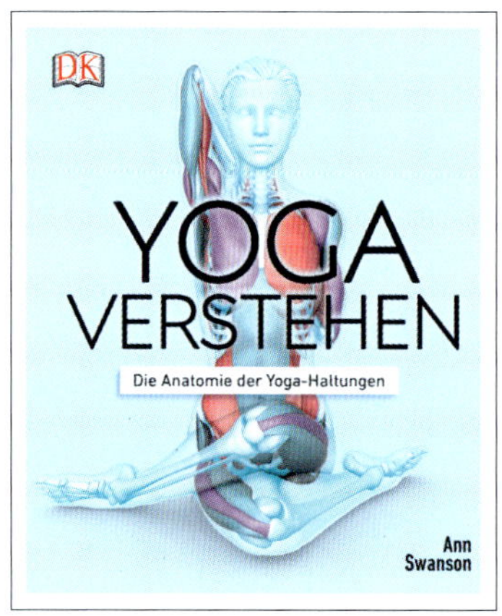

ISBN 978-3-8310-3798-8
19,95 € [D] | 20,60 € [A]

DK

www.dk-verlag.de